TÊNIS

Novos caminhos para uma abordagem profissional

Rafael Paciaroni (Org.)
Rodrigo P. Urso (Org.)

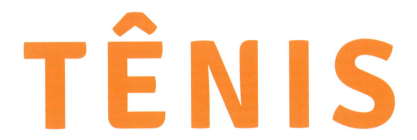

TÊNIS

Novos caminhos para uma abordagem profissional

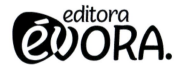

Publisher
Henrique José Branco Brazão Farinha
Editora
Cláudia Elissa Rondelli Ramos
Preparação
Gabriele Fernandes
Revisão
Vitória Doretto
Renata da Silva Xavier
Projeto gráfico e diagramação
Daniele Gama
Capa
Casa de ideias
Imagens de miolo
Paulo Savala
Impressão
Forma Certa

Copyright © 2017 by Rafael Paciaroni e Rodrigo P. Urso
Todos os direitos reservados à Editora Évora.
Rua Sergipe, 401 – Cj. 1.310 – Consolação
São Paulo – SP – Cep 01243-906
Telefone: (11) 3562-7814/ 3562-7815
Site: www.evora.com.br
E-mail: contato@editoraevora.com.br

DADOS INTERNACIONAIS PARA CATALOGAÇÃO NA PUBLICAÇÃO (CIP)

T283

Tênis : novos caminhos para uma abordagem profissional / Rodrigo Poles Urso, Rafael Paciaroni, [organizadores]. – São Paulo : Évora, 2016.
354 p. : il. (algumas color.) ; 21x21 cm.

Inclui bibliografia.

ISBN 978-85-8461-070-9

1. Tênis (Jogo). I. Urso, Rodrigo Poles. II. Paciaroni, Rafael.

CDD- 796.342

JOSÉ CARLOS DOS SANTOS MACEDO – BIBLIOTECÁRIO – CRB7 N. 3575

Agradecimentos

Ao meu grande amigo e parceiro Rodrigo Poles Urso, por ter aceitado compartilhar comigo mais esse desafio.

A todos os autores que desta obra participaram. Obrigado pelo empenho de cada um de vocês!

Ana Luiza Cruz, Andressa Gomes, Giulia Bertellotti e Lear Francisco de Souza, muito obrigado pela disposição e paciência durante o processo fotográfico.

Nossos agradecimentos à Editora Évora, através de Henrique Farinha e sua equipe, por ter acreditado nesta obra desde o princípio.

E, por fim, às nossas famílias, que nos permitiram ter acesso a tantos instrumentos culturais que sempre nos possibilitam sonhar, dia e noite.

"A necessidade de pensar é o que nos faz pensar."
Theodor W. Adorno.

Rafael Paciaroni

Prefácio

O livro se destaca por sua visão global do tênis, abrangendo os aspectos técnicos, táticos, físicos e mentais, além da caracterização geral da modalidade e suas perspectivas pedagógicas.

Trata-se de uma obra bastante completa, preparada de uma maneira muito séria e rigorosa, com uma base científica inegável e muito necessária. Ao mesmo tempo, consideramos que é um trabalho prático e de fácil aplicação para os profissionais que trabalham com o tênis.

Há de se ressaltar a grande capacidade e experiência de todos os autores convidados. Alguns com muita experiência e capacitação acadêmica, outros com extrema vivência prática em nosso esporte, em que os dois universos se completam.

Acreditamos muito que a base do desenvolvimento do tênis de um país é a formação contínua dos profissionais que trabalham com a modalidade. Temos a convicção de que esta obra ajudará muito na capacitação desses profissionais.

Parabenizamos os professores Rafael Paciaroni e Rodrigo Poles Urso, idealizadores deste livro, por acreditarem neste projeto e pela competência em sua realização, assim como todos os autores pelo empenho e qualidade do trabalho.

Por fim, gostaríamos de agradecer o convite de fazer parte desta obra, tendo a certeza de que esta leitura será muito agradável e proveitosa para todos.

Miguel Crespo e Cesar Kist

Tênis: novos caminhos para uma abordagem profissional é uma obra técnico-científica que veio para inovar e renovar o cenário tenístico. Inova ao trazer enfoques absolutamente pautados naquilo que há de mais atual tanto nas ciências quanto na pedagogia esportiva, com aplicações diretas para o tênis. Ao mesmo tempo, o livro renova o panorama do tênis nacional ao colocar as inovações pertinentes em todas as áreas do saber esportivo dialogando entre si, em um movimento que não somente enriquece a modalidade, mas também ajuda a trazer uma visão holística sobre o tênis para os leitores e aficionados do esporte.

Jorge Knijnik

Apresentação

Para mim, é impressionante observar como o jogo de tênis evoluiu, em todos os seus aspectos, desde os tempos em que eu era jogador até os dias de hoje. Acredito que o entendimento de tudo que está por trás do trabalho com a modalidade tornou-se mais profissional, e a formação do tenista transformou-se, de fato, em um processo.

É nesse contexto que este livro é de fundamental importância. Perante uma realidade em que há uma carência de literatura sobre tênis em língua portuguesa, vejo que a leitura desta obra, que traz a colaboração de uma equipe de profissionais altamente qualificados e envolvidos com o esporte, é uma grande oportunidade para que todo tipo de profissional que atua com o tênis possa refletir sobre suas intervenções, com seus alunos ou atletas e, assim, desenvolver ainda melhor seu trabalho.

Boa leitura!
Jorge Paulo Lemann

Sumário

Parte I — 11

Caracterização geral da modalidade 12

Parte II — 35

Aprendizagem motora aplicada ao tênis 36
Novos caminhos e perspectivas para o ensino do tênis infantil 52
O desenvolvimento das técnicas avançadas do tenista infantojuvenil
de 11 a 14 anos 62
Ler e escrever o jogo 70
A formação de jogadores inteligentes no tênis 78
Aspectos relacionados à tática moderna 86

Parte III — 95

Biomecânica aplicada ao tênis 96

Parte IV — 163

- Aspectos da preparação física 164
- Aspectos nutricionais 204
- Medicina esportiva e reabilitação 222

Parte V — 237

- Aspectos psicológicos 238

Parte VI — 259

- Ambiente de formação do talento no tênis e o treinamento a longo prazo 260
- Efeito da idade relativa no tênis 270
- Periodização no tênis 278
- Intervenção multi e interdisciplinar 298

Parte VII — 305

- Tênis para pessoas com deficiências 306

Parte VIII — 317

- A presença do marketing no tênis de campo 318
- Como gerir um centro de treinamento 326
- Planejamento estratégico: gestão, projetos e eventos 334

Apêndice 343
Autores 347

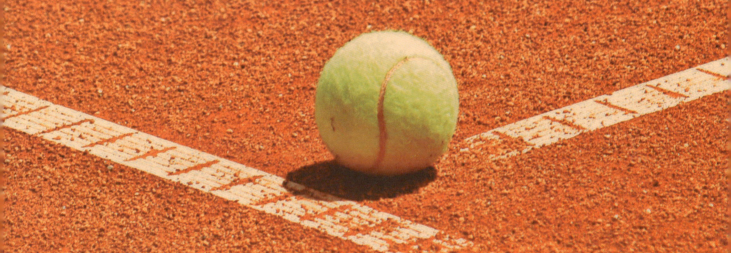

PARTE I

Caracterização geral da modalidade

- Prof. Me. Rodrigo Poles Urso
- Prof. Rafael Paciaroni

Introdução

Dentre as principais modalidades esportivas de raquete, o tênis se destaca como uma das mais populares tanto no Brasil como no mundo, possuindo mais de 75 milhões de praticantes no mundo inteiro (Pluim et al., 2007). No Brasil, embora ainda a prática se restrinja, sobretudo, às classes sociais mais elevadas, o número de praticantes tem aumentado consideravelmente. Por exemplo, de 2001 a 2006, estima-se que esse aumento tenha sido em torno de 11% (Pacharoni; Massa, 2012).

Essencialmente, tanto o tênis como outras modalidades de raquete (tênis de mesa, squash e outras) possuem como principal característica a utilização de uma raquete para rebater uma bola. O objetivo básico do jogo é golpear a bola por cima da rede, que divide a quadra ao meio, buscando atingir uma determinada área onde o oponente não consiga alcançá-la. Ou, simplesmente, rebater a bola de uma maneira que dificulte que seu oponente acerte a área determinada (Lees, 2003).

Não obstante, o jogo de tênis pode ser disputado de duas maneiras: partida de simples e partida de duplas. A partida de simples consiste na disputa individual entre dois jogadores do mesmo gênero (1 *vs.* 1). Por sua vez, a partida de duplas consiste na disputa entre quatro jogadores (2 *vs.* 2). Contudo, as partidas de duplas podem ser disputadas por jogadores do mesmo gênero ou cada dupla pode ser formada por um homem e uma mulher (dupla mista).

Da mesma maneira que outras modalidades esportivas, o tênis é uma modalidade olímpica, a qual é praticada tanto por tenistas recreacionais, que buscam através dessa atividade uma melhor qualidade de vida, como por tenistas profissionais, os quais almejam melhorar

Caracterização geral da modalidade

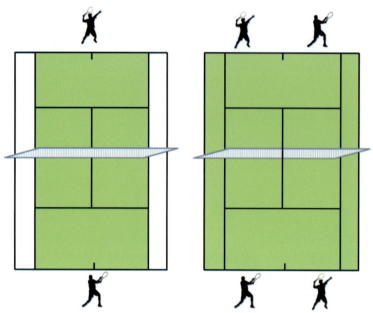

Figuras 1 e 2. Ilustrações das formas de disputa do tênis de simples (à esquerda) e de duplas (à direita).

ao máximo seu desempenho esportivo para conquistar títulos e melhores colocações no ranking internacional.

O tênis recreacional, praticado por milhões de pessoas no mundo, caracteriza-se não só pela busca de uma atividade física, tendo como foco a manutenção de hábitos saudáveis, mas também pela busca dos conteúdos culturais do esporte no tempo livre, fora do trabalho, com propósito de descontração, de diversão e de desenvolvimento pessoal.

No que se trata de tênis profissional, a modalidade se destaca por apresentar diversos torneios profissionais realizados em quase todas as semanas do ano (Fernandez et al., 2006). Nessas ocasiões, uma grande quantidade de premiações em dinheiro é distribuída entre os jogadores, nas quais o vencedor de qualquer um dos principais torneios profissionais (Grand Slams) chega a receber premiações acima de 1 milhão de dólares. Dessa maneira, o tênis é capaz de mobilizar uma economia muito grande, pois, além de distribuir grande quantidade de dinheiro entre os principais atletas profissionais, a modalidade atrai um grande número de espectadores e empresas patrocinadoras.

Nesse sentido, o tênis profissional acaba por exigir dos atletas um ótimo desenvolvimento nas áreas técnica, tática, física e psicológica (Kovacs, 2007), como também exige, em prol de seu desempenho máximo, o auxílio vital das áreas de nutrição, fisiologia, biomecânica, medicina, fisioterapia, entre outras (Lees, 2003).

Sendo assim, torna-se fundamental a capacitação e especialização dos mais diversos profissionais que irão trabalhar, direta e indiretamente, ao longo das fases do processo de desenvolvimento, seja do tenista recreacional, seja do tenista profissional, fazendo do tênis uma modalidade com um número cada vez maior de adeptos e espectadores em todo mundo.

História e evolução

O jogo de tênis praticado nos dias de hoje nem sempre foi jogado da mesma maneira ao longo da sua história. Além disso, não se sabe ao certo quais foram os jogos precursores da modalidade. Sabe-se apenas que os primeiros jogos com bola, que provavelmente foram os primeiros precursores do tênis e de tantas outras modalidades, eram praticados antes mesmo do nascimento de Cristo.

Na Idade Média, jogos com bola como o Ciogan e o Tchigan eram frequentemente praticados pelos mulçumanos durante suas celebrações religiosas. Acredita-se que para a prática desses jogos utilizava-se um material parecido ao de uma raquete atual, de maneira que elas eram encordoadas com tripas de animais. Assim, a partir de 711 d.C., quando houve a invasão da Península Ibérica e também do sudoeste da França pelos mulçumanos, ocorreram intercâmbios de costumes e jogos entre os povos. Consequentemente, a mistura dos jogos praticados pelos europeus (de origem romana e grega) e dos mulçumanos parece ter contribuído para o surgimento do tênis (Pascual, 1993).

Séculos mais tarde, alguns documentos revelam que jogos com bola semelhantes ao tênis atual eram frequentemente praticados por padres e nobres da França da época. A partir disso, com a finalidade de distinguir jogos que usavam e não usavam algum tipo de material para rebater a bola, foram introduzidas, no final do século XIII, regras que distinguiam cada um desses jogos. Dessa maneira, jogos que usavam apenas as mãos para jogar ganharam maior popularidade, pois a duração dos pontos era maior (fato que atraía mais espectadores) e não requeria espaços grandes para a prática. Surgiu-se então o *Jeu de Paume* (jogo com a palma da mão) (Pascual, 1993).

Durante a partida de *Jeu de Paume*, os praticantes franceses utilizavam a palavra *tenez*, que significa "segure", logo antes de colocar a bola em jogo. Com o passar do tempo, a partir da influência da pronunciação inglesa, originou-se o nome da modalidade *tennis* (PASCUAL, 1993). Com relação aos equipamentos usados para a prática do jogo, acredita-se que a raquete passou a ser utilizada por volta do século XVI, sendo usada como uma forma de proteção para as mãos. Já a rede, ou simplesmente uma linha que dividia a quadra, começou a ser usada antes mesmo da raquete, por volta do século XV (GILLMEISTER, 2008).

Entretanto, foi apenas em 1874, com o patenteamento do *Sphairistike* (que mais tarde recebeu o nome de *Lawn Tennis*) por parte do major Walter Clopton Wingfield, que o tênis se estruturou e passou a ser disseminado pelos outros países da Europa, na América do Norte e na Austrália (MAZO & BALBINOTTI, 2009; GILLMEISTER, 2008). Desse modo, em 1877, foi organizado o primeiro torneio de *Lawn Tennis*, no *All England Criquet Club*, localizado no subúrbio de Wimbledon (PASCUAL, 1993; MAZO & BALBINOTTI, 2009).

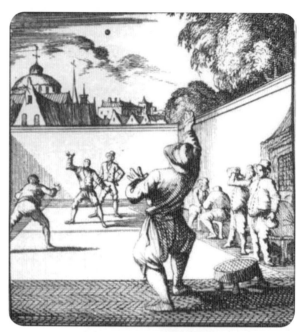

Figura 3. *Jeu de Paume* (jogo com a palma da mão).

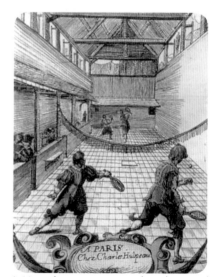

Figura 4. Uma das primeiras quadras de tênis divididas por uma rede ao meio.

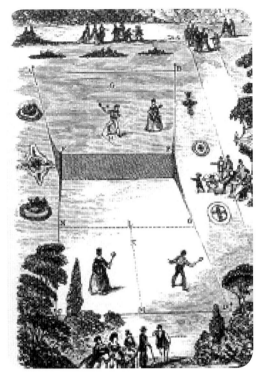

Figura 5. Imagem do jogo de Lawn Tennis.

Nessa ocasião, embora a modalidade obtivesse grande sucesso, alguns questionamentos quanto às regras do jogo foram destacados. Nesse sentido, o período de 1877 a 1888 foi marcado principalmente pelas alterações nas regras da modalidade. A partir de então, diversos outros torneios em outros países foram criados e pouco se alterou com relação às regras. Até que em 1896 o tênis foi uma das modalidades que fizeram parte dos primeiros Jogos Olímpicos da era moderna (Mazo & Balbinotti, 2009).

O ano de 1968 caracterizou o início da era aberta no tênis, período onde jogadores profissionais e amadores passaram a disputar os mesmos torneios pela primeira vez. O primeiro torneio da era aberta foi disputado em Bournemouth, Inglaterra. Não só, o primeiro Grand Slam jogado por profissionais e amadores, juntos, foi Roland Garros. Este novo período ficou marcado pela melhora na qualidade do jogo, o aumento no número de espectadores nos torneios, e tornou-se um esporte mais atrativo para os canais de televisão (Brown & Soulier, 2013).

No Brasil, o tênis chegou em 1888 nas cidades de Santos e Niterói, através dos engenheiros britânicos que vieram ao país para trabalhar na construção das estradas de ferro, sendo as primeiras quadras de tênis construídas em 1889 nesta última. Além dos britânicos, os imigrantes alemães que chegaram à região sul do país no século XIX também contribuíram para a expansão do tênis brasileiro. A partir disso, alguns clubes de tênis foram criados nas regiões sul e sudeste do país. Anos mais tarde, nas décadas de 1920 e 1930, foram criadas as primeiras federações regionais de tênis, as quais contribuíram fortemente para a expansão e desenvolvimento da modalidade no país (Mazo & Balbinotti, 2009).

Caracterização geral da modalidade

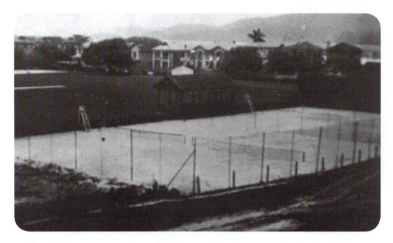

Foto 1. Primeiras quadras de tênis no Brasil, no estado do Rio de Janeiro.

Pouco a pouco, o tênis começou a despertar a atenção do povo. Entre os anos 1958 e 1968, a brasileira Maria Esther Bueno figurou-se entre as dez melhores jogadoras do mundo, conquistando ao longo de sua carreira 19 títulos de torneios Grand Slams (Carta & Marcher, 2004). Concomitantemente, liderados pelos gaúchos Thomas Koch e Édson Mandarino, o Brasil alcançou duas semifinais de Copa Davis nos anos de 1966 e 1971, ajudando a proliferar o sentimento ufanista tão fomentado pelo regime militar no qual o país se encontrava.

A popularidade do tênis brasileiro teve um grande aumento a partir dos títulos conquistados pelo atleta brasileiro Gustavo Kuerten, mais conhecido como "Guga", a partir do ano de 1997, quando conquistou o seu primeiro título, de três no total, de Roland Garros (Carta & Marcher, 2004). Além do seu altíssimo nível de jogo, Guga se destacava também pelo seu carisma e

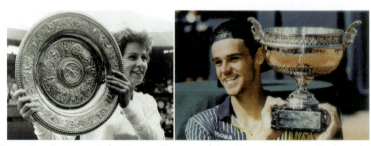

Fotos 2 e 3. Maria Esther Bueno (à esquerda) e Gustavo Kuerten (à direita).

identidade com o povo brasileiro. Foram com Guga, principalmente, as poucas vezes em que partidas de tênis foram transmitidas em canais de televisão aberta no Brasil.

Ao longo de sua história, o Brasil teve outros grandes tenistas importantes como Fernando Meligeni, Flávio Saretta, Luiz Mattar, Jaime Oncins, Ronald Barnes, Carlos Alberto Fernandes, Carlos Alberto Kirmayr, Cássio Motta, entre outros, conquistando um total de 24 títulos profissionais de Grand Slams. Atualmente, o Brasil se destaca pelos excelentes duplistas, entre eles os mineiros Bruno Soares e Marcelo Melo, como também, nas simples, sobretudo, através do paulista Thomas Belucci e da pernambucana Teliana Pereira.

Medidas, pontuações e regras

Medidas da quadra

As partidas de tênis são disputadas em uma superfície plana e retangular, que possui 23,77 metros de comprimento, 8,23 metros de largura para as partidas de simples e 10,97 metros de largura para as partidas de duplas (Ishizaki & Castro, 2006). O espaço adicional ao redor da quadra é necessário para que os jogadores possam realizar seus deslocamentos de maneira a impactar a bola em uma maior zona de conforto. Além disso, a quadra é dividida em duas partes iguais por uma rede suspensa através de uma corda ou cabo metálico, possuindo

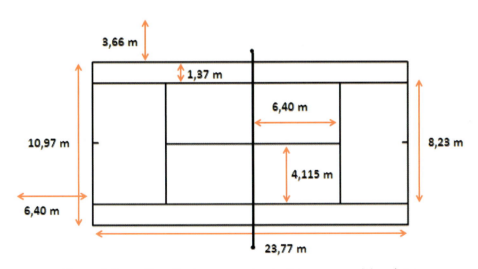

Figura 6. Exemplificação de uma quadra de tênis e suas medidas oficiais.

uma altura de 1,07 metro nas extremidades, e 0,914 metro no centro. As linhas no final da quadra são chamadas de linhas de base, que se encontram com as linhas laterais. Já as áreas de saque/serviço estão posicionadas a 6,4 metros da rede, divididas em duas partes iguais por uma linha central, e finalizadas pelas linhas de saque/serviço, que conectam as duas linhas laterais da quadra de simples (INTERNATIONAL TENNIS FEDERATION, 2014).

Pontuações

Com relação às pontuações, uma partida de tênis é disputada, em sua maioria, em 3 *sets*, ou seja, vencerá aquele que conseguir conquistar 2 *sets* primeiro (ISHIZAKI & CASTRO, 2006). As exceções são alguns torneios profissionais masculinos, como os Grand Slams ou a Copa Davis, disputados em melhor de 5 *sets* (o vencedor deve ganhar 3 *sets*).

Cada *set* será vencido pelo tenista que completar primeiro 6 *games*, desde que com uma vantagem mínima de 2 *games* (por exemplo, 6 a 4). Caso haja empate em 5 a 5, a disputa irá até 7 *games* para que haja um vencedor, podendo esse *set* ser encerrado em 7 a 5 ou 7 a 6 com a disputa de um *tiebreak* (INTERNATIONAL TENNIS FEDERATION, 2014).

Para vencer um *game*, o tenista deverá conquistar 4 pontos. O primeiro recebe a contagem de "quinze", o segundo de "trinta", o terceiro de "quarenta" e o quarto completa o *game*. Em caso de empate em "quarenta a quarenta", disputam-se mais dois pontos, chamados de "vantagem". Vencerá o tenista que fizer dois pontos seguidos.

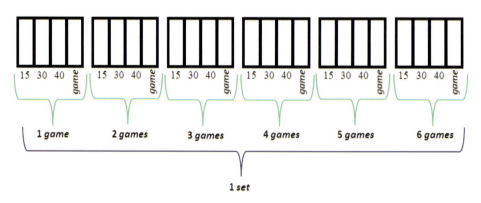

Figura 7. Pontuações simplificadas de uma partida de tênis.

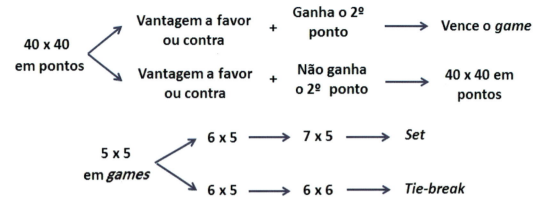

Figura 8. Exemplificação dos casos de desempate em uma partida de tênis.

Por sua vez, o *tiebreak* é um sistema de pontos corridos utilizado quando o placar indica 6 a 6 em *games*, o qual vencerá o tenista que completar primeiro 7 pontos, com uma diferença mínima de 2; ou seja, em caso de 6 a 6 a disputa seguirá até 8, ou até que um dos tenistas vença com uma diferença de 2 pontos. No *tiebreak* os tenistas alternam o saque após cada soma ímpar de pontos (1 a 0, 2 a 1 etc.) (Ishizaki & Castro, 2006).

Regras

Antes de iniciar o jogo, um sorteio deverá ser realizado, onde o vencedor deste poderá escolher se deseja iniciar sacando ou devolvendo o saque; ao passo que o perdedor do sorteio poderá escolher o lado da quadra que deseja iniciar a partida.

A disputa do ponto é iniciada através do saque, a partir do qual a bola golpeada deverá atingir a área de saque oposta ao lado do sacador.

A partir do início do ponto, o jogador perderá o ponto quando (International Tennis Federation, 2014):

- Rebater a bola para fora das demarcações da quadra ou rebater a bola contra o seu próprio lado da quadra;
- Rebater a bola na rede;
- Deixar a bola tocar duas vezes o solo antes de golpeá-la;
- Na situação de sacador, errar as duas tentativas de saque que possui, ou seja, cometer uma dupla-falta;

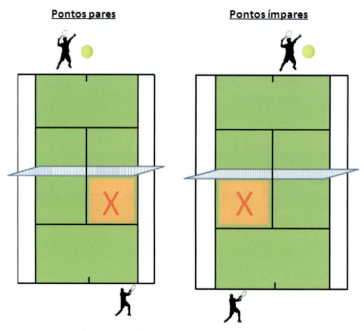

Figuras 9 e 10. Ilustrações das posições nas quais o sacador dá início aos pontos e os locais onde as bolas devem ser direcionadas.

- Tocar qualquer parte da rede ou solo da quadra adversária enquanto a bola estiver em jogo;
- Impactar a bola antes que ela tenha ultrapassado a linha da rede;
- A bola tocar qualquer outra coisa que não seja a raquete de tênis empunhada;
- A raquete tocar a bola, sem que esta esteja empunhada pelo jogador;
- Ao sacar um segundo serviço e cometer um *foot-fault* (pé do sacador toca a linha de base antes que a raquete golpeie a bola).

O *let*, ou repetição do ponto, deverá ser solicitado quando (INTERNATIONAL TENNIS FEDERATION, 2014):

- O saque tocar a fita da rede e cair na área correta de saque;
- Uma situação não prevista ocorrer durante a disputa do ponto, tais como: uma bola extra invadir a quadra; uma bola cair involuntariamente do bolso do sacador; devido a fortes ventos objetos se locomoverem para dentro da quadra.

Ao longo da partida, os jogadores deverão trocar de lado da quadra (INTERNATIONAL TENNIS FEDERATION, 2014):

- A cada soma ímpar de *games* (por exemplo: 1 a 0, 2 a 1, etc.);
- A cada 6 pontos disputados durante o *tiebreak*.

As pausas que ocorrem ao longo da partida possuem algumas particularidades como (INTERNATIONAL TENNIS FEDERATION, 2014):

- Durante a disputa de um *game*, as pausas entre os pontos terão duração máxima de 20 segundos, de modo que os jogadores não podem se usufruir de nenhum tipo de repouso passivo (exemplo: sentar-se na cadeira);
- Nas trocas de lado da quadra, a cada soma ímpar de *games*, os atletas possuem uma pausa de até 90 segundos, nas quais são permitidos repousos passivos (com exceção das trocas de lado quando o jogo está 1 a 0 ou a cada 6 pontos completados durante o *tiebreak*);
- Ao final de cada *set*, os atletas possuem 120 segundos de descanso, sendo permitido o repouso passivo.

No jogo de duplas, cada tenista saca durante um *game* inteiro, alternando-se sucessivamente. Ao iniciar um novo *set*, a ordem do sacador entre os dois tenistas da dupla pode ser alterada, assim como o lado da devolução do saque (ISHIZAKI & CASTRO, 2006). Por fim, vale ressaltar que algumas variações na regra e no formato da disputa podem ser encontradas em torneios locais ou amadores.

Organizações, competições e rankings

Organizações

A principal organização do tênis mundial é a International Tennis Federation (ITF). A ITF (antigamente nomeada como International Lawn Tennis Federation) foi fundada em 1913, quando membros de treze nações se reuniram para uma conferência em Paris devido à necessidade de uma entidade que regulamentasse a modalidade (PLUIM et al., 2007). Atualmente, essa organização possui como principal função desenvolver e promover a modalidade, além de regulamentá-la e organizar as principais competições internacionais. Desse modo, a ITF é responsável por organizar o circuito adulto, juvenil, sênior, de cadeira de rodas e o *Beach Tennis* (modalidade esportiva semelhante ao tênis praticada na areia) tanto do masculino quanto do feminino.

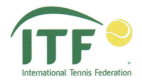

Figura 11. Logo da International Tennis Federation (ITF).

Outra organização mundial muito importante é a Association of Tennis Professionals (ATP). Fundada em 1972, a ATP surgiu com o intuito de regulamentar o tênis profissional masculino, o qual era disputado de forma amadora (sem distribuição em dinheiro entre os competidores) até o ano de 1968. A partir de então, foi criado o ranking da ATP e diversos torneios no mundo todo começaram a distribuir entre os atletas grandes premiações em dinheiro. À medida que a ATP foi criada para regulamentar o tênis profissional masculino, a Women's Tennis Association (WTA), fundada em 1973, foi criada para regulamentar o tênis profissional feminino.

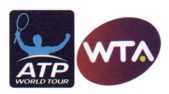

Figuras 12 e 13. Logos da Association of Tennis Professionals (ATP) e da Women's Tennis Association (WTA).

Em nível sul-americano, a Confederación Sudamerica de Tenis (COSAT) tem o papel de estreitar os vínculos entre as confederações nacionais afiliadas a ela (confederações de países como o Brasil, Argentina, Colômbia, Chile e outros) com a ITF. Além disso, desempenha o importante papel de organizar torneios sul-americanos nas categorias sub 14 e sub 16 anos para ambos os gêneros.

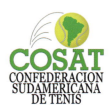

Figura 14. Logo da Confederación Sudamerica de Tenis (COSAT).

Já em nível nacional, a Confederação Brasileira de Tênis (CBT) tem como missão oferecer suporte verdadeiro a toda comunidade do tênis brasileiro, organizar torneios de todas as faixas etárias (juvenil, adulto e seniors), e regulamentar em nível nacional o tênis praticado em cadeira de rodas e o *Beach Tennis*. Adicionalmente, a CBT promove cursos de capacitação aos treinadores e árbitros da modalidade (CONFEDERAÇÃO BRASILEIRA DE TÊNIS, 2010).

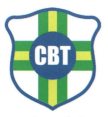

Figura 15. Logo da Confederação Brasileira de Tênis (CBT).

Por fim, cada estado brasileiro possui uma federação de tênis, que se responsabiliza por organizar as competições da sua região.

 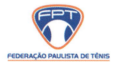

 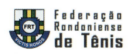

Figuras 16, 17, 18, 19 e 20. Logos de algumas federações estaduais de tênis (na ordem): goiana, paulista, catarinense, baiana e rondoniense.

Competições

Com exceção das competições de tênis organizadas pelo Comitê Olímpico Internacional durante os Jogos Olímpicos, as principais competições mundiais são organizadas pela ITF, e são conhecidas como os Grand Slams. Fazem parte dos Grand Slams o Australian Open, Roland Garros, Wimbledon e o US Open, de maneira que mais de 20 000 dólares são distribuídos entre os atletas de ambos os gêneros em cada um desses torneios (INTERNATIONAL TENNIS FEDERATION, 2013a).

 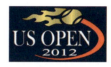

Figuras 21, 22, 23 e 24. Logos dos torneios Grand Slams.

Além dos Grand Slams, a ITF também é responsável por organizar a Copa Davis e a *Fed Cup*, que são competições disputadas anualmente entre as equipes de cada nação do gênero masculino e feminino, respectivamente.

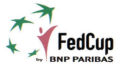

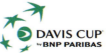

Figuras 25 e 26. Logos das competições entre nações.

Além de organizar as principais competições do tênis mundial, a ITF também se responsabiliza pelos torneios profissionais de menores premiações e pontuações. No caso dos homens, a ITF organiza os torneios da categoria *Future* (a partir de 2017 com premiações de 15.000 e 25.000 dólares), e no caso das mulheres os torneios ITF que, a partir de 2017, distribuem valores de 15.000 a 125.000 dólares entre os participantes (INTERNATIONAL TENNIS FEDERATION, 2013b).

As demais competições profissionais do gênero masculino e feminino são todas organizadas pela ATP e WTA, respectivamente, de modo que a pontuação no ranking e a quantidade de premiação distribuída em dinheiro variam de acordo com o nível da competição. Sendo assim, seguindo uma ordem decrescente, os níveis das competições da ATP são: Barclays ATP World Tour Finals, ATP World Tour Masters 1000, ATP 500, ATP 250 e Challengers (premiações de 35 000 até 125 000 dólares) (ASSOCIATION OF TENNIS PROFESSIONALS, 2013). Seguindo esse mesmo tipo de ordem, os níveis das competições da WTA são: Premier Mandatory, Premier 5, Premier e International (WOMEN TENNIS ASSOCIATION, 2013).

Rankings

A ATP e a WTA também são responsáveis por organizar os rankings das categorias de simples e de dupla em seus respectivos gêneros. Tanto na categoria de simples quanto na categoria de dupla existe o Ranking de Entrada. Nesse ranking o tenista acumula ao longo do ano suas melhores pontuações de até 18 torneios na categoria de simples, e de até 14 torneios na categoria de dupla. Além do Ranking de Entrada, existe também o ranking da Corrida dos Campeões, no qual cada jogador inicia o ano sem nenhum ponto e vai acumulando pontos até o fim do ano. A Corrida dos Campeões existe, justamente, para classificar os oitos melhores jogadores de simples e as oito melhores duplas do ano para disputar a Barclays ATP World Tour Finals (INTERNATIONAL TENNIS FEDERATION, 2013c).

Superfícies e materiais

Para a prática do tênis, faz-se necessária a utilização de alguns materiais específicos que visam potencializar o desempenho, assim como gerar maior conforto e segurança aos praticantes. Entre esses materiais, os principais são: a raquete, a corda, a bola e o calçado.

Iniciando pelas raquetes de tênis, seus aros são feitos basicamente de alumínio e grafite (Miller, 2006). O grafite, por sua vez, é leve e tem alto poder de absorção ao impacto da bola, e por isso é o material mais indicado (Tênis Proshop, 2013). Ademais, deve-se atentar para a escolha do perfil do aro da raquete, podendo este ser largo e fino. Sabe-se que quanto mais largo for o aro, maior será a velocidade de bola, maior será o conforto e menor será o controle. Por outro lado, os opostos destas características são aplicados às raquetes de aro fino.

Corroborando com o perfil do aro, a área da cabeça da raquete segue a mesma linha de raciocínio, com seus tamanhos variando de 88 a 135 polegadas. As raquetes de até 93 polegadas são conhecidas como *mid size*, as de 93 a 104 polegadas *mid plus* e as acimas de 105 polegadas *oversize*. Já o comprimento do aro da raquete possui medidas de 27, 26, 25, 23, 21 e 19 polegadas. As raquetes de 27 polegadas (68,58 cm) são para uso adulto e proporcionam maior alcance e potência nos golpes.

Outra característica fundamental da raquete é seu equilíbrio, podendo ser caracterizado pela cabeça pesada (maior potência), equilibrada e cabeça leve (maior controle). Para escolher uma raquete, deve-se levar em consideração o tamanho da empunhadura (medida do cabo da raquete). As empunhaduras para raquete de tênis consistem nos tamanhos L0, L1, L2, L3, L4, L5 e L6 (nomenclatura europeia); ao escolher uma raquete com o cabo bastante fino, a tendência deste é rodar entre a mão, ao tempo que se a empunhadura for grossa demais, a tendência desta é escapar da mão, podendo em ambos

Idade (aproximada)	Estatura (cm)	Tamanho da raquete (polegadas)
Até 3 anos	Até 102	19
4-6 anos	103-119	21
6-7 anos	120-136	23
8-9 anos	137-144	25
10-11 anos	145-152	26
12 ou mais	150 ou mais	27

Tabela 1. O comprimento do aro da raquete e sua correlação com idade e estatura.

Nomenclatura americana (polegadas)	Nomenclatura europeia (código de identificação)	Tamanho da mão (aproximadamente)
4 3/4	6	Mão adulta grande
4 5/8	5	Mão adulta grande
4 1/2	4	Mão adulta normal
4 3/8	3	Mão adulta pequena
4 1/4	2	Crianças
4 1/8	1	Crianças
4	0	Crianças

Tabela 2. Tamanhos de empunhaduras para raquetes de tênis.

os casos impossibilitar a execução correta do golpe, como também provocar possíveis lesões ao jogador.

Em uma raquete, o tipo de corda torna-se elemento fundamental para o desempenho do jogador, assim como na prevenção de lesões. Desta forma, os tipos de cordas mais comuns são: nylon, tripa sintética, poliéster, tripa natural, multifilamento, copolímero e híbrida. Atualmente, a corda mais utilizada pelos jogadores profissionais masculinos é a copolímero; entretanto, os mais diversos tipos de corda visam combinar com os mais diferentes padrões de jogo, como também com os padrões financeiros. A espessura das cordas exerce influência direta sobre o desempenho. Ao utilizar, por exemplo, cordas mais finas, o jogador imprimirá maior velocidade à bola e menor controle; ao passo que, ao utilizar cordas grossas, o jogador aumentará o controle de bola e perderá na velocidade. Nesse sentido, a tensão a ser colocada nas cordas da raquete pode ser alta (maior precisão, menor velocidade de bola, menor conforto e menor durabilidade) ou baixa (menor precisão, maior velocidade de bola, maior conforto, maior durabilidade) (MILLER, 2006).

Outro material básico para a prática do tênis é a bola. Com a evolução da ciência e das metodologias do ensino do tênis, através de programas como o Play and Stay da ITF, hoje em dia possuímos quatro padrões de bolas: vermelha, laranja, verde e tradicional. A bola vermelha é feita de borracha/feltro ou espuma, sendo aproximadamente 75% mais lenta do que a bola tradicional e destina-se, sobretudo, a crianças. Por sua vez, a bola laranja é feita de borracha/feltro sendo aproximadamente 50% mais lenta que a bola tradicional e também destina-se ao uso de crianças. Já a bola verde também é feita de borracha/feltro, sendo 25% mais lenta que a bola tradicional e é utilizada por adultos iniciantes. Nesse sentido, a bola tradicional também é feita de borracha/feltro e sua prática, no geral, destina-se a adolescentes/adultos ou jogadores que já avançaram nos estágios citados anteriormente.

Adicionalmente, existem três tipos de bolas tradicionais (tipo I, II e III). A bola do tipo I (velocidade alta) é mais rígida e quica menos, sendo ideal para quadras de superfícies mais lentas. A do tipo II (velocidade média) representa a bola padrão, apresentando o mesmo diâmetro da bola tipo I, porém é menos rígida. E a bola do tipo III (velocidade baixa) possui um diâmetro 6% maior que as outras e quica mais alto que as demais, sendo de uso próprio para quadras de superfícies muito rápidas (Miller, 2006; International Tennis Federation, 2013d).

Entre outros materiais, destacam-se os calçados específicos. A movimentação de um tenista em quadra envolve muitos deslocamentos

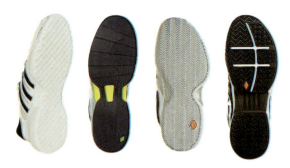

Figuras 31, 32, 33 e 34. Exemplos de calçados específicos para a prática do tênis em diferentes tipos de superfícies de quadra (na ordem): grama, carpete, saibro e dura.

laterais, o que faz com que a estrutura de um calçado para o tênis seja completamente diferente em relação a algum destinado à corrida ou caminhada, que visam apenas o movimento para frente. Um calçado para a modalidade em questão tende a dar maior estabilidade para mudanças de direções em alta velocidade, proporcionar maior amortecimento, além de reduzir os riscos de torções e quedas a partir das barras de antitorsão (Tivolli, 2007).

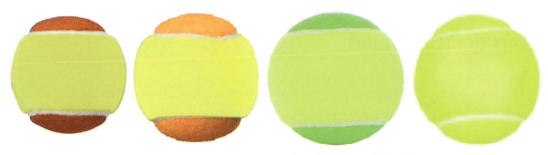

Figuras 27, 28, 29 e 30. Os quatro padrões básicos de bolas de tênis.

O tênis pode ser praticado em diferentes tipos de superfície. Entre as superfícies mais conhecidas, estão o saibro (*clay court*), a grama (*grass court*) e o piso duro/rápido (*hard court*) (Miller, 2006). A quadra de saibro é composta por terra e argila, coberta com pó de tijolo, sendo considerada a superfície mais lenta (Coutinho, 2008). Entre os vários torneios que existem neste piso, o mais famoso é o Grand Slam Roland Garros. Por sua vez, a quadra de grama, que recebe o nome devido a composição da superfície, é considerada o piso mais veloz (Coutinho, 2008), sendo o Grand Slam Wimbledon disputado nesse piso. Já a quadra dura/rápida abrange diferentes tipos de superfície, como o cimento, asfalto, acrílico e o carpete, e é considerada o piso mais equilibrado. É nesta quadra que os Grand Slams Australian Open e US Open são disputados. Entre outros tipos de superfícies estão: *har-true*, grama artificial, e outros menos habituais, como o piso de madeira, lona e azulejo (International Tennis Federation, 2013e).

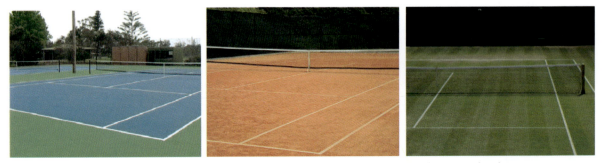

Fotos 4, 5 e 6. Fotos dos três tipos de superfícies mais conhecidas (na ordem): quadra de piso duro, saibro e grama.

Considerações finais

O objetivo do presente capítulo consistiu em apresentar ao leitor os aspectos primordiais e gerais que caracterizam o tênis enquanto modalidade esportiva; como também, informar e orientar o tenista com conteúdos que transitam a prática deste esporte.

Referências bibliográficas

Association of Tennis Professionals (2013). *Tournaments*: EUA; Disponível em: <http://www.atpworldtour.com/Tournaments/Tournament-Landing.aspx>. Acesso em: 27 ago. 2013.

Brown, J. & Soulier, C. *Tennis*: steps to success. Champaign: Human Kinetics, 2013.

Carta, G. & Marcher, R. *O tênis no Brasil*: de Maria Esther Bueno a Gustavo Kuerten. São Paulo: Códex, 2004.

Confederação Brasileira de Tênis (2010). *Estatuto CBT 2010*: Brasil; Disponível em: <http://cbtenis.com.br/cms/site.aspx/Estatuto>. Acesso em: 27 ago. 2013.

Coutinho, C. *Sucesso no tênis*: a ciência por trás dos resultados. Lisboa: Autor e Ard-Cor, 2008.

Fernandez, J.; Mendez-villanueva, A.; Pluim, B. Intensity of tennis match play. *British Journal of Sports Medicine*, v.40, n.5, p.387-91, 2006.

Gillmeister, H. Tennis history. *ITF Coaching and Sport Science Review*, v.15, n.46, pp. 16-18, 2008.

International Tennis Federation (2014). *Rules of Tennis*: Inglaterra; Disponível em: <http://www.itftennis.com/media/136148/136148.pdf >. Acesso em: 29 nov. 2014.

International Tennis Federation (2013a). *Grand Slams – Overview*: Inglaterra; Disponível em: <http://www.itftennis.com/about/grand-slams/overview.aspx>. Acesso em: 27 ago. 2013.

International Tennis Federation (2013b). *Players – Ranking Points*: Inglaterra; Disponível em: <http://www.itftennis.com/procircuit/players/ranking-points.aspx>. Acesso em: 27 ago. 2013.

International Tennis Federation (2013c). *Players – Rankings explained*: Inglaterra; Disponível em: <http://www.itftennis.com/procircuit/players/rankings-explained.aspx>. Acesso em: 27 ago. 2013.

International Tennis Federation (2013d). *History of the rules – the ball*: Inglaterra; Disponível em: <http://www.itftennis.com/technical/rules/history/>. Acesso em: 27 ago. 2013.

International Tennis Federation (2013e). *ITF approved tennis balls & classified tennis surfaces – a guide to products and test methods*: Inglaterra; Disponível em: <http://www.itftennis.com/media/118889/118889.pdf>. Acesso em: 27 ago. 2013.

Ishizaki, M. T. & Castro, M. *Tênis*: aprendizagem e treinamento. São Paulo: Phorte, 2006.

Kovacs, M. S. Tennis Physiology: Training the Competitive Athlete. *Sports Medicine*, v.37, n.3, pp. 189-98, 2007.

Lees, A. Science and the major racket sports: a review. *Journal of Sports Sciences*, v.21, n.9, pp. 707-32, 2003.

Mazo, J. & Balbinotti, C. A história do tênis na Era Moderna. In: Balbinotti, C. *O ensino do tênis*: novas perspectivas. Porto Alegre: Artmed, 2009.

Miller, S. Modern tennis rackets, balls, and surfaces. *British Journal of Sports Medicine*, v.40, n.5, pp. 401-5, 2006.

Pacharoni, R. & Massa, M. Processo de formação de tenistas talentosos. *Motriz*, v.18, n.2, pp. 253-261, 2012.

Pascual, M. J. Historia del tenis. In: Real Federación Española de Tenis. *Tenis (I)*. España: Comité Olímpico Español, 1993.

Pluim, B. M. et al. Sport science and medicine in tennis. *British Journal of Sports Medicine*, v.41, n.11, pp. 703-4, 2007.

Tênis Proshop (2013). *Tipos de materiais do aro*: Brasil; Disponível em: <http://tenisproshop.com.br/tipos-de-materiais-do-aro>. Acesso em: 20 ago. 2013.

Tivolli, F. (2007). *Calçados para tênis*: mais essenciais do que imaginamos: Brasil; Disponível em: <http://tenisbrasil.uol.com.br/instrucao/54/Calcados-para-tenis-mais-essenciais-do-que-imaginamos/>. Acesso em: 20 ago. 2013.

Women Tennis Association (2013). *WTA Tournament Schedule*: EUA; Disponível em: <http://www.wtatennis.com/tournaments>. Acesso em: 27 ago. 2013.

Figuras 3 e 4: Disponível em: <http://books.google.com.br>. Acesso em: nov. 2014.

Figura 5: Disponível em: <http://en.wikipedia.org>. Acesso em: nov. 2014.

Fotos 1, 2 e 3: Disponível em: <http://www.tenisgo.com>. Acesso em: nov. 2014.

Figura 11: Disponível em: <http://www.tennispanorama.com>. Acesso em: nov. 2014.

Figuras 12 e 13: Disponível em: <http://pt.wikipedia.org>. Acesso em: nov. 2014.

Figura 14: Disponível em: <http://www.atenis.cl>. Acesso em: nov. 2014.

Figura 15: Disponível em: <http://tenis-teuto.com.br>. Acesso em: nov. 2014.

Figura 16: Disponível em: <http://www.fgt.org.br>. Acesso em: nov. 2014.

Figura 17: Disponível em: <http://www.tenispaulista.com.br>. Acesso em: nov. 2014.

Figura 18: Disponível em: <http://cms.cbtenis.com.br>. Acesso em: nov. 2014.

Figura 19: Disponível em: <http://www.fbtenis.com.br>. Acesso em: nov. 2014.

Figura 20: Disponível em: <http://www.frtenis.com.br>. Acesso em: nov. 2014.

Figuras 21 e 22: Disponível em: <http://www.australiaopen.com>. Acesso em: nov. 2014.

Figura 23: Disponível em: <http://www.wimbledon.com>. Acesso em: nov. 2014.

Figura 24: Disponível em: <http://www.usopen.org>. Acesso em: nov. 2014.

Figura 25: Disponível em: <http://www.daviscup.com>. Acesso em: nov. 2014.

Figura 26: Disponível em: <http://www.fedcup.com>. Acesso em: nov. 2014.

Figura 27: Disponível em: <http://www.tennisidentify.com>. Acesso em: nov. 2014.

Figura 28: Disponível em: <http://www.tennisnuts.com>. Acesso em: nov. 2014.

Figura 29: Disponível em: <http://blog.tennis-warehouse.com>. Acesso em: nov. 2014.

Figura 30: Disponível em: <http://www.tenniswarehouse-europe.com>. Acesso em: nov. 2014.

Figuras 31, 32 e 33: Disponível em: <http://princeracket.jp>. Acesso em: nov. 2014.

Figura 34: Disponível em: <http://catalog.princetennis.com>. Acesso em: nov. 2014.

Foto 4: Disponível em: <http://www.kclsport.com.au>. Acesso em: nov. 2014.

Foto 5: Disponível em: <http://www.grasscourts.com>. Acesso em: nov. 2014.

Foto 6: Disponível em: <http://www.sportskeeda.com>. Acesso em: nov. 2014.

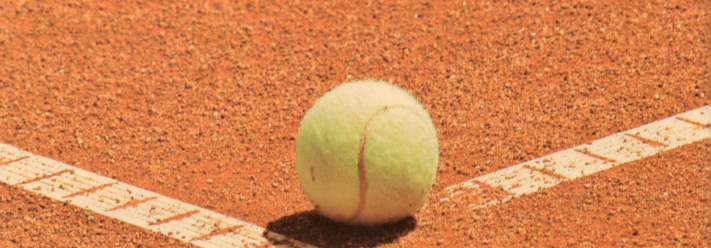

PARTE II

Aprendizagem motora aplicada ao tênis

- Prof. Dr. Fábio Rodrigo Ferreira Gomes
- Prof. Me. João Marcelo de Queiroz Miranda

Introdução

Qual é o processo que leva um tenista a se destacar tecnicamente? Está claro para os professores quais as possibilidades de estratégias de ensino levam seus alunos a uma aprendizagem mais eficiente?

A aprendizagem motora, campo de investigação que pesquisa o processo de aquisição de habilidades motoras, está inserida em uma grande área de pesquisa conhecida por comportamento motor. Esta área abrange outras duas áreas: desenvolvimento motor, que se refere ao processo de desenvolvimento de habilidades motoras; e controle motor, cujo foco é investigar como os movimentos são produzidos e controlados (TANI, 1998).

Isto posto, o objetivo deste capítulo é caracterizar as habilidades do tênis no olhar da aprendizagem motora e discutir a aplicação do corpo de conhecimento gerado em aprendizagem motora no tênis, sendo que a cada tópico serão levantados itens e seus prováveis direcionamentos. Assim, em um primeiro momento, o conteúdo básico da aprendizagem motora será caracterizado e, posteriormente, os temas mais importantes dessa temática serão abordados de maneira aplicada.

Aprendizagem motora

A aprendizagem motora está relacionada a uma mudança na qualidade do desempenho de uma habilidade. É importante ressaltar que para aprender algo, deve-se sempre observar uma tríade:

- **Indivíduo:** sua heterogeneidade, os aspectos biológicos e fatores intrínsecos;
- **Ambiente:** sua experiência e aprendizado, encorajamento e motivação;

- **Tarefa:** como funciona a mecânica envolvida e dificuldade (Gallahue & Ozmun, 2003).

Assim, inicialmente é necessário classificar as habilidades do tênis e caracterizar o aprendiz.

Classificação das habilidades motoras

Existem diferentes critérios para classificar as habilidades motoras: grupos musculares envolvidos no movimento, estabilidade do ambiente e circuito de feedback. Nesse sentido, podemos classificar as habilidades motoras no tênis seguindo os conceitos sugeridos por Magill (2000), onde de acordo com a precisão do movimento pode-se considerar o tênis como **habilidades grossas**, pois envolvem grandes grupos musculares na sua execução. Já em relação à distinção do início e fim do movimento, são classificadas como **habilidades seriadas**, em que as habilidades discretas (onde o início e o fim do movimento são distintos) são colocadas numa sequência. No tênis a obrigatoriedade da sequência está relacionada com o *timing* da bola.

Por sua vez, de acordo com a estabilidade do meio ambiente temos duas situações:

- **Habilidades fechadas:** como o saque, por exemplo, pois o mesmo é executado em ambiente estável e previsível (Abrams et al., 2011);
- **Habilidades abertas:** durante o rali, por exemplo, a execução dos fundamentos técnicos como *forehand*, *backhand* ou voleio são caracterizados pela instabilidade do ambiente e imprevisibilidade.

Finalmente, em relação ao uso do feedback no controle do movimento, pode-se classificar como **habilidades de circuito aberto**, pois o feedback só pode ser fornecido ao final de cada execução (Magill, 2000).

Estágios de aprendizagem

Em relação ao aprendiz, Fitts e Posner (1967) apresenta uma classificação clássica acerca dos estágios de aprendizagem:

- **Fase inicial ou cognitiva:** nessa fase o aprendiz compreende o movimento e o seu objetivo. É o momento em que ele seleciona as informações para organizar a sequência da execução da habilidade no plano motor. Como características dessa fase, o aprendiz comete um grande número de erros, e esses erros tendem a ser grosseiros. Singer (1980) vai além nessa caracterização, salientando que o iniciante dirige a sua atenção para muitos estímulos ao mesmo tempo e falta habilidade para estipular expectativas reais em seu desempenho, assim como falta estratégia e conhecimento para utilizar as informações (instruções e feedback), gerando um gasto desnecessário de energia. Nessa fase, o professor normalmente utiliza *drills* (exercícios) com um número grande de repetições para que o aprendiz possa fixar o gesto técnico. Porém, é importante salientar que essa prática deve também ser realizada em situações de jogo, nas quais o aprendiz pode pensar no porquê dos seus erros.

- **Fase intermediária ou associativa:** fase em que se observa a melhora da consistência no desempenho, pois existe melhora da organização e padronização espaço-temporal dos componentes da habilidade. Gradativamente, o aprendiz adquire a capacidade de detectar e corrigir os próprios erros. Além disso, o mesmo deve identificar nessa fase quais são as causas dos erros de execução. Por exemplo, se uma bola saiu sem o efeito desejado, a causa pode estar no tipo de empunhadura, no ponto de contato com a bola e na terminação do golpe.

- **Fase final ou autônoma:** esta fase está caracterizada pela independência do sujeito nas demandas da atenção, com menor controle cognitivo (pensa menos no que realiza – gestos técnicos automatizados), possibilitando ao executante preocupar-se com outros aspectos do desempenho na tarefa ou até mesmo conseguir realizar outra habilidade concomitantemente. Além de todas as habilidades desenvolvidas nas fases anteriores, nessa fase o tenista é capaz de melhorar a sua percepção espaço-temporal, percebendo inclusive as ações do seu adversário, por exemplo, o tipo de empunhadura ou a movimentação do adversário.

Identificação do estágio de aprendizagem

Gentile (1972) propõe uma taxonomia que tem como objetivo ser guia de avaliação sistemática para orientar os profissionais no processo de diagnóstico de erros na aprendizagem das habilidades motoras em alunos ou atletas.

A Figura 1 auxilia a caracterizar o fenômeno que está sendo aprendido e seu grau de dificuldade relacionado ao contexto ambiental:

a. As habilidades são realizadas em movimento ou de forma estacionária. O saque, por exemplo, é um gesto aparentemente estacionário. Porém, como para a realização do golpe o tenista precisa se deslocar através de um salto para golpear a bola, trata-se de uma habilidade executada em movimento. Nesse mesmo sentido, os golpes realizados durante o rali também se enquadram entre as habilidades realizadas em movimento, ao passo que os movimentos são bastantes dinâmicos e envolvem constantes mudanças de direção.

b. A variabilidade intertentativa: em um saque o ambiente é mais estável e previsível quando comparado ao rali que apresenta o ambiente de prática instável.

a. O objetivo foi alcançado?
b. O movimento foi executado conforme o planejado?

Após a combinação das duas respostas, o professor/treinador pode tomar uma melhor decisão para correção. Por exemplo, um aluno executa um saque com um padrão de movimen-

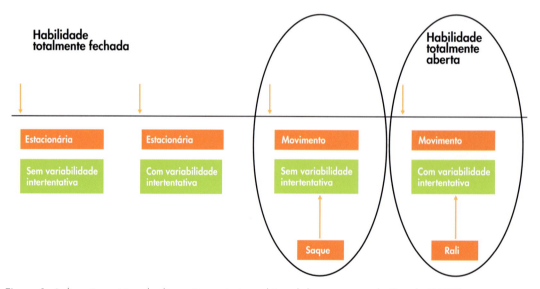

Figura 1. Aplicação prática da dimensão contexto ambiental da taxonomia de Gentile (1972) na organização de instruções para o ensino de habilidades abertas.

A forma de avaliar o desempenho na execução de habilidades motoras também foi desenvolvida por Gentile (1972). Esse esquema de avaliação auxilia o professor/treinador a entender a magnitude do erro ou acerto para poder selecionar as melhores correções. Existem dois pontos de observação ao avaliar:

to diferente do esperado, mas consegue fazer com que a bola passe para o outro lado da quadra, enquanto que outro aluno que realiza exatamente o movimento esperado, não consegue fazer a bola passar a rede. Dessa forma, o professor/treinador conseguirá tomar a melhor decisão para correção de ambos os alunos.

Tipo de avaliação	O movimento foi executado conforme o planejado?		
O objetivo foi alcançado?	Resultado	Sim	Não
	Sim	Obteve ideia do movimento	Surpresa
	Não	Algo errado	Tudo errado

Tabela 1. Esquema de avaliação de desempenho (Gentile, 1972).

Após caracterizar a habilidade específica da modalidade e as características do praticante nos diferentes estágios de aprendizagem, deve-se pensar sobre o processo de aquisição de habilidades motoras no tênis.

Em aprendizagem motora, se pesquisa diversos fatores que afetam a aprendizagem. Foram selecionados para o tênis os seguintes: fornecimento de feedback; estabelecimento de metas; autoaprendizagem; foco de atenção; diferenças individuais (capacidades perceptivo-motoras); instrução verbal e demonstração; e prática (especificidade de prática e organização da prática).

Fatores que afetam a aprendizagem

Fornecimento de feedback

O feedback é a informação sobre o erro do movimento realizado, podendo ocorrer de duas formas:

- O feedback intrínseco: que significa a captação sobre o erro percebida pelo próprio corpo do aprendiz. Por exemplo, o indivíduo realizou um saque e a bola bateu na rede – por meio da visão ele percebeu que o erro pode ter ocorrido devido a "falta de força" ou "pelo lançamento inadequado da bola";

- O feedback extrínseco ou aumentado: é a informação sensorial fornecida por uma fonte externa, professor/treinador ou vídeo do movimento.

Em aprendizagem motora, o feedback extrínseco é bastante estudado, podendo no tênis ser apresentado de duas formas: através do conhecimento de resultado (CR), que é a informação da resposta ou resultado causado no meio ambiente, por exemplo, onde foi parar a bola (fora da quadra ou na rede); ou por meio do conhecimento de performance (CP), que é a informação sobre o gesto motor realizado, por exemplo, um *forehand* realizado com o braço muito flexionado.

O feedback extrínseco é fundamental para que a aprendizagem ocorra. No entanto, feedbacks feitos em excesso podem dificultar ainda mais a aprendizagem, não devendo ser fornecido em todas as tentativas. Além de ter o papel de manter o aprendiz interessado na tarefa, o feedback reforça a execução do gesto técnico, levando o aprendiz a repetir o mesmo movimento posteriormente ou corrigi-lo por meio da diminuição dos seus erros, direcionando o aprendiz à resposta apropriada.

Enquanto variáveis do feedback extrínseco, são pesquisadas: conteúdo, precisão, frequência, abrangência e atividade interpolada. No tênis, uma variável que deve ser ressaltada é a frequência de feedback. No dia a dia observa-se que o técnico/professor fornece informação ao seu aluno com muita frequência. Porém, sabe-se que o erro faz parte do processo de aprendizagem. Em relação à frequência de feedback, estudos apontam que uma menor frequência de CR é de melhor utilidade para o aprendiz, ou seja, quando o feedback é fornecido em quantidade excessiva, os sujeitos tendem a não desenvolver os mecanismos internos de detecção e correção de erros (Tani et al., 2005). Desta forma, sugere-se que a frequência de feedback seja aproximadamente de 25% a 66% do total de tentativas (Tani et al., 2005).

Como dito anteriormente, o tênis apresenta erros em relação à meta (CR) e erros no padrão de movimento (CP). A sugestão em relação a menor frequência de feedback também serve para o CP, no qual um exemplo comumente observado nas aulas tradicionais de tênis se caracteriza pelo professor dar um reforço positivo (acerto "Boa bola!") para uma bola que passou a rede, no entanto, o padrão de movimento realizado está incorreto, e nesse momento o professor está enfatizando um erro que pode causar limitações e dificuldades para o aprendiz no futuro.

Assim, quando o treinador/professor utiliza o feedback (CR ou CP) e não transforma a informação sobre o erro em dica ou instrução, ele passa este processo cognitivo ao aprendiz e acredita-se que isso construa um programa motor mais consistente. Entretanto, é importante avaliar qual o estágio de aprendizagem do sujeito, pois em estágios iniciais de aprendizagem, o indivíduo ainda não terá condições de identificar o erro para corrigi-lo.

Estabelecimento de metas

O tema "estabelecimento de metas" é oriundo da psicologia industrial, no qual o objetivo era a maior produtividade. Nesse sentido, Locke e Latham (1985) publicaram um trabalho com sugestões e hipóteses do estabelecimento de metas para o âmbito do esporte:

a. Metas específicas seriam mais efetivas que as metas genéricas;

b. Metas específicas onde, quanto maior dificuldade da meta, melhor o desempenho; admitindo-se suficiente capacidade e engajamento;

c. Metas específicas e difíceis levarão a um melhor desempenho, do que metas do tipo "fazer seu melhor" ou nenhuma meta;

d. Metas de curto prazo juntamente com metas de longo prazo provocarão melhor desempenho do que somente metas de longo prazo;

e. Metas afetarão o desempenho, guiando a atividade, recrutando esforço, aumentando a persistência, e motivando a busca de estratégias apropriadas para a tarefa;

f. O estabelecimento de metas é mais efetivo quando há feedback apresentando o progresso acerca delas; metas difíceis demandarão maior comprometimento e, assim, melhor desempenho; o comprometimento pode ser acometido solicitando ao sujeito aceitar a meta, apresentando apoio, participando no estabelecimento de metas, no treinamento, na seleção, e pelos incentivos e prêmios; a partir de um plano de ação adequado, o alcance da meta poderá ser facilitado, principalmente em tarefas mais complexas ou de longo prazo;

g. A competição melhorará o desempenho, pois estimula o estabelecimento de metas mais altas e/ou o aumento no comprometimento com a meta.

Por sua vez, Boyce et al. (2001) estudaram o estabelecimento de metas para realização do saque no tênis em um alvo. O estudo comparou três grupos: grupo experimental com metas de curto prazo associada a longo prazo (meta imposta pelo pesquisador); grupo "faça o seu melhor" (autoestabelecimento de meta); e o grupo controle que não estabeleceu metas. Os resultados demonstraram que os grupos com metas (pelo pesquisador e autoestabelecimento) apresentou melhor desempenho quando comparado ao grupo controle que não estabeleceu metas.

Dessa forma, acredita-se que o estabelecimento pode ser útil tanto para o professor/treinador quanto para os aprendizes, seja na aprendizagem de um gesto técnico, quanto na obtenção na melhora do desempenho competitivo.

Foco de atenção

Para Schmidt e Wrisberg (2001), um sujeito pode direcionar sua atenção para fontes externas (informações do ambiente) ou internas (informações internas, pensamentos, sentimentos, dicas sinestésicas) de informação. E mais, pode-se estreitar (prestar a atenção em uma pequena amplitude de informação) ou ampliar (prestar a atenção em uma larga amplitude de informação ao mesmo tempo) o foco de atenção para incluir pouco ou muitos estímulos. Nesse sentido, o foco de atenção pode interferir no processo de aprendizagem de uma habilidade motora.

Nos últimos anos, vários estudos foram realizados utilizando foco interno e externo em tarefas específicas de modalidades esportivas. Wulf (2007) realizou uma revisão de estudos sobre foco de atenção e constatou que o tipo de foco pode afetar o processo de aprendizagem. Além disso, concluiu que os benefícios do foco externo têm sido demonstrados em uma grande variedade de habilidades e níveis de habilidades para diferentes tipos de populações (jovens, adultos, idosos e pessoas com incapacidades físicas). Dessa forma, conclui-se que a utilização de foco externo promove uma melhor autonomia no controle do movimento comparado com um foco interno.

Em um trabalho realizado por Maddox et al. (1999), foi investigado a influência de instruções com foco de atenção na aprendizagem do golpe de *backhand*. O estudo se deu com dois grupos experimentais. No primeiro grupo, os participantes foram instruídos a se concentrar em seu padrão de movimento como, por exemplo, no ponto de contato raquete-bola (foco interno de atenção), e o outro grupo foi instruído para se concentrar sobre o efeito de seus movimentos, especificamente no arco da bola e na área de aterrissagem da bola (foco externo de atenção). Foram analisados o padrão de movimento realizado (gesto realizado pelo tenista) e precisão (acerto de um alvo determinado do outro lado da quadra). Os resultados mostraram que a condição de foco externo apresentou maior precisão nas fases experimentais de retenção (mesmo alvo da fase de aprendizagem) e transferência (alvo posicionado em local diferente da fase de aprendizagem). Já no segundo experimento, além da pontuação final, foi avaliado o padrão de movimento. Os participantes com foco externo voltaram a demonstrar uma aprendizagem mais eficaz no que diz respeito à precisão do movimento quando comparado aos sujeitos que praticaram com foco interno. Entretanto, o padrão de movimento foi semelhante para ambos os grupos, indicando que o foco externo de atenção não foi capaz de melhorar a execução do movimento em si.

Instrução verbal e demonstração

Durante a aprendizagem o professor pretende transmitir informações ao aluno sobre a habilidade. Quando essa informação é prescritiva, ou seja, direcionada ao que se deve fazer, chama-se instrução.

Normalmente as instruções podem acontecer de maneira verbal, por meio de um modelo (visual), ou de maneira sinestésica (tátil). A instrução verbal não é fácil de ser fornecida, sendo fundamental selecionar as palavras mais adequadas para que o aprendiz reproduza o movimento corretamente. No dia a dia, é comum o professor tentar misturar demonstração com instrução verbal, mas o que é falado não necessariamente representa uma informação relevante. Nesse sentido, ao realizar um movimento, o professor demonstra e diz "faça assim" ou outra palavra do gênero que não auxilia o aprendiz. A instrução verbal deve conter uma descrição clara do movimento e informações que possam ser úteis, possibilitando que o aprendiz entenda seus princípios suficientemente bem para aplicá-los depois (WULF & WEIGELT, 1997). Um exemplo no tênis de uma instrução verbal correta ocorre quando o professor fala "projete seu corpo à frente e transfira seu peso para gerar mais potência no golpe".

A demonstração é a apresentação de um modelo ao aprendiz, podendo este ser uma filmagem ou mesmo a execução do professor. A demonstração é mais eficiente que a instrução verbal, mas a demonstração junto com ela é mais eficiente que os dois tipos de instruções isoladamente (PÚBLIO et al., 1995).

Aprendizagem por partes e pelo todo

Algo que se ouve bastante na aprendizagem do tênis é a utilização dos métodos global ou parcial, principalmente no ensino dos fundamentos técnicos. Naylor e Briggs (1963) contribuíram com essa questão mediante a criação dos conceitos de complexidade e organização da tarefa na decisão do tipo de prática a ser utilizada. Esses autores nomearam de complexidade o número de componentes ou de partes de uma habilidade, e de organização a interação entre as partes. Ou seja, se não for possível separar temporalmente duas partes de uma habilidade, pode-se dizer que esta tem uma alta organização. Um exemplo pode ser o *forehand*, que na sua execução abriga as 3 fases do movimento (preparação, contato e terminação), não fazendo sentido, portanto, isolá-las. Assim, podemos dizer que o *forehand* apresenta uma alta organização e que uma fase depende sempre da outra. Corroborando, Singer (1980) sugere que quando a complexidade de uma habilidade é alta e sua organização é baixa, a prática das partes viria a ser mais eficaz; em contrapartida, se a organização é alta e a complexidade baixa a prática do todo seria a mais indicada. Nesse sentido, Públio e Tani (1993) investigaram a prática por partes e do todo na aprendizagem de uma sequência de movimentos da ginástica olímpica (agora chamada de ginástica artística). Os resultados apresentaram superioridades de um grupo chamado de "adição", que tem como base uma estratégia por etapas em que a cada sessão experimental é acrescentada uma parte da tarefa a ser realizada até que toda sequência do movimento seja completada. A Figura 2 (apresentada a seguir) mostra o quadro elaborado por Singer (1980) para facilitar a decisão de qual tipo de prática utilizar (partes ou todo), relacionando-a com os conceitos de complexidade e organização. Segundo Magill (2000), algumas habilidades estão em estágios intermediários do contínuo e a combinação dos tipos de prática pode ser mais eficiente. No entanto, não é fácil tomar essa decisão, pois existem diferentes formas de grupos intermediários: fracionamento, segmentação e simplificação (WIGHTMAN & LINTERN, 1985; SCHMIDT & WRISBERG, 2001).

Além dos aspectos sugeridos por Naylor e Briggs (1963) no que se refere a utilização dos conceitos de organização e complexidade da tarefa, é importante levar em consideração outro aspecto característico da habilidade motora: sua natureza seriada. Segundo Fitts e Posner (1967), a

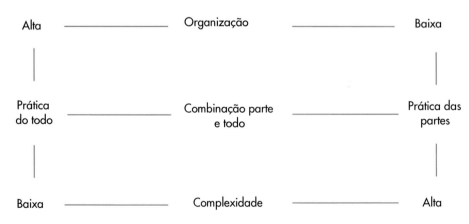

Figura 2. Prática do todo e prática das partes (SINGER, 1980).

natureza seriada é uma sequência de movimentos que se manifesta quando esta exige um padrão espacial e temporal adequado de cada um dos componentes para que o objetivo seja alcançado.

Em relação à aplicação da prática por partes no tênis, temos que levar em consideração o contexto ambiental em que os indivíduos desejam realizar um movimento, que é denominado de contexto-alvo (Schmidt & Wrisberg, 2001). Para entender o contexto alvo do tênis faz sentido se remeter a sua classificação em aprendizagem motora. O tênis é caracterizado por habilidades seriadas, ou seja, habilidades que têm início e fim distintos, mas que dependem de uma organização temporal. No tênis, essa organização temporal se dá por conta do contato da raquete com a bola.

A partir dessas reflexões, deve-se priorizar o ensino do tênis pelo método do todo, principalmente utilizando-se de situações abertas, em que o tênis deve ser aprendido a partir do jogo, ou pelo menos sempre utilizando o *timing* (tempo) raquete/bola (Williams et al., 1999).

Variabilidade de prática

Para ter sucesso no tênis é primordial ter uma variedade de recursos, assim o jogador apresentará maior imprevisibilidade na resposta de seus golpes. Em aprendizagem motora, uma linha de pesquisa foca em variar a habilidade ou algum componente presente nessa habilidade durante o processo de aprendizagem. Esse tema é conhecido como "estrutura de prática", ou seja, várias formas de se estruturar a prática. Esse tema é apresentado em diferentes abordagens em aprendizagem motora, que implica em diferentes explicações para o fenômeno. Tal fenômeno objetiva trazer a direção e as principais descobertas para fazer alusões na aprendizagem do tênis.

Três grupos normalmente são comparados nos estudos de estrutura de prática, sendo um sem variação e dois com variação utilizando diferentes estratégias:

a. Grupo prática constante, em que se repete a mesma execução da ação à ser aprendida. Por exemplo, rebater a bola lançada por uma máquina sempre no mesmo local com o mesmo efeito;

b. Grupo de prática por blocos (os experimentos tradicionalmente apresentam três possibilidades de variação), em que os três tipos de variação se alternam após uma quantidade de tentativas repetidas. Por exemplo, imagine uma máquina lançando bolas em um mesmo local, porém alternando a cada dez repetições o seu efeito;

c. Grupo de prática variada aleatória, em que as três possibilidades de variação se alternam sem que haja um mesmo estímulo por duas vezes consecutivas.

Para mais clareza na explicação dos tipos de variação, pode-se imaginar possibilidades como A (*topspin*), B (*backspin*) e C (*sidespin*): na prática por blocos, em que o sujeito pratica algumas vezes consecutivas a mesma variação antes de mudar para outra – AAAABBBBCCCC; aleatória, em que a cada tentativa se modifica o que está sendo aprendido – ABCBCABACABC (Corrêa & Tani, 2005).

Sabe-se que com a utilização da prática randômica ou aleatória, o desempenho durante a prática é menos produtivo em comparação com sujeitos que praticam em blocos. Porém, nos testes de aprendizagem, de retenção tardia (após uma semana ou mais) e transferência, os grupos com prática aleatória apresentam melhores resultados (Schmidt & Wrisberg, 2001). Em um trabalho de revisão de estudo, Boyce et al. (2006) recomendam que, antes de colocar a variação, os aprendizes realizem a prática constante para adquirir alguns elementos básicos da modalidade ou tenham alguma experiência anterior. Já Porter e Magill (2010) sugerem que a prática em blocos deva ser substituída por uma prática aleatória de forma gradativa.

Considerações finais

Em suma, a partir das informações contidas neste capítulo, pode-se ressaltar algumas diretrizes:

- Não utilizar feedback com muita frequência; deixar o aprendiz tentar solucionar seus problemas motores, pois será benéfico para futuras adaptações durante o jogo;
- O estabelecimento de metas favorece uma aprendizagem mais eficiente. No entanto, é importante que ela seja desafiadora, mas possível de ser atingida;
- O foco sobre os efeitos do movimento é mais efetivo do que o foco no movimento em si;
- Quando se utiliza a instrução verbal mais a demonstração, o aprendiz tem mais elementos para construir referências, e assim corrigir seus movimentos;
- É fundamental o uso da bola em movimento para a aprendizagem de um determinado golpe, para que o *timing* possa ser trabalhado. Portanto, a prática pelo todo parece ser mais efetiva. Entretanto, mais estudos são necessários para uma conclusão mais efetiva;
- O ambiente do jogo de tênis (trajetória da bola, velocidade da bola, efeito da bola, entre outros) está em constante mudança, sendo que um bom tenista é aquele que tem condições de se adaptar (tomar decisões eficientes) mais rapidamente às novas situações. Nesse

sentido, acredita-se que a variação da prática é importante para a aprendizagem no tênis. Porém, se o aprendiz está em uma fase inicial de aprendizagem, é importante que a variação esteja em somente um componente (direção, velocidade, efeito etc.).

Referências bibliográficas

ABRAMS, G. D.; SHEETS, A. L.; ANDRIACCHI, T. P.; SAFRAN, M. R. Review of tennis serve motion analysis and the biomechanics of three serve types with implications for injury. *Sports Biomechanics*, v.10, n.4, pp. 378-90, 2011.

BOYCE, B. A.; WAYDA, V. K.; BUNKER, L. K.; ELIOT, J. JONHSTON, T. The effects of three of goal setting condition on tennis performance a field-base study. *Journal of teaching in physical education. Journal of Teaching in Physical Education*, v.20, n. 2, pp. 188-200, 2001.

_____. COKER, C. A.; BUNKER, L. K. Implications for variability of practice from pedagogy and motor learning perspectives: finding a common ground. *Quest*, v.58, n.3, pp. 330-43, 2006.

CORRÊA, U. C. & TANI, G. Estrutura de prática e processo adaptativo em aprendizagem motora. In: TANI, G. *Comportamento motor:* aprendizagem e desenvolvimento. Rio de Janeiro: Guanabara Koogan, 2005.

FITTS, P. M. & POSNER, M. I. *Human performance*. Belmont: Brooks/Cole, 1967.

GALLAHUE, D. L & OZMUN, J. C. *Compreendendo o desenvolvimento motor:* bebês, crianças, adolescentes e adultos. São Paulo: Thorpe Editora, 2003.

Gentile, A. M. A working model of skill acquisition with application to teaching. *Quest.* v.17, n.1, pp. 3-23, 1972.

Locke, E. A. & Latham, G. P. The application of goal Setting sports. *Journal of sports and psychology,* v.7, pp. 117-137, 1985.

Maddox, D.; Wulf, G.; Wright, D. L. The effects of an internal vs. external focus of attention on the learning of a tennis backhand. *Unpublished manuscript,* Texas A & M University, USA, 1999.

Magill, R. A. *Aprendizagem motora*: conceitos e aplicações. São Paulo: Edgard Blücher, 2000.

Naylor, J. & Briggs, G. Effects of task complexity of task organization of relative efficiency of part and whole training methods. *Journal of Experimental Psychology,* v.65, n. 3, pp. 217-44, 1963.

Porter, J. M. & Magill, R. A. Systematically increasing contextual interference in beneficial for a learning sports skills. Journal Sports Sciences, v.28, n.12, pp. 1277-85, 2010.

Públio, N. S. & Tani, G. Aprendizagem de habilidades motoras seriadas da ginástica olímpica. Revista Paulista de Educação Física, v.7, pp. 58-68, 1993.

_____. Tani, G.; Manoel, E. J. Efeitos da demonstração e instrução verbal na aprendizagem de habilidades motoras da ginástica olímpica. *Revista Paulista de Educação Física,* v.9, pp. 111-24, 1995.

Schmidt, R. A.; Wrisberg, C. A. *Aprendizagem e performance motora*: uma abordagem da aprendizagem baseada no problema. Porto Alegre: Artmed, 2001.

Singer, J. L. The scientific basis of psychotherapeutic practice: a question of values and ethics. Psychotherapy – theory, research and practice, v.17, n.4, pp. 372-83, 1980.

Tani, G. Aprendizagem motora: tendências, perspectivas e problemas de investigação. *Revista galego-portuguesa de psicoloxía e educación*, v. 2, n.2, pp. 1138-1663, 1998.

_____. Meira Jr, C. M. ; Gomes, F. R. F. Frequência, Precisão e Localização temporal de Conhecimento de Resultados e o Processo Adaptativo na Aquisição de uma Habilidade Motora de Controle de Força. *Revista Portuguesa de Ciências do Desporto*, v.5, n.1, pp. 59-68, 2005.

Wightman, D. C. & Lintern, G. Part task training strategies for tracking and manual control. *Human Factors*, v.27, pp. 267-283, 1985.

Williams, A. M.; Davids, K.; Williams, J. G. *Visual perception and action in sport*. London: E & FN Spon, 1999.

Wulf, G. & Weigelt, C. Instructions about physical principles in learning a complex motor skill: to tell or not to tell. *Research Quartely for exercise and sport*, v.68, n.4, pp. 362-7, 1997.

_____. Attentional Focus and Motor Learning: *a review of 10 years of research. Bewegung und Treining*, pp. 1-11, 2007.

Novos caminhos e perspectivas para o ensino do tênis infantil

- Prof. Me. Gabriel Henrique Treter Gonçalves
- Prof. Dr. Carlos Adelar Abaide Balbinotti

Introdução

Há alguns anos, os métodos de ensino dos esportes vêm sendo discutidos, e o tênis está entre os esportes que se destacam como sendo um dos mais interessantes em termos pedagógicos, especialmente por dois motivos: a) o fato de que o ensino do tênis, por muito tempo, se baseou em uma metodologia tradicional, clássica e tecnicista; e b) pelo recente programa de ensino do tênis instituído pela ITF: o Play and Stay. A abordagem tecnicista fazia com que a taxa de abandono do esporte fosse muito alta, tanto em adultos quanto em crianças e jovens. A partir daí, diversas novas metodologias surgiram com o intuito de, primeiramente, diminuir este índice de desistência e, além disso, desenvolver bons jogadores.

Este capítulo apresenta uma breve revisão sobre métodos de ensino aplicados ao tênis, desenvolvidos após a "rejeição" da abordagem clássica, buscando apontar e relacionar seus principais pontos e, por fim, sugerir novos caminhos na perspectiva da pedagogia do ensino do tênis. Em um primeiro momento, serão apresentadas duas propostas que podem ser inter-relacionadas: o Sport Education Model, o qual visa a educação a partir do esporte, em uma abordagem de desenvolvimento e entendimento como essencialmente social, agregador e inclusivo; e o contexto motivacional para a maestria, que possui seu foco em um processo que visa o desenvolvimento da máxima performance individual da criança. Em um segundo momento, será apresentado o Teaching Games for Understanding, método baseado no ensino do jogo para o seu entendimento. Esta abordagem foi utilizada como base para o desenvolvimento do método da Escola da Bola e posteriormente para os principais programas de ensino hoje vigentes no tênis, que também serão citados durante o capítulo.

Todas essas metodologias possuem seus benefícios quando aplicadas no contexto de ensino do tênis. No entanto, uma questão primordial do esporte, em geral, parece não ser suficientemente tratada: a questão da competição. Na realidade, em todas as abordagens a competição é lembrada, entretanto, nunca como elemento central no processo de ensino do esporte. Esta abordagem competitiva no ensino dos esportes, e como um meio de educação e formação de crianças, é apontada por Marques (2004) como fundamental, afinal, sem competição não há esporte. Esta abordagem será profundamente tratada ao final do capítulo e relacionada às demais abordagens anteriormente descritas.

O ensino do tênis num contexto educacional – Sport Education Model – e voltado para a maestria – contexto motivacional para a maestria

O Sport Education Model se constituiu como um plano para a renovação do ensino dos jogos, preservando e realçando o seu potencial educativo (Graça & Mesquita, 2007). Este modelo utiliza como valores a democratização e humanização do esporte, buscando evitar problemas relacionados a uma cultura esportiva inadequada ou que iriam contra os princípios do pedagogo e fundador dos Jogos Olímpicos da era moderna, Pierre (Barão) de Coubertin. Além disso, segundo Valentini et al. (2009), o Sport Education Model possui um caráter social, agregador e inclusivo, buscando proporcionar práticas em que todos, independente do nível de habilidade ou necessidades especiais, possam participar e aprender. Sua proposta é baseada em três pontos: a) formar esportistas competentes nos seus meios; b) tornar os praticantes esportivamente cultos e; c) fazer com que estes sejam entusiastas do esporte.

Quando se refere a formar esportistas competentes, diz respeito ao domínio das habilidades para participar do jogo de forma satisfatória. Baseia-se mais na compreensão e execução dos elementos táticos do jogo e jogos modificados, do que na execução de elementos técnicos isolados. No tênis, valeria mais o aprendizado de jogadas como "saque/voleio" ou golpes para abrir a quadra e dominar o ponto em comparação a apenas um *forehand* tecnicamente "perfeito".

A expressão "esportivamente culto" quer dizer que o praticante deve ter conhecimento e estimar os valores e as tradições associadas ao esporte em questão. Este ato auxilia na distinção da boa e da má conduta no esporte. No caso do tênis, existe a questão do respeito ao adversário nos cumprimentos, na confiança para com a integridade moral em uma chamada duvidosa (dentro/fora) etc.

Entusiasmo remete aos níveis de motivação dos praticantes, afinal os componentes afetivos e sociais são extremamente importantes para a manutenção da prática, especialmente quando relacionados à motivação intrínseca do indivíduo. O esporte deve estar inserido em um contexto que propicie experiências positivas e o método de ensino deve ser direcionado para tal.

Um método de ensino que tem por objetivo criar este cenário é o contexto motivacional para a maestria. Através de seis dimensões (tarefa, autoridade, reconhecimento, grupo, avaliação e tempo), compondo um conjunto de estratégias aplicadas à iniciação esportiva, visa incentivar a autonomia na tomada de decisões por parte dos alunos, mediando a aprendizagem a um processo intrínseco e independente, a fim de que a criança se envolva efetivamente na sua própria aprendizagem (Valentini et al., 2009).

O principal objetivo desta abordagem é a busca pela maestria, na qual existe uma grande valorização do esforço de cada indivíduo, especialmente quando este busca atingir sua melhor performance individual. As tarefas propostas promovem desafios, e na elaboração delas os alunos participam, contribuindo na tomada de decisão e desenvolvendo papéis de liderança juntamente com o professor. As atividades ocorrem normalmente em grupos que devem ser dinâmicos, proporcionando experiências diferenciadas e convívio social, independente dos níveis de habilidades de cada um. A avaliação não apresenta preocupação com o resultado propriamente dito, mas reconhece a superação dos próprios limites, ou seja, é uma avaliação autorreferenciada, pois o tempo ou ritmo de aprendizado respeita as individualidades de cada aluno (Valentini et al., 2009).

Teaching Games for Understanding e seus "frutos"

O Teaching Games for Understanding é uma abordagem baseada na compreensão do jogo, através do jogo. Basicamente propõe que os desenvolvimentos das habilidades básicas do jogo e das técnicas isoladas fossem, de certa forma, substituídas pelo entendimento tático do jogo. Nos momentos do jogo em que se aplicariam técnicas específicas, devem-se inserir resoluções táticas específicas (Graça & Mesquita, 2007). Segundo Thorpe, Bunker e Almond (1986), a aplicação deste modelo se baseia em quatro princípios pedagógicos de referência: a) Seleção do tipo de jogo: possibilita que os alunos identifiquem que técnicas, regras e soluções táticas podem ser reproduzidas em diferentes jogos. Ex.: *backhand* com as duas mãos e rebatida do beisebol; b) Modificações por representação: formas reduzidas do jogo, nas quais o educador propõe situações de jogo para que o aluno coloque em prática determinada habilidade. Ex.: rede *versus* fundo – um dos jogadores só pode se posicionar na rede, realizando voleios, *overheads* e variações, enquanto o outro só pode se posicionar no fundo de quadra, realizando golpes de base; c) Exagero: manipulação das regras, espaço e/ou tempo de jogo, visando a confrontação dos alunos com determinado problema no jogo. Ex.: o jogador que está sacando começa o *game* com 0/30 e possui apenas um saque para colocar a bola em jogo; d) Complexidade tática: este ponto demonstra que deve haver progressão das soluções táticas. A capacidade dos alunos deve permitir que os mesmos enfrentem problemas táticos referentes ao seu nível, desafiando adequadamente a sua capacidade de compreensão e atuação no jogo.

Por ser uma abordagem que visa prioritariamente as questões táticas relativas ao jogo, pode se dizer que a evolução deste modelo se deu a partir da proposta da Escola da Bola, de Kröger e Roth (2006). Essa é pautada por três pilares, na qual o primeiro é orientado para a situação, ou seja, com o objetivo de aprender a jogar. Somente jogos em forma de elementos táticos são utilizados para construir o jogo. O segundo pilar é orientado para as capacidades, visando a melhora da coordenação geral. O terceiro pilar é orientado para as habilidades, exercitando as técnicas básicas necessárias aos elementos que permitirão desenvolver-se com mais possibilidades técnicas. Resumindo, a filosofia da Escola da Bola: as crianças devem aprender a jogar, desenvolver habilidades e capacidades gerais antes da especialização geral na modalidade esportiva.

Segundo Greco, Silva e Aburachid (2009), a proposta desenvolvida possui a seguinte sequência de ensino-aprendizagem: primeiramente uma organização metodológica dos processos incidentais de aprendizado. E em um segundo momento, se relaciona com a concepção pedagógica desenvolvida a partir do Teaching Games for Understanding, em um processo intencional de ensino-aprendizagem.

Pode-se dizer que os programas de ensino do tênis sugeridos e implementados no mundo inteiro, como o Quick Start, Le Petit, LTA Mini Tennis, Peewee, Ariel e, mais recentemente, mas não menos importante, o Play and Stay (ITF), foram inspirados nestas abordagens acima descritas. O que esses programas de ensino têm em comum? Primeiramente, a adequação dos materiais, como raquetes e bolas, e das dimensões da quadra conforme o nível do praticante. Mas por quê? Neste caso entra a principal contribuição do Teaching Games for Understanding e da Escola da Bola: a partir destas alterações tornou-se possível a realização do jogo, propriamente dito, desde os primeiros contatos com o esporte, e assim o desenvolvimento da tática e, posteriormente, da técnica.

Os programas de ensino do tênis – Play and Stay

Por muitos anos, as grandes potências do tênis mundial desenvolveram programas de ensino próprios a fim de popularizar o tênis, fazendo com que os praticantes desenvolvessem o gosto pelo esporte e, por fim, desenvolvendo melhores tenistas. Países como Estados Unidos, França, Austrália, Grã-Bretanha e Alemanha foram muito bem-sucedidos nas suas experiências, enquanto que países sem uma "escola" formada carecem de métodos diferentes dos chamados tradicionais e tecnicistas, e de "incentivo" para que alguma atitude fosse tomada. Caso do Brasil. No entanto, em 2007 a ITF passou a divulgar mundialmente seu programa de ensino oficial: o Play and Stay.

Como dito anteriormente, o Play and Stay possui basicamente as mesmas características dos programas de ensino das grandes escolas de tênis do mundo. Os materiais, como bolas e raquetes, e as quadras são adaptados ao nível técnico do aluno. No Play and Stay existem três estágios.

Além dessas adequações, o slogan deixa bem claro o objetivo principal do programa: "*Serve, rally and score*" – "Saque, troque bolas

	Bola	Raquete	Quadra	Rede
Estágio 3 – "Vermelho"	espuma ou de feltro (75% mais lentas que a bola oficial)	17-23" (43-58cm)	10,97-12,80m x 4,27-6,10m	0,80-0,838m de altura no centro
Estágio 2 – "Laranja"	feltro (50% mais lentas que a bola oficial)	23-25" (58-63cm)	17,58-18,29m x 6,10-8,23m	0,80-0,914m de altura no centro
Estágio 1 – "Verde"	feltro (25% mais lentas que a bola oficial)	25-26" (63-66cm)	dimensões oficiais	altura oficial

Tabela 1. Os estágios e materiais do Play and Stay (INTERNATIONAL TENNIS FEDERATION, 2012).

e pontue" (tradução para a língua portuguesa). O objetivo é que o aluno tenha a experiência do jogo desde a primeira aula. Portanto o método é baseado puramente no jogo em suas diversas formas.

Mesmo assim, muitos não acreditavam que este método, de jogos reduzidos, poderia formar melhores tenistas, e faltava um "incentivo" a mais para a aplicação desde a iniciação. Este "incentivo" veio em 2012, quando a ITF estabeleceu novas regras para as competições de tênis até 10 anos. Estas regras se aproximam muito às adequações sugeridas pelos programas de ensino do tênis, tornando a competição mais "justa" com as crianças. Então, por que não fazer da competição elemento estruturante e central da formação e educação dos jovens tenistas?

A competição como elemento central no ensino do tênis

O ensino do tênis para crianças apresenta diversas opções na perspectiva de ensino. Alguns autores utilizam metodologias baseadas no Teaching Games for Understanding, Escola da Bola, contexto motivacional para a maestria e Sport Education Model, que são uma crítica muito pertinente à questão do reforço aos aspectos puramente técnicos. Esta vertente crítica é muito bem fundamentada e é fortemente sustentada tanto pela literatura como por aqueles que estão diretamente na prática. Além disso, contribuem de forma importante para com o esporte de forma geral. No entanto, em nenhuma destas abordagens se encontra uma linha de informação que entendemos ser bastante relevante, proposta por Marques (2004), na qual a competição é um elemento central e fundamental na educação e formação da criança.

A partir disto, foram estabelecidas três categorias para fazer com que a competição se tornasse o elemento central no ensino dos esportes:

a. A competição deve ser adequada às condições e interesses das crianças;

b. A competição deve ser estruturante na formação da criança, utilizando-se do potencial educativo das vitórias e das derrotas;

c. O número de competições deve ser adequado (grande número de competições).

Para não apenas descrever o modelo sugerido por Marques (2004), propomo-nos a relacionar com as abordagens já descritas anteriormente.

A adequação do esporte conforme a criança já é um aspecto bastante aceito e difundido no nosso meio, tanto que as competições das categorias até 10 anos acompanharam esta tendência, quebrando um modelo vigente há praticamente um século. Portanto, os jogos, agora, são adaptados. No entanto, é importante destacar que o perder ou o ganhar o jogo não pode ser tratado de maneira indiferente. A criança precisa jogar para ganhar. Inicialmente, acredita-se que a criança consiga desempenhar seu melhor apenas quando a mesma busca a vitória. Somente assim o potencial educativo da competição será contemplado. Tanto para quem vence quanto para quem perde. Contudo, o professor tem a tendência de tornar esta questão indiferente, talvez por não saber como tratar da melhor forma a questão da derrota.

A derrota é tão importante quanto a vitória. Marques (2004) afirma que na derrota é possível, inclusive, se aprender mais do que com as vitórias (os estresse da derrota é um mal necessário para todos. No entanto, o problema é o estresse excessivo (os estímulos estressantes não são as razões para o estresse excessivo). Aqueles que condenam a competição, por ser traumática quando há derrota, não pensam em uma competição em igualdade de condição, ou entre pares. Em uma competição neste contexto, qualquer um pode vencer e experienciar as sensações da vitória e da derrota.

Em um ambiente no qual a competição é adequada às condições das crianças; no qual a competição é jogada entre pares e qualquer um possui condições de vencer; e onde todos estão motivados para isso, temos as condições ideais para que a competição coloque seu arsenal pedagógico a serviço do tênis. No entanto, cabe aos professores aproveitarem os aspectos inerentes às derrotas para transformar aquele momento em algo a mais para a próxima competição.

Considerações finais

A partir da revisão dos principais métodos de ensino atuais, pode-se afirmar que é possível ensinar valores e educar através do esporte num contexto social e agregador, como no Sport Education Model. A criança se vê em busca do seu melhor, sendo recompensada ao superar seus próprios limites no contexto motivacional para a maestria. O jovem se forma no seu desenvolvimento cognitivo por meio dos jogos do Teaching Games for Understanding e complementa o desenvolvimento coordenativo e técnico pela Escola da Bola. Mas a competição enquanto uma categoria central não é tratada nas abordagens convencionais.

A competição pode, se adequadamente conduzida, contemplar todos os principais objetivos das abordagens anteriormente descritas. Quando a criança joga para vencer, tentando desempenhar o seu melhor, tem um *upgrade* na sua performance, e consequentemente está em busca da maestria. Reafirmando o principal argumento contra os métodos tradicionais: é jogando que se aprende. Na competição a criança assimila os aspectos táticos e, como consequência, os aspectos técnicos, assim como nas abordagens baseadas no jogo. E, com relação aos aspectos educativos, pode-se dizer que na competição são postos à prova todos os valores do esporte; de respeito, honestidade e confiança, assim como adicionados os ensinamentos oportunizados pelas experiências de vitórias e derrotas.

Referências bibliográficas

GRAÇA, A. & MESQUITA, I. A investigação sobre os modelos de ensino dos jogos desportivos. *Revista Portuguesa de Ciências do Desporto*, v.7, n.3, pp. 401-421, 2007.

GRECO, P. J.; SILVA, S. A.; ABURACHID, L. C. "Iniciação esportiva universal: uma escola da bola aplicada ao tênis". In: BALBINOTTI, C. A. A. *O ensino do tênis:* novas perspectivas de aprendizagem. Porto Alegre: Artmed, 2009.

INTERNATIONAL TENNIS FEDERATION (2012). *About Tennis Play + Stay*. Disponível em: <http://www.tennisplayandstay.com>. Acesso em: 20 jan. 2014.

KRÖGER, C. & ROTH, K. *Escola da bola:* um ABC para iniciantes nos jogos esportivos. São Paulo: Phorte, 2006.

MARQUES, A. T. Fazer da Competição dos mais jovens um modelo de formação e educação. In: GAYA, A.; MARQUES, A.; TANI, G. *Desporto para crianças e jovens*: razões e finalidades. Porto Alegre: UFRGS, 2004.

THORPE, R.; BUNKER, D.; ALMOND, L. *Rethinking Games Teaching*. Loughborough: University of Technology, 1986.

VALENTINI, N. C.; PIFFERO, C. M.; BERLEZE, A.; SPESSATO, B. C. Considerações sobre o desenvolvimento e a aprendizagem motora em crianças. In: BALBINOTTI, C. A. A. *O ensino do tênis*: novas perspectivas de aprendizagem. Porto Alegre: Artmed, 2009.

O desenvolvimento das técnicas avançadas do tenista infantojuvenil de 11 a 14 anos:
as competições válidas pelo ranking nacional estão cumprindo seu papel?

- Prof. Dr. Carlos Adelar Abaide Balbinotti
- Prof. Me. Roberto Tierling Klering

Introdução

O desenvolvimento das habilidades técnicas é um dos principais focos da preparação esportiva infantojuvenil. Sendo assim, a formação técnico-esportiva de crianças e adolescentes deve ser orientada a ser desenvolvida de forma diversificada, proporcionando o amplo repertório das habilidades esportivo-motoras e a adequação da competição infantojuvenil a esse propósito. A competição esportiva infantojuvenil é considerada um importante instrumento no processo de formação de crianças e adolescentes. Para Marques (2004), "a competição – o jogo – é o elemento mais estruturante de toda a formação esportiva da criança e um aspecto determinante da sua educação na sua preparação para a vida". Por meio da competição, além do estímulo aos valores necessários ao convívio em sociedade, podem ser promovidos benefícios físicos e mentais em um ambiente agradável e prazeroso ao jovem esportista. No entanto, Marques (2004) defende que a competição, para ser de fato estruturante na educação e formação infantojuvenil, deve considerar as suas capacidades, necessidades e expectativas.

Nessa lógica, para uma proposta mais adequada, a competição esportiva deve ser centrada no próprio público infantojuvenil. Toda a estrutura e organização dos jogos devem ser concebidas com base nisso. Assim, considerando as suas capacidades, interesses e necessidades, a competição poderá cumprir o seu papel no desenvolvimento daqueles que a praticam. Dessa maneira, assim como o treinamento possui fases de preparação adequadas para cada etapa do desenvolvimento esportivo, a competição também deve estar de acordo com essas etapas, promovendo modelos competitivos que corroborem para essa preparação. Esses modelos devem estar em consonância com o desenvolvimento biológico e psicossocial de crianças e adolescentes, promovendo os desafios inerentes a cada etapa de seu desenvolvimento. Com um modelo de competição centrado no jovem esportista, a atividade competitiva torna-se, de fato, um aspecto estruturante na sua formação.

A competição infantojuvenil: evidências de uma não complementação e continuidade das atividades de treino

Em se tratando do tênis infantojuvenil, competições com formatos ajustados aos objetivos de treino tornam-se um grande trunfo em sua preparação a longo prazo. Jogos que se adéquam ao desenvolvimento de suas habilidades e capacidades auxiliam no melhor andamento das atividades de treino. Esses jogos são vistos como uma maneira de motivar os jovens tenistas, e, ao mesmo tempo, exercitar técnicas e situações confrontadas em uma partida. Dessa maneira, torna-se possível fazer com que os jovens empenhem-se com mais afinco nas atividades propostas durante cada fase de seu desenvolvimento.

Nesse caminho, o treinador poderá criar um grande número de jogos, elaborados de acordo com os objetivos em longo prazo já estabelecidos. Além disso, os jovens tenistas, com o auxílio do treinador, podem e devem fazer parte na elaboração desses jogos. Fazendo parte da construção de jogos adequados aos objetivos de formação, além de deixá-los mais voltados aos seus interesses, os jovens aumentam a sensação de pertencimento ao esporte, criando um vínculo estreito com a prática e respeitando ainda mais o treinador, os colegas e as regras estabelecidas.

No entanto, para tenistas infantojuvenis de 11 a 14 anos, essas diversas manipulações de situações competitivas, a fim de melhor atender as demandas de sua preparação esportiva, são somente possíveis durante as atividades de treinamento. Em se tratando de competições oficiais, há um padrão a ser seguido. Embora se tenha criado um modelo de competição adequado para crianças com 10 anos ou menos – o Tennis 10s –, buscando suprir as demandas desse público, não se tem conhecimento de competições de mesmo cunho (guardadas as devidas proporções) para crianças e adolescentes de 11 a 14 anos, que também estão em processo de formação.

Sabe-se, é claro, que há algumas adequações relacionadas à carga competitiva e à estrutura das competições. Mas são outros aspectos que chamam a atenção. As competições oficiais são realizadas com o mesmo tipo de bola, tamanho de quadra e altura de rede do esporte adulto. Além disso, o sistema de pontuação utilizado nos jogos é muito similar ao utilizado no modelo profissional, fazendo com que o próprio regulamento também não se distinga muito daquele utilizado nas competições para adultos. Nesse caminho, mesmo com as adequações já existentes, o formato das competições oficiais (dimensões de quadra, tipo de bola e pontuação) pode ter influência relevante no processo de formação desses jovens tenistas, não atendendo às suas necessidades e possibilidades.

Estudos que investigam o treinamento de tenistas infantojuvenis (Balbinotti et al., 2005; Klering, 2013) apontam para uma tendência à especialização precoce das habilidades técnicas. Os estudos mencionados investigaram a frequência de treinamento das técnicas avançadas do tênis. As técnicas avançadas constituem-se de combinações de golpes efetuados em sequência, e que podem ter origem a partir de três situações básicas que se fazem presentes em uma partida: saque, devolução de saque e troca de bolas de fundo de quadra (Balbinotti & Motta, 2009). Por meio de cada uma dessas iniciativas de jogadas, é possível a execução de golpes que busquem a rápida definição do ponto ou de golpes que busquem a sua preparação.

De acordo com Balbinotti et al. (2005) e Klering (2013), a especialização das habilidades técnicas está ligada à predileção de determinadas jogadas em detrimento de outras, menos eficazes no contexto competitivo infantojuvenil. Assim, por não apresentarem êxito nas jogadas que visam a rápida finalização dos pontos em disputa, as atividades de treino acabam enfatizando técnicas e situações que são mais eficazes durante as competições oficiais. Essa dificuldade em lograr êxito nessas jogadas está associada ao fato de esses tenistas não apresentarem estatura e produção de força correspondentes às exigências do modelo competitivo em que estão colocados, recorrendo a um estilo de jogo mais defensivo para que consigam competir de maneira mais eficiente.

Para Balbinotti et al. (2005), devido à menor velocidade de jogo encontrada no escalão infantojuvenil, o jovem tenista que apresenta um estilo de jogo mais defensivo tem maiores chances de êxito em competições das categorias iniciais, contudo, ao chegarem às categorias superiores, os tenistas que apresentam características mais ofensivas tendem a apresentar melhores resultados. Com isso, não é incomum observarmos durante as competições de tenistas com idade entre 11 e 14 anos a disputa recorrente de pontos por meio de longas trocas de bola de fundo de quadra, com grande margem de segurança sobre a rede e linhas laterais da quadra, e poucas jogadas finalizadas por meio de um bom saque (*ace*) ou junto à rede.

Nesse caminho, Klering (2013) observou que as jogadas que são pouco exigidas durante as competições são, também, praticadas com menor frequência durante os treinamentos. Assim, ainda que os treinadores procurem desenvolver as técnicas pouco contempladas pelas competições durante as sessões de treino, essas acabam sendo desenvolvidas apenas de uma maneira introdutória a intermediária. Reforçando, muitas vezes, um estilo de jogo pautado na regularidade e consistência de execução de golpes de fundo de quadra. Além disso, esse quadro pode causar um receio no jovem tenista em realizar determinadas jogadas, hesitando, por exemplo, em subir à rede para definir o ponto em disputa, ou em assumir um risco maior ao realizar um golpe vencedor. Algo que não é raro de se observar durante as competições infantojuvenis.

Neste contexto, o que parece ocorrer é uma retroalimentação da seguinte relação: não treino, porque não uso; não uso, porque não treino. Dessa forma, há indícios de que esteja ocorrendo um antagonismo entre as necessidades e possibilidades dos jovens tenistas e as demandas competitivas. As competições oficiais para tenistas infantojuvenis parecem caminhar no sentido contrário à preparação técnica de longo prazo dos jovens tenistas, não complementando nem dando continuidade às atividades que deveriam ser desenvolvidas nos treinos e, por conseguinte, não os capacitando de maneira adequada para o futuro.

A competição infantojuvenil: o uso de um modelo competitivo para a formação de tenistas completos

De acordo com Cortela et al. (2012), já ao final de sua carreira como juvenil, os tenistas com melhor ranking no circuito de juniores devem começar a focar sua preparação e a disputar torneios profissionais. Dessa maneira, caso as técnicas não tenham sido amplamente treinadas e desenvolvidas, o tenista pode não conseguir desempenhá-las em tempo para fazer essa transição. Para Balbinotti et al. (2005), mesmo os golpes que exigem maior potência e precisão, devem ser treinados pelos jovens tenistas até que se atinja o grau de maturidade necessário. Do contrário, pode ocorrer um aumento do risco de insucesso nas competições futuras. Assim, percebe-se a importância de desenvolver amplamente as habilidades técnicas que envolvem o jogo de tênis, por meio de treino e competições, preparando o jovem tenista para as exigências do esporte nas fases seguintes.

Nesse caminho, é necessário que o modelo de competição institucionalizado pelos órgãos responsáveis permita e incentive o desenvolvimento pleno das habilidades técnicas do tênis. Estando em um importante momento de sua formação esportiva, o jovem tenista necessita ser formado como um jogador completo. Somente após esse período, tendo desenvolvido todos os requisitos necessários ao desempenho mínimo dos principais estilos de jogo, será possível o jovem tenista especializar-se de maneira mais assertiva e sem grandes debilidades técnicas futuras. Com isso, assim como se fez no modelo competitivo para crianças com 10 anos ou menos, sugere-se repensar o atual modelo de competição para tenistas infantojuvenis de 11 a 14 anos.

Assim, a principal característica e pressuposto para esse novo modelo competitivo é a equidade de condições de vitória entre o confronto de diferentes estilos. O tenista que realiza o jogo de saque e voleio deve ter a mesma condição de vencer a partida que um tenista que realiza um estilo de jogo defensivo de fundo de quadra, por exemplo. Criando essa equidade de oportunidade de êxito entre diferentes estilos de jogo, torna-se mais factível a formação de um jogador completo, que, de acordo com Crespo e Miley (1999), é o melhor estilo de jogo que se deve buscar desenvolver em um jogador.

O jogador completo, além de desenvolver-se de forma mais harmônica, tem um maior repertório de recursos técnicos a sua disposição. Isso lhe daria uma maior vantagem no modelo de competição infantojuvenil. Não obstante, também lhe permitiria escolher de forma mais assertiva o estilo de jogo que melhor se encaixa com o seu perfil no futuro. Dessa forma, ainda que o modelo adulto de competição seja pautado no jogo agressivo de fundo de quadra, isso o prepararia melhor para a prática esportiva adulta, pois não são tão raras as vezes que pontos decisivos são definidos com jogadas que saem do padrão habitual (saque e voleio, *chip and charge* etc.). Assim, essas jogadas precisam estar tão consolidadas quanto àquelas que são mais corriqueiras porque são postas a prova justamente em momentos decisivos.

Cabe ressaltar que este texto não pretende propor um modelo de competição infantojuvenil, mas, sim, salientar a necessidade de repensar o modelo atual. No entanto, buscando nortear um modelo competitivo que possa tentar suprir essa demanda, algumas sugestões de alteração podem ser feitas a fim de que novos estudos possam melhor investigar a competição infantojuvenil:

- Utilização de bolas *soft* nas categorias "até 12 anos" e "até 14 anos";
- Diminuição da altura da rede;
- Redução do espaço da quadra (linhas laterais e de fundo de quadra);
- Aumento da área de saque;
- Alteração no formato de pontuação (atribuir maior valor às jogadas menos praticadas);

- Combinações de algumas das sugestões anteriores;
- Diferentes combinações conforme as categorias "até 12 anos" e "até 14 anos".

Enfim, para que se proponha um novo modelo competitivo infantojuvenil, com melhor solução a essa problemática, são necessárias pesquisas mais aprofundadas sobre esses aspectos. Somente com estudos cuidadosos, com critérios bem estabelecidos, será possível chegar a um modelo competitivo do tênis infantojuvenil mais adequado à formação de jogadores completos.

Considerações finais

Por fim, observa-se que o modelo de competições formais para tenistas infantojuvenis estabelecido atualmente tende a influenciar o treinamento desses jovens, fazendo-os perder tecnicamente em variabilidade e diversidade, características que quando abundantes são extremamente importantes ao bom rendimento futuro do tenista. Dessa maneira, embora as competições tenham o dever de ajustarem-se às necessidades e possibilidades dos jovens tenistas, reforçando as atividades de treino, nesse caso, parecem influenciar de maneira não tão positiva. Assim, os treinadores têm um árduo trabalho em conciliar as atividades que vão ao encontro das necessidades e possibilidades apresentadas pelos jovens tenistas e aquelas que surtem efeito durante as competições do calendário oficial das federações e confederação. Nessa lógica, o treinador fica dividido entre desenvolver as habilidades e capacidades necessárias à interpretação das práticas evoluídas no futuro, ou desenvolver aquelas que irão proporcionar mais facilmente a vitória em curto prazo. Além disso, vale ressaltar que essa situação não se refere somente ao treinador, o jovem tenista é suficientemente capaz de perceber quais jogadas lhe proporcionam os melhores resultados, pressionando e indagando o treinador da real necessidade de treinar aquelas habilidades que são minimamente utilizadas em competições. Portanto, considerando a extrema importância da competição no processo de formação e educação de crianças e adolescentes, assim como se fez no Tennis 10s, sugere-se repensar o modelo competitivo infantojuvenil de tenistas de 11 a 14 anos, colocando os seus interesses em primeiro plano.

Referências bibliográficas

BALBINOTTI, M. A. A.; BALBINOTTI, C. A. A.; MARQUES, A. T.; GAYA, A. C. A. Estudo descritivo do inventário do treino técnico-desporivo do tenista: resultados parciais segundo o "ranking". *Revista Portuguesa de Ciências do Desporto*, v.5, n.1, pp. 49-58, 2005.

BALBINOTTI, C. & MOTTA. M. A bola em jogo no tênis: o domínio das técnicas avançadas. In: BALBINOTTI, C. *O ensino do tênis*: novas perspectivas de aprendizagem. Porto Alegre: Artmed, 2009.

CORTELA, C. C.; COELHO E SILVA, M. J.; FUENTES, J. P.; CORTELA, D. N. R.; BRANDÃO, M. N. Resultados esportivos no escalão júnior e desempenhos obtidos na etapa de rendimentos máximos. Uma análise sobre a carreira dos tenistas top 100. *Revista Mackenzie de Educação Física e Esporte*, v.11, n.1, pp. 125-33, 2012.

CRESPO, M. & MILEY, D. *Manual para entrenadores avanzados*. Londres: ITF, 1999.

KLERING, R. T. A técnica funcional do tenista: um estudo sobre os conteúdos do treino de tenistas infanto-juvenis de 11 a 14 anos. [Dissertação de Mestrado – Programa de Pós-Graduação em Ciências do Movimento Humano]. Porto Alegre (RS): Universidade Federal do Rio Grande do Sul; 2013.

MARQUES, A. T. Fazer da competição dos mais jovens um modelo de educação e formação. In: GAYA, A.; MARQUES, A.T.; TANI, G. *Desporto para crianças e jovens:* razões e finalidades. Porto Alegre: UFRGS, 2004.

Ler e escrever o jogo:
método de ensino baseado em jogos *x* método analítico na formação de jogadores de tênis

Prof. Dr. Jorge Knijnik

Introdução

Cenário: uma escola conservadora. Época: anos 1970. Local: São Paulo, Brasil. Classe: primeira serie primária. Apesar de tantos anos, eu ainda me lembro das minhas "aulas de religião" naquele ano. Deveríamos ter um pastor somente para essas aulas; 45 minutos diários no início do período letivo, antes da professora de classe entrar na sala. Mas o pastor ficou seriamente doente e chamaram uma professora substituta. Que sorte! Devo meu acentuado gosto pela leitura à querida e inesquecível dona Marizete.

Durante as aulas "normais", aprendíamos (ou tentávamos aprender) a ler com uma professora nos fazendo recitar as vogais que estavam escritas na lousa: A,E, I... e assim por diante. Depois as consoantes. Imaginem a garotada, cheia de energia e fantasia, pronunciando sucessivas vezes.

Já com a dona Marizete era diferente: ela entrava na sala, abria um livro do Monteiro Lobato e começava a ler... E a gente ia sonhando com as historias, as palavras, o sítio, as aventuras do Pedrinho... depois, ela chamava alguém para ler um pedacinho da historia, corrigia, contava mais um pouco até que todos tivessem lido alguma coisa. De repente, não estávamos apenas lendo: estávamos imaginando e contando nossas próprias histórias, um passo para sermos leitores e escritores da nossa própria vida!

A professora da classe empregava um método analítico. Ela queria que soubéssemos o alfabeto todo e que apenas posteriormente, juntássemos as letras nas sílabas, estas nas palavras, e as palavras nos textos. Já a dona Marizete fazia algo totalmente diferente. Ela tinha uma abordagem global do ensino da leitura. Entendia que as letras, as sílabas e as palavras só possuíam significado no interior de um contexto – nas histórias que elas contam. Desta forma, ela transformava este aprendizado em algo cheio de sentido para seus alunos e alunas, estimulando não somente o nosso gosto pela leitura, mas também a nossa imaginação – favorecendo nossos saltos futuros no mundo das letras, palavras e textos.

É assim que imagino a formação do jogador de tênis. Um processo criativo, no qual a repetição e o tédio não tenham vez (Hotl et al., 2007). Sem medo de ser feliz, eu afirmo que a grande missão de um instrutor esportivo, ou de um professor de educação física, ao iniciar a formação corporal de uma criança que poderá se tornar um atleta de tênis, é o desenvolvimento do gosto e da paixão pela atividade esportiva (Light, 2013). Isso não ocorrerá se as aulas e os treinos focarem em exercícios repetitivos e monótonos. Ao contrário, a abordagem deve ser global e focada em pequenos jogos que, ao mesmo tempo em que desenvolvem os aspectos motores, cognitivos e sociais daquela criança, agucem o seu gosto pelo tênis (Knijnik, 2004). Fantasia e imaginação são a base para que futuros atletas se tornem proficientes em prever as ações adversárias e que, consequentemente, antecipem as suas próprias jogadas (Mandigo et al., 2007).

Os pequenos jogos aqui mencionados não devem ser entendidos como quaisquer jogos. Não estou propondo o "jogar pelo jogar" – que deve ter seu espaço no cotidiano infantil, claro, porém vinculado ao tempo livre da criança, não ao momento em que ela está sob intervenção adulta. Em um quadro pedagógico, utiliza-se o método de ensino baseado em jogos (muitas vezes chamado de método global) para a implementação da proposta de "jogar para aprender" (Knijnik, 2009), em oposição ao "aprender para jogar" – sendo este último a base que sustenta o método analítico.

O "aprender para jogar", no contexto do método analítico, propõe que se quebrem as partes do jogo e que se ensine uma parte de cada vez; somente quando a criança tenha aprendido todas essas partes, em separado, ela estaria pronta para a improvável missão de compreender por si mesma e jogar.

No método de ensino *baseado em jogos* aqui delineado, o *jogar para aprender* tem um propósito claro: *jogar para aprender como jogar* (Knijnik, 2009). A partir de pequenos jogos adaptados, a criança aprende as bases do jogo, compreende os princípios deste sem se distanciar da realidade jogada nas quadras de tênis e simultaneamente se diverte e vai gostando mais da modalidade a cada dia que passa. Não se preconiza a ausência do ensino das habilidades de cada jogo; o que se propõe é que as habilidades estejam integradas a ele, para que a criança em formação, ao mesmo tempo em que se engaja no jogo de tênis e brinca, amplie não apenas o seu "repertório motor", mas sim o seu repertório de jogo. Ou seja, o método de ensino *baseado em jogos* preconiza que existe muito mais "em jogo" dentro de uma partida do que as habilidades motoras: a compreensão do jogo, os relacionamentos com adversários e colegas, o que fazer a cada fase do jogo de tênis, tudo deve ser pensado e praticado durante as sessões de treinamento. Sempre em um clima sem pressão, de aprendizado lúdico e global.

Princípios pedagógicos do método de ensino baseado em jogos (MEBJ)

O primeiro **método de ensino baseado em jogos** (MEBJ) estruturado com bases científico-pedagógicas surgiu na Inglaterra em 1982. O método, conhecido como **Teaching Games for Understanding** (TGFU – "Ensinando Jogos para o Desenvolvimento da Compreensão"), elaborado por Bunker e Thorpe (1982), tem como principal característica a busca pela dimensão intelectual dos jogos. Ao colocarem no centro de sua pedagogia o aspecto cognitivo dos jogos, os criadores deste método estavam preocupados em valorizarem a educação física escolar, demonstrando que esta ia muito além de "meros" exercícios corporais repetitivos, mas sim contribuía para o desenvolvimento integral dos estudantes.

Outros MEBJs embasaram-se no TGFU para enfatizarem os mecanismos cognitivos da atividade jogada. Um exemplo destes é a metodologia australiana denominada *Game Sense* ("Dando sentido ao jogo" – GS Light, 2013), a qual ampliou e diversificou o uso do TGFU, levando-o para a prática profissional dos treinadores esportivos. GS não descarta as habilidades motoras como parte importante do treinamento; no entanto, realça que tais são a parte final de todo um processo anterior que ocorre no interior da mente do jogador, ou seja, *percepção e tomada de decisão* que acontecem anteriormente a efetivação da ação esportiva. GS critica as metodologias analíticas, pois estas, ao treinarem apenas a parte final do processo esportivo, as habilidades motoras, ignoram que um jogador precisa antes *entender e perceber o que ocorre no jogo*; a partir desta percepção e entendimento, precisa *tomar uma decisão*; e só então executará uma ação ou habilidade. GS levou essas considerações e o MEBJ para o campo do treinamento esportivo.

Estes são dois importantes exemplos de MEBJs – mas poderia citar outros, os quais apresentam algumas diferenças entre si. Entretanto, todos MEBJs possuem *cinco* aspectos semelhantes, que fundamentam as suas bases pedagógicas. São eles:

- Jogos modificados: os MEBJs fundamentam todas as suas sessões em pequenos jogos baseados na modalidade em questão. Os jogos são ajustados e adaptados às condições reais do aprendiz, entretanto, os elementos básicos do jogo estão sempre presentes – animação, alvos, competição, oposição, desafio. O papel do professor/instrutor em criar, manipular e adaptar os jogos de acordo com o nível de aprendizado e interesse de seus alunos é extremamente ativo dentro destas metodologias;

- MEBJs enfatizam o questionamento: professores que empregam MEBJ têm que estar preparados para, a todo o momento, colocarem questões aos seus alunos; no lugar da instrução direta do "como fazer", existente no método analítico, durante os MEBJs espera-se que os participantes encontrem as suas próprias respostas, a partir tanto das situações do jogo de tênis criadas pelas atividades, como pelas perguntas e intervenções dos professores. O estímulo ao pensamento crítico em relação ao que ocorre no jogo de tênis, e a busca por novas soluções e respostas aos problemas apresentados em quadra são parte integrante destes métodos, os quais não podem ser esquecidos sob pena dos MEBJs se transformarem em uma variação "moderna" dos métodos analíticos, com uma mera repetição de dezenas de jogos. MEBJs *exigem* a constante intervenção critica de professores e participantes;

- Promoção do pensamento crítico: ao entenderem que a execução de uma habilidade é importante, porém apenas uma parte de um desempenho de alto nível, que se inicia com a percepção do contexto jogado, os MEBJs empregam o *diálogo* como ferramenta pedagógica central. MEBJs são abordagens *construtivistas* de ensino-aprendizagem no campo esportivo que preconizam a geração coletiva do conhecimento e a constante troca de ideias para o aperfeiçoamento da prática jogada. Desta forma, alunos e praticantes são ativamente encorajados a serem criativos e procurarem novas soluções e respostas para as questões que surgirem nos seus jogos de tênis. O diálogo aberto e democrático entre professores e alunos, instrutores e praticantes, é uma das chaves para o sucesso dos MEBJs;

- Ambiente encorajador: as aulas e sessões que se utilizam das práticas pedagógicas alinhadas com os princípios dos MEBJs têm na sua atmosfera positiva e encorajadora um dos seus diferenciais em relação ao método analítico: em vez de colocarem a ênfase nos erros de desempenho de seus praticantes, com suas tradicionais críticas nas falhas dos atletas, instrutores de MEBJ constroem um ambiente pedagógico no qual os participantes se sentem à vontade para arriscarem e construírem suas próprias soluções – mesmo que isso implique em potenciais erros durante o processo. Aliás, erros são encarados pelos MEBJs como parte integrante e fundamental dos treinamentos; ao cometer um "erro", o jogador é desafiado a refletir sobre este, e procurar novas e criativas respostas para os problemas do jogo. Confiança, estímulo e apoio aos praticantes são partes integrais dos MEBJs;

• Novo papel de professores e instrutores: o método analítico considera o professor ou instrutor esportivo como o centro do processo. Como detentores do "saber", nesse método os instrutores têm o papel de criticar e corrigir seus alunos, demonstrando o jeito único e correto pelo qual uma habilidade deve ser praticada. Nos MEBJs, entretanto, a função do professor modifica-se completamente. Pelo fato dos MEBJs serem métodos construtivistas, os seus professores adotam uma postura dialógica de *facilitadores do processo* de aprendizagem de tênis enquanto construção coletiva. Eles possuem uma relação mais próxima de seus alunos e alunas, motivando-os e ajudando-os a criticamente resolverem seus problemas, tanto individualmente como em grupo. Não mais detentores únicos do saber, os professores que empregam MEBJ como sua metodologia principal de trabalho assumem o papel de apoiadores e encorajadores para que seus alunos desenvolvam sua criatividade e capacidade de jogarem tênis plenamente.

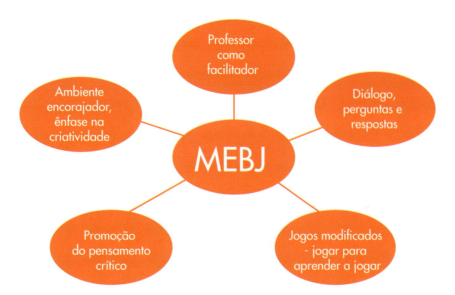

Figura 1. Bases pedagógicas dos MEBJs.

Lendo e escrevendo o jogo: um novo capítulo na formação esportiva

Por muito tempo, se entendeu que os MEBJs seriam métodos ideais para o ensino da leitura do jogo no tênis. Com sua ênfase em jogos adaptados, os MEBJs estariam auxiliando professores a promoverem uma melhor compreensão do que ocorria dentro das quadras.

Entretanto, devemos considerar a centralidade que os jogos adquiriram ao longo da história das sociedades humanas. Jogos são uma parte essencial de todas as culturas humanas (Huizinga, 1980). Quando jogamos, criamos uma nova ordem. Como propõe Huizinga (1980), ao jogarmos, saímos de nossa realidade cotidiana para criarmos uma nova realidade: segundo o autor, ao "saírem" de sua vida diária e participarem de jogos, jogadores embrenham-se na construção de um "novo destino" na sua "nova vida jogada".

Considerando a importância do jogo na nossa vida, percebe-se que os MEBJs possuem uma proposta pedagógica que vai além do ensino da "leitura do jogo": ao colocarem o aluno como centro do processo de ensino-aprendizagem; ao perceberem que "erros" são de fato oportunidades criativas que fazem parte do processo de aprendizagem do jogo de tênis; ao transformarem radicalmente o papel do professor enquanto agente facilitador deste aprendizado; ao construírem um ambiente dialógico através de jogos modificados; os MEBJs na verdade criam condições para que os praticantes não apenas leiam, mas também *escrevam* os seus passos dentro do tênis. Na verdade, os MEBJs são uma prática pedagógico-filosófica que auxilia as pessoas a escreverem o seu próprio destino.

Referências bibliográficas

BUNKER, D. & THORPE, R. A model for the teaching of games in the secondary school. *Bulletin of Physical Education*, v.10, pp. 9-16, 1982.

HOLT, N. L. P.; TAMMINEN, K. A. P.; JONES, M. I. P. Promoting Positive Youth Development Through Teaching Games in Physical Education. *Physical & Health Education Journal*, v.73, n.3, pp. 8-13, 2007.

HUIZINGA, J. *Homo Ludens*. São Paulo: Perspectiva, 1980.

KNIJNIK, J. *Handebol*. São Paulo: Odysseus, 2009.

_____. Conceitos básicos para a elaboração de estratégias de ensino e aprendizagem na iniciação à prática do handebol. *Revista Ludens–Ciências do Desporto*, pp. 75-81, 2004.

LIGHT, R. *Game sense*: Innovation or just good coaching? *Journal of Physical Education New Zealand*, v.39, n.1, pp. 8-19, 2006.

_____. *Game Sense*: Pedagogy for Performance, Participation and Enjoyment. London & New York: Routledge, 2013.

MANDIGO, J.; Butler, J.; HOPPER, T. What is teaching games for understanding? A Canadian perspective. *Physical & Health Education Journal*, v.73, n.2, p.14-20, 2007.

PFIFFERO, C. M. & VALENTINI, N. C. Habilidades especializadas do tênis: um estudo de intervenção na iniciação esportiva com crianças escolares. *Revista Brasileira de Educação Física e Esporte*, v.24, n.2, pp. 149-163, 2010.

A formação de jogadores inteligentes no tênis
– ou "habituando-se" a ser esperto com e sem a raquete

🎾 Prof. Dr. Jorge Knijnik

Introdução

Inteligência é a palavra da moda em esporte. Todos querem ser e ver jogadores inteligentes. Como professores ou instrutores, o nosso mantra ultramoderno é criar "jogadores de tênis inteligentes". Na verdade, este mantra já data de alguns anos. Greco (1988) escrevia sobre a necessidade e a possibilidade de se criarem jogadores "inteligentes" em modalidades coletivas, aqueles que entendessem da tática e soubessem "ler o jogo". Entretanto, o que exatamente significa "ser inteligente"? Mais especificamente, o que significa ser um jogador de tênis inteligente? Uma resposta imediata e bem convincente seria: inteligente é o (ou a) tenista que tem leitura do jogo, que sabe antecipar os movimentos dos adversários, que consegue se colocar bem em quadra na hora certa; se acrescentarmos a essa resposta palavras como "tática" e "estratégia", teríamos uma boa definição daquilo que se espera de um tenista inteligente.

Certamente, esta resposta, por mais genérica que seja toca na questão de fundo: tenistas inteligentes demonstram que sabem ler o jogo e antecipar os movimentos (próprios e dos adversários); se colocam bem em quadra e entendem de tática e estratégia. Pergunto: e se estes tenistas fizerem tudo isso, mas explodirem de frustração e raiva, perdendo o controle emocional nas primeiras dificuldades de uma partida difícil? Ou se, contrariando a ética própria do jogo, mentirem em uma situação de bola fora ou dentro? Tais tenistas seriam ainda considerados "inteligentes"? E se eles se recusassem a ajudar um tenista iniciante passando por algum tipo de dificuldade em sua vida particular?

Coloco estes pequenos exemplos, tanto do descontrole emocional quanto da falta de ética tenística ou mesmo da ausência de solidariedade social, para enfatizar que devemos abordar a questão da inteligência de forma múltipla (GARDNER, 2005). Seres humanos empregam suas múltiplas inteligências (seja cognitiva, motora, estética, emocional) para diversos fins, mas sempre com o intuito de buscar a melhor saída para as questões da sua vida, sejam essas de ordem prática, cotidiana, ou de natureza mais filosófica e existencial. Portanto, neste capítulo entendo inteligência como adaptação ao meio ou ao contexto social (PIAGET, 1980): inteligente é aquele (a) tenista que melhor se ajusta às circunstâncias esportivas e sociais que envolvem o seu jogo – e a sua prática – do tênis.

Para explicar como podemos ajudar a formar tenistas inteligentes, adoto de um lado as ideias de Smith (2014) sobre a indissociável complementaridade entre as habilidades motoras básicas e as habilidades de jogo propriamente dito; adiciono a estas a discussão feita por Noble e Watkins (2003) sobre como, no processo de treinamento esportivo, nos "habituamos" a realizarmos as adaptações necessárias para desenvolver o melhor desempenho possível, seja este motor ou mental. De fato, as ideias destes autores nos ajudam a perceber que na formação do tenista inteligente, na evolução do seu "habitus" tenístico, e na sua atuação dentro e fora da quadra, a complementaridade corpo~mente, ação~imaginação, motor~mental, indivíduo~sociedade, deve ser explorada ao extremo como o caminho a percorrer na formação de tenistas – e humanos – inteligentes.

Pares complementares

Assim como destacado na primeira parte deste livro, "o objetivo básico do jogo [de tênis] é golpear a bola por cima da rede, que divide a quadra ao meio, buscando atingir uma determinada área em que o oponente não consegue alcançá-la".

Ora, este objetivo do tênis *per si* nos mostra a indissociabilidade das tarefas motoras e cognitivas existentes no jogo. O que vem primeiro? O golpe na bola no momento certo (envolvendo uma coordenação óculo-manual bem ajustada), e com a precisão adequada para que a bolinha passe sobre a rede e chegue ao outro lado (o que demanda força, velocidade e coordenação motora grossa e fina)? Ou então a percepção de onde o adversário se encontra, para mandarmos a bolinha longe dele? Ou o ritmo do deslocamento para chegarmos até a bolinha antes que ela fique fora de nosso alcance, ou toque o solo duas vezes? Ou a compreensão da regra para não impulsionar a bola para longe do adversário, mas fora da quadra? Ou seria aquela vontade louca de fazer tudo isso certo e ganhar mais aquele ponto?

Provavelmente tudo isso ocorre junto na cabeça~corpo de um tenista já "habituado" com o jogo, ou seja, aquele que já desenvolveu suficientemente todas essas técnicas e conhecimentos estratégicos para aplicá-los de maneira "automática" – ou subconsciente – libertando sua atenção para outros detalhes tanto da sua própria performance quanto do ambiente. Entretanto, para o iniciante, este exemplo claramente demonstra que tanto o rebater a bola como a corrida para chegar até ela (as habilidades motoras básicas nesta jogada) como a compreensão de onde a bolinha deve ser rebatida são pares complementares: precisam ser praticados juntos para que o tenista adquira a inteligência necessária para executar o gesto com grandes chances de sucesso – ou seja, para que o tenista automatize tudo podendo assim se adaptar ao contexto do jogo. As habilidades motoras e a compreensão da jogada não se opõem (/), tampouco se somam (+) ou se sucedem (–): elas se complementam (~). Depreende-se daí que precisam ser praticadas conjuntamente, ou melhor, complementarmente.

Smith (2014) ilustra esta complementaridade através de um simples jogo de "pega-pega" infantil: os movimentos de corrida e de ataque do pegador, ou de zigue-zague, de mudanças de direção e de fuga dos demais brincantes podem ser divididos e observados isoladamente; podemos analisar como cada criança corre, e seus padrões de fuga ou aproximação, suas corridas laterais, frontais e como elas ocupam os espaços da brincadeira. Entretanto, o jogo apenas ganha sentido para as crianças, e para quem observa, em seu contexto global: pegadores e fugitivos, e suas ações, são pares complementares.

Formar um tenista inteligente, da mesma maneira, requer que se pratique de forma exaustiva, porém motivante e divertida, tanto a "batida" na bola, mas também a compreensão do quando, onde e por que bater na bola; a inteligência na formação requer que o tenista execute o gesto enquanto entende o jogo e aprende a respeitar tanto o adversário quanto a ética intrínseca ao tênis. Tenistas inteligentes são aqueles que compreendem não apenas o que ocorre no jogo, mas também sabem falar sobre o jogo: corpo~mente, ação~verbalização são pares complementares, portanto indissociáveis na formação do tenista inteligente. Devem caminhar juntos. A prática complementada pela reflexão sobre a mesma, nos momentos certos, são fatores promotores da inteligência tenística, pois a verbalização da ação traz esta para o nível da consciência, fazendo com que ela possa ser mais tarde interiorizada e automatizada pelo tenista mais experiente, rumo a sua *expertise*. Ou seja, um tenista inteligente habitua-se a ser "esperto" não apenas *no* jogo, mas também mostra a sua inteligência ao falar *do* jogo (Noble & Watkins, 2003).

Consciência no~do jogo de tênis

Para formarmos tenistas inteligentes, devemos ter uma profunda compreensão da complementaridade inextricável de todas as partes do jogo: das habilidades motoras necessárias à prática do tênis com a compreensão do jogo em si, tanto das suas estratégias como de suas regras; mas também de sua história, de sua ética, e das emoções envolvidas no ato de praticar, jogar tênis em nível recreativo ou mesmo de competir "pra valer". Muito importante também entender o papel que o tênis pode assumir dentro de uma sociedade com tamanhas disparidades sociais como o Brasil.

Desta forma, na formação deste tenista, a dimensão da consciência *no* jogo de tênis assume o mesmo tamanho da consciência que o atleta deve ter *do* jogo de tênis. Consciência do~no jogo é outro par cuja complementaridade deve ser indissociável na prática do tênis. Para "habituar-se", ou seja, para incorporar uma atuação inteligente, que faça parte do seu cotidiano tenístico com ou sem a raquete, o tenista inteligente precisa ser preparado para ambas as dimensões, em todos os níveis – motor, psicológico, cognitivo, ético e emocional.

Alguns exemplos desta formação demonstram como muitos professores e técnicos já realizam esta prática inteligente. Todo professor fornece feedback ao seu aluno ou atleta. Este feedback pode assumir diversas formas, desde a demonstração prática daquilo que o atleta deve fazer, mas não está conseguindo, até uma fala que aponte as falhas e propõe correções. Mas tenistas de quase todas as idades e níveis são também muito capazes de se autocorrigirem, e de propiciarem feedback a si mesmos. Atualmente, e sem nenhum trocadilho, há uma infinidade de aplicativos nos telefones inteligentes que favorecem este processo de feedback, além de serem elementos externos muito motivantes. Filmando colegas com o telefone que tem na palma da mão, ou assistindo a si próprios, os tenistas são capazes de se corrigirem e ao mesmo tempo fornecer feedback para colegas – se divertindo muito ao mesmo tempo. Eles aumentam a sua consciência *no* jogo desta forma, ações e jogadas que deram certo ou errado. Entretanto, técnicos e professores devem também estimular que os tenistas ampliem a sua consciência *do* jogo, discutindo não apenas a performance, mas também os motivos que levaram aquela performance ser ou não bem-sucedida; as escolhas estratégicas e táticas que o tenista fez durante determinado lance ou ao longo de uma partida. Devem conversar também sobre a ética do jogo, e as emoções que predominaram ao longo de uma partida, de uma derrota, de uma virada, ou de uma vitória fácil.

Falar *para o* corpo do tenista em ação (feedback dos movimentos), mas também *sobre* o corpo (feedback sobre as estratégias, emoções etc.) auxilia na formação do jogador inteligente, pois amplia a sua percepção sobre suas habilidades, motivações, pensamentos, percepções, sentimentos etc. (Noble & Watkins, 2003). Este movimento complementar entre fazer e falar sobre a prática envolve corpo e mente, movimento e discurso, racionalização e ação, de modo simultâneo e complementar, e favorece a formação de esquemas de inteligência no tenista (Noble & Watkins, 2003). A prática consciente assume cada vez mais um papel central na formação do tenista inteligente.

Conversando com, sobre ou sem a raquete

Este subtítulo é uma metáfora final para o treinamento e preparação de um tenista inteligente. "Conversar" com a raquete é claramente o que toda a criança deseja: brincar, participar, jogar é tudo o que um iniciante até cerca de 12 anos quer fazer. Introduzir momentos em que se amplia a consciência corporal deste tenista sem a raquete é fundamental para a sua formação como um tenista inteligente. Aprender a ouvir e entender o próprio corpo sem o implemento é uma ferramenta fundamental para que o atleta amplie seus atributos de autorreflexão, podendo

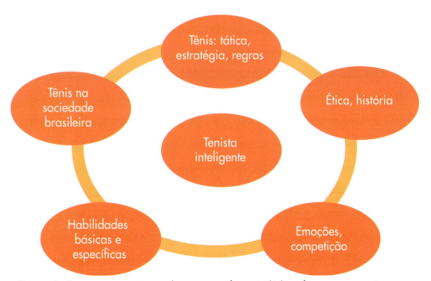

Figura 1. Formar um tenista inteligente significa ajudá-lo a fazer as conexões entre todas as partes complementares do tênis.

assim fazer as correções necessárias no seu desempenho em momentos competitivos no futuro.

Assim, conversar e treinar com~sem a raquete complementa a formação do tenista, ampliando o seu potencial imaginativo sobre si mesmo, seu corpo na quadra, e também o corpo e os movimentos do adversário. Como demonstraram Shim et al. (2005), tenistas inteligentes são capazes de antever os movimentos e a direção da bola a partir de simples inclinações corporais ou mesmo de pequenos gestos dos adversários. Daí que o treino "sem" raquete possui uma função preponderante desde a iniciação no tênis.

Mas falar *sobre* a raquete também se mostra primordial na formação do tenista inteligente. Claro, a raquete representa a discussão mais ampla sobre o tênis na vida da pessoa, dentro do seu grupo comunitário/etário e social; na preparação do tenista inteligente, deve-se discutir questões sobre como encarar um processo competitivo; em relação as perspectivas que se tem quando o tênis deixa de ser uma brincadeira e passa a se tornar gosto – e ter sucesso – nas competições. O desgaste dos treinamentos precisa ser muito discutido, pois todos sabem que se motivar para jogar é fácil, mas treinar até que o corpo~mente se habituem com aquilo que necessitam para que o tenista possa estar totalmente focado na quadra é outra história. Discutir sobre ética e honestidade no jogo, e mesmo como o tênis pode ser uma ferramenta de avanço e desenvolvimento social em um país desigual como o Brasil, também é central na formação e evolução do tenista inteligente.

No processo de formação de sua inteligência tenística, enfim, o tenista aprende a manejar seu corpo em relação à raquete, à bolinha, ao adversário e dentro do limite espacial permitido; aprende a escutar e enxergar o seu corpo em relação a si próprio e a todos estes elementos externos, de modo a se corrigir e se aprimorar constantemente; compreende as regras do jogo, descobre como colocá-las em prática e a respeitá-las, pois entende que elas fazem parte da evolução histórica da modalidade. O tenista inteligente também se desenvolveu a ponto de controlar as suas emoções quando dentro de uma competição, pois sabe que sem isso não obterá o sucesso desejado. Por fim, esse tipo de tenista adquire a sensibilidade social para fazer com que o tênis possa ser não apenas um elemento para seu próprio desenvolvimento pessoal e profissional, mas também um instrumento poderoso para inclusão e mudança social.

Tenistas inteligentes, ajustados aos seus contextos, fazem a diferença em nossa cena esportiva e social – vamos formar milhares deles!

Referências bibliográficas

GARDNER, H. *Inteligencias múltiples*. Madrid: Paidós, 2005.

GRECO, P. *Hándbal*: La formación de jogadores inteligentes. Barcelona: Stadium, 1988.

MURRAY, J. F. & FREY, R. *Smart Tennis*: How to Play and Win the Mental Game. San Francisco: Jossey-Bass Publishers, 1999.

NOBLE, G. & WATKINS, M. So, how did Bourdieu learn to play tennis? Habitus, consciousness and habituation. *Cultural Studies*, v.17, n.3-4, pp. 520-39, 2003.

PIAGET, J. *El nacimiento de la inteligencia en el niño*. Barcelona: Critica, 1980.

SCHÖNBORN, R., & ROSS, H. *Advanced techniques for competitive tennis*. Aachen: Meyer & Meyer Sport, 2000.

SHIM, J.; CARLTON, L. G.; CHOW, J. W.; CHAE, W. S. The use of anticipatory visual cues by highly skilled tennis players. *Journal of motor behavior*, v.37, n.2, pp. 164-75, 2005.

SMITH, W. Fundamental movement skills and fundamental games skills are complementary pairs and should be taught in complementary ways at all stages of skill development. *Sport, Education and Society*, 2014.

Aspectos relacionados à tática moderna

- Prof. Dr. Miguel Crespo
- Prof. Cesar Kist

Introdução

O tênis é um jogo dinâmico e complexo, em que os jogadores em várias ocasiões devem tomar decisões sobre seu posicionamento e seus golpes. Sendo assim, os jogadores utilizam diferentes estratégias e intenções táticas para maximizar suas possibilidades de ganhar, baseando-se no conhecimento das suas próprias qualidades e debilidades, assim como nas do seu adversário.

Crespo e Reid (2002) afirmam que a tática tem um papel fundamental em todos os níveis de jogo e que as melhoras realizadas em qualquer destreza estratégica serão também decisivas para a evolução do tenista. Nesse sentido, as novas metodologias de ensino (o conhecido "enfoque baseado no jogo" ou "aprendizagem por compreensão") utilizadas nos níveis de iniciação e intermediários colocam grande ênfase na importância de entender o jogo (os aspectos táticos e estratégicos) antes de começar a golpear a bola.

Desta forma, o objetivo do presente capítulo não é abordar aspectos amplamente discutidos na literatura e em fóruns sobre tênis, mas sim apresentar aspectos que se aplicam, exclusivamente, a compreensão e reflexão acerca de alguns aspectos da tática moderna.

Princípios táticos

Tática e estratégia

Para Over e O'Donoghue (2008), estratégia e tática são conceitos relacionados com o rendimento esportivo. Uma estratégia se planifica antes da competição para utilizar da melhor maneira possível o que o jogador tem de melhor, limitando os efeitos de qualquer debilidade. Ao mesmo tempo, a estratégia deve tratar de explorar as debilidades conhecidas do adversário, evitando que o mesmo possa usar os seus pontos fortes. Por outro lado, as táticas são decisões tomadas pelos jogadores momento a momento durante a competição a partir das opções disponíveis, dos riscos percebidos e das oportunidades associadas com estas opções.

Características fundamentais da tática moderna

As características da tática moderna podem se resumir da seguinte forma (CRESPO & REID, 2002):

- Potência nos golpes: utilizada com o objetivo de colocar o adversário em posição de desvantagem. Tal aspecto se apresenta comumente em momentos como os "tiros" de saque, as devoluções agressivas, os *forehands* ganhadores, os golpes de definição "na subida" e os *swing volleys*;
- Tomada de decisão é mais rápida: os tenistas têm cada vez menos tempo para decidir o que vão fazer com a bola. As possíveis opções serão determinadas pelo conhecimento e habilidades do jogador, assim como pelas características da situação do adversário;
- Uso dos melhores golpes: os jogadores procuram dominar os pontos com seus melhores golpes, que normalmente se apresentam através do saque e do *forehand*;
- Carência de especialistas em estilos de jogo específicos: os jogadores ao longo do ano competem em várias superfícies e sob diferentes condições. Isto obriga um estilo de jogo mais "completo". Federer, que ganhou os quatro Grand Slams, é talvez o melhor e mais claro exemplo de um tenista que conquistou este estilo de jogo. Assim, torna-se cada vez mais raro o caso de especialistas, como, por exemplo, os jogadores de saque e voleio de alguns anos atrás (ex.: Greg Rusedski, Tim Henman).

Padrões de jogo

Como afirmam Piles e Crespo (2012), ao se tratar de tática moderna, observa-se que no alto nível os jogadores têm um padrão de jogo muito mais definido em comparação aos jogadores juvenis ou profissionais de menor nível. Desta forma, os jogadores de alto nível necessitam jogar de forma mais automática, "sem pensar", já que um dos aspectos fundamentais do tênis atual é atuar e reagir rapidamente.

Automatização tática dos padrões de jogo

Uma das principais mudanças ocorridas nos últimos anos é que o jogo de tênis se tornou muito mais rápido. Logo, uma consequência disso é que os tenistas têm menos tempo para tomar decisões, precisando antecipar as ações do adversário ou reagir muito mais rapidamente.

Um exemplo desta evolução é David Ferrer, sendo a principal evolução tática do seu jogo a automatização. Tal aspecto caracteriza-se pela capacidade do jogador tomar as decisões apropriadas sob uma pressão de tempo (pouco tempo) e de uma maneira imediata. Sendo assim, pode-se dizer que as vantagens da automatização dos padrões de jogo são:

- Um padrão de jogo mais claro, sólido e preciso, gerando um aumento na confiança;
- O jogador saber como jogar e o que deve fazer nas diferentes situações, ou seja, ele sabe que, ao receber a bola "x", sua resposta será a bola "y";
- Reduzir a ansiedade;
- O jogador raramente cometer um erro de decisão, pois já tem as respostas predefinidas.

Por sua vez, as consequências disso são:

- Os jogadores mais bem ranqueados se tornaram menos criativos;
- Menos tempo para eles improvisarem ou tentarem novas jogadas, ou golpes de risco.

Assim sendo, a automatização ocorre através da formação de um banco de dados, em que:

- Primeiramente, busca-se por meio da repetição contínua em treino automatizar um determinado padrão até que aquela situação apareça em um jogo;
- E, posteriormente, a automatização se desenvolve devido à grande quantidade de partidas que os jogadores mais bem ranqueados fazem; podendo assim, repetir e passar diversas vezes por uma determinada situação.

Desta forma, através da repetição consciente ("o que fazer") de uma determinada resposta para um determinado problema ("como fazer"), gera-se a automatização tática de padrões de jogo.

Tênis porcentagem

Outro aspecto da tática moderna caracteriza-se por priorizar um tênis com porcentagem, ou seja, o tipo de tênis que faz o jogador se decidir por uma jogada em que a probabilidade de êxito seja grande. Isto posto, pode-se chamar o tênis porcentagem de tênis de probabilidades.

Talvez o melhor exemplo de um tênis porcentagem seja jogado pelos tenistas Rafael Nadal e o sérvio Novak Djokovic. Hoje, ao contrário de simplesmente trocar bolas ou se defender, Nadal e Djokovic também têm se mostrado jogadores ofensivos, escolhendo muito bem como e onde pressionar e atacar.

Assim sendo, o principal objetivo do jogo de porcentagem é minimizar o número de erros não forçados. Portanto, existem três elementos principais que devem ser levados em consideração:

- Regularidade: manter a bola na quadra; ser consistente;
- Mentalidade agressiva: pressionar/atacar sempre que possível e, preferencialmente, utilizar o golpe mais efetivo e confiável;
- Precisão: direcionar a bola para zonas específicas da quadra.

Dentro das cinco situações táticas do jogo de tênis (saque, devolução, jogo de fundo de quadra, jogo de meio e subida à rede e jogo de passada), é fundamental observar que alguns aspectos influenciarão no resultado do seu jogo, tais como:

Saque

- Sacar com 70-80% da potência em vez de tentar um *ace*;
- Sacar no ponto fraco do adversário;
- Variar o saque (efeitos, direção, força) para dificultar a devolução do adversário.

Devolução de saque

- Procurar devolver todos os saques na quadra, ou seja, fazer o adversário jogar o ponto;
- Utilizar o padrão de devolução que possui maior confiança;
- Buscar o ponto mais fraco do adversário, com a utilização das margens de segurança (distância das linhas);
- No caso do adversário sacar e subir, procurar baixar a bola, dificultando o voleio do adversário.

Jogo de fundo de quadra

- Fazer a bola passar mais alta sobre a rede;
- Jogar com margem de segurança, ou seja, evitar mirar nas linhas;
- Evitar a execução de golpes e jogadas com baixa probabilidade de acerto;
- Direcionar o golpe para a mesma direção da qual a bola veio para maior segurança, ou mudar a direção da bola com margem de segurança;
- Manter a bola profunda;
- Utilizar golpes cruzados para obter uma maior margem de segurança, assim como um

melhor posicionamento em quadra que permite, na maioria das vezes, que o atleta tenha maior recuperação dos espaços;

- Direcionar a bola para o ponto fraco do adversário.

Jogo de meio e subida a rede

- Fazer um golpe de aproximação ao invés de tentar um *winner* na primeira bola (pressão);
- Concentrar-se em não errar o primeiro voleio;
- Tomar a decisão correta entre um voleio de preparação e um voleio de definição;
- Volear nos espaços abertos, evitando o contrapé nos espaços menores da quadra.

Jogo de passada

- Não cometer erros por tomar riscos em excesso. Lembrar-se de que o primeiro voleio é o mais difícil de ser executado;
- Direcionar a passada para o lado mais fraco do voleador;
- Executar passadas em dois tempos quando necessário;
- Variar a segunda bola utilizando também o *lob*;
- Nas bolas altas, bater com potência dificultando o voleio do adversário ou até mesmo conseguindo um *winner*.

Por fim, é importante ressaltar que, durante o jogo, o atleta deve utilizar ao máximo os golpes e as jogadas que possui mais confiança, corroborando assim para uma maior probabilidade de acerto, ou seja, tênis porcentagem.

Domínio do jogo com o golpe de *forehand*

Um discurso comum entre os jogadores, professores e técnicos é de que o tênis moderno evoluiu muito no quesito potência. Por esta razão, torna-se ainda mais necessário que o jogador moderno possua um golpe que faça a "diferença", que seja uma "arma". Concomitantemente, percebe-se que o domínio do jogo com o *forehand* se torna cada vez mais comum. Ivan Lendl e Steffi Graf, por exemplo, foram os precursores desta forma de jogar; tinham um ótimo *forehand* e baseavam o seu jogo no domínio do adversário com este golpe. Não só, atualmente Federer, Nadal, Sharapova e muitos outros jogam desta forma.

Isso ocorre, pois existem muitas vantagens em se dominar o ponto com o *forehand*. Dentre elas, talvez a mais importante seja a potência que o golpe de *forehand* pode gerar (normalmente maior do que no *backhand*). Sendo assim, a seguir estão destacados alguns benefícios para o jogador ao se posicionar mais para o lado esquerdo da quadra (destro) com o objetivo de dominar o ponto com o *forehand*:

• Maior alcance em comparação ao lado do *backhand*;

• Posicionamento ideal para atacar o *backhand* do adversário (*inside-out*);

• Boa condição para esconder a direção do seu golpe;

• Maior facilidade para bater bolas altas;

• Boa condição para dar uma deixada;

• Posicionamento de controle e domínio da jogada;

• A maior parte da quadra está aberta para o seu *forehand*, dificultando assim o adversário atacar o seu *backhand*.

Além disso, mesmo jogadores que possuem mais confiança em seu *backhand* dominam as bolas de meio de quadra com o seu *forehand*, como, por exemplo, Stanislas Wawrinka.

Adiante, seguem algumas sugestões de exercícios para o aprimoramento de tal princípio (explorar situação fechadas, semi-abertas e abertas):

• Treinar exercícios batendo em diagonal (*inside-out*), ou seja, do seu *forehand* para o *backhand* do adversário;

• Praticar exercícios de definição de meio de quadra, batendo para ambos os lados da quadra (*inside-out* e *inside-in*).

• Trabalhar exercícios de *forehand* na corrida;

• Ensaiar o posicionamento em quadra, para poder antecipar a próxima bola, como também cobrir o lado direito da quadra (destro);

• Exercitar a movimentação das pernas para fugir do *backhand*, como também mover-se rapidamente para bolas abertas no *forehand* (na corrida).

• Treinar a deixada (*drop shot*) com o *forehand*.

Considerações finais

Conforme apresentado acima, o tênis moderno sob um olhar tático se caracteriza pelos padrões de jogo automatizados, pelas escolhas inteligentes que levam em consideração sua maior probabilidade de êxito e, por fim, mas não menos importante, o domínio dos pontos com o golpe de *forehand*. Portanto, objetivou-se com este capítulo considerar fatores atuais primordiais que possam despertar e contribuir para um melhor planejamento e intervenção no desenvolvimento diário de tenistas de alto rendimento.

Referências bibliográficas

CRESPO, M. & REID, M. (2002). Introducción a la táctica moderna, *ITF Coaching and Sport Science Review*, n.27, p. 2, 2002.

O'DONOGHUE, P.G. Elite tennis strategy during tie-breaks. In H. DANCS, H.; HUGHES, M.; O'DONOGHUEM P. G. *Performance Analysis of Sport*. Cardiff: CPA Press, 2006.

OVER, S. & O'DONOGHUE, P. Whats the point tennis analysis and why, *ITF Coaching and Sport Science Review*, n.45, pp. 19-21, 2008.

PILES, J. & CRESPO, M. (2012). Tactics for elite level men's tennis – Part 1, *ITF Coaching and Sport Science Review*, n.56, pp. 9-10, 2012.

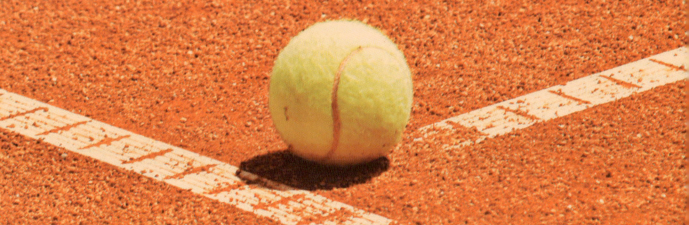

PARTE III

Biomecânica aplicada ao tênis

Prof. Dr. Lugdero Braga Neto

Introdução

Esta parte do livro abordará os aspectos técnicos do tênis, ou seja, a descrição dos principais golpes que compõem o arsenal técnico de um jogador. Por sua vez, a biomecânica é a ciência que estuda os movimentos do corpo humano, e está intimamente relacionada com a técnica. Desta forma, algumas descrições de movimentos serão embasadas em estudos científicos na área da biomecânica.

Os golpes

O tênis é uma modalidade esportiva considerada complexa, devido, entre outros fatores, aos inúmeros golpes que o compõe. Assim, podemos dividir os golpes em duas categorias:

a. Golpes básicos: saque, *forehand*, *backhand*, voleio *forehand*, voleio *backhand*, *smash* e devolução de saque;

b. Golpes especiais: passada (*passing shot*), *lob* defensivo, *lob* ofensivo, bate-pronto (*half-volley*), curta (*drop shot*), entre outros.

Os efeitos

O efeito (*spin*) pode ser entendido como a rotação imprimida à bola, independente do golpe, e é basicamente classificado em três categorias:

- *Flat*: rotação mínima;
- *Topspin*: rotação da bola para frente;
- *Slice*: rotação da bola para trás (também é conhecido como *underspin*).

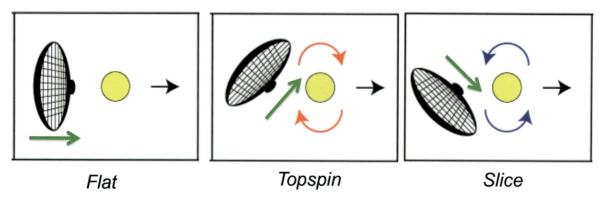

Flat   *Topspin*   *Slice*

Figuras 1, 2 e 3. As três categorias de efeitos utilizados no tênis: *flat*, *topspin* e *slice*.

Percebemos que dois fatores contribuem para a geração dos efeitos:

- Trajetória da cabeça da raquete;
- Ângulo da cabeça da raquete no instante do contato raquete-bola.

As empunhaduras

O termo empunhadura (*grip*) representa a posição da mão do tenista em relação ao cabo da raquete. A seguir estão apresentadas as empunhaduras mais utilizadas para os seguintes golpes: saque, *forehand*, *backhand* e voleio.

Saque

Entre os golpes básicos do tênis, o saque é o que menos gera controvérsias quanto à empunhadura a ser utilizada. A grande maioria dos tenistas utiliza a empunhadura *continental*. Uma pequena variação pode ser encontrada: alguns tenistas ajustam a empunhadura e quase chegam a uma *eastern* de *backhand*, com o objetivo de gerar mais efeito *slice* ao saque.

Uma importante característica da empunhadura *continental* é o dedo indicador em "posição de gatilho". A ponta do dedo indicador possui muitas terminações nervosas, possibilitando que o tenista tenha uma maior sensibilidade na região. Essas características auxiliam no controle do golpe. Vale lembrar que os deficientes visuais utilizam a ponta do dedo indicador para fazer a leitura em braille.

Ademais, visando executar o saque com a empunhadura *continental*, o tenista é obrigado a realizar o movimento de *pronação do antebraço*, que representa uma importante fonte de potência para este golpe.

Para conseguir a empunhadura *continental*, segure a raquete como se ela fosse um martelo: veja a Figura 4:

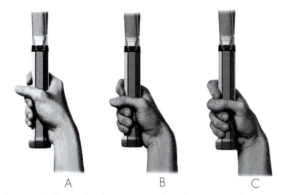

Figura 5. Empunhaduras mais utilizadas para golpear o *forehand*: *eastern* (A); *semi-western* (B) e *western* (C).

Backhand

A empunhadura mais adequada para executar o *backhand* com uma mão é a *eastern* (Figura 6). Com esta empunhadura, o punho estará posicionado atrás do cabo da raquete no momento do impacto com a bola (Foto 1), tornando o golpe mais estável.

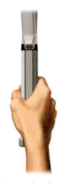

Figura 4. Empunhadura *"continental"*.

Forehand

A empunhadura mais adequada e também mais utilizada pelos profissionais é a *semi-western*. Ela é um meio termo entre as empunhaduras *eastern* e *western*. Sendo assim, sua principal característica é a versatilidade, a qual permite que o tenista golpeie com facilidade uma bola tanto com efeito *flat* (vantagem da *eastern*) como com *topspin* (vantagem da *western*).

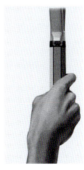

Figura 6. Empunhadura mais utilizada para golpear o *backhand* com uma mão: *eastern*.

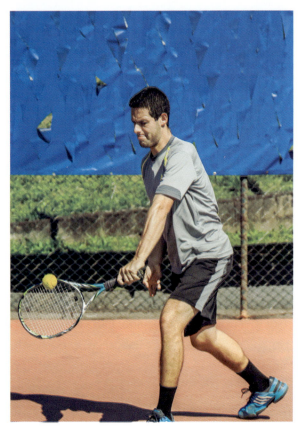

Foto 1. Empunhadura *eastern* de *backhand*: punho posicionado atrás do cabo.

Por sua vez, a empunhadura mais adequada para o *backhand* com duas mãos caracteriza-se por:

a. Mão dominante: *continental*;
b. Mão não dominante: *eastern* de *forehand*.

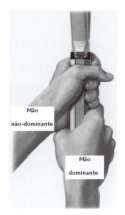

Figura 7. Empunhadura mais utilizada para golpear o *backhand* com duas mãos: *continental* na mão dominante e *eastern* de *forehand* na mão não dominante.

A mão dominante em empunhadura *continental* é essencial para garantir maior versatilidade ao *backhand* com duas mãos. Sem necessitar mudar a empunhadura, o tenista poderá executar vários golpes: *slice*, bate-pronto, voleios, *smash*, entre outros.

Importante destacar também que a mão não dominante é essencial para um eficiente *backhand* com duas mãos. Uma mão conduz a raquete para frente, fazendo o papel da mão dominante, como ocorre no *forehand*.

Vale ressaltar que no golpe de *backhand* as mãos devem se posicionar juntas (Foto 2). Caso o tenista execute este golpe com as mãos separadas, cada braço tende a realizar uma trajetória diferente, podendo prejudicar a execução correta do golpe.

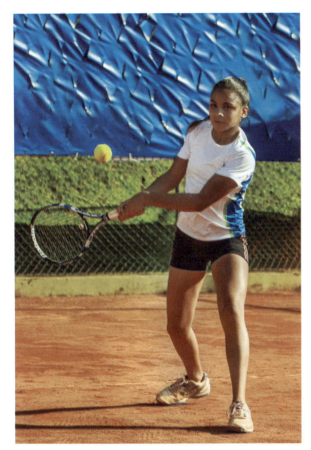

Foto 2. Empunhadura de *backhand* com duas mãos: mãos juntas.

Voleio

A empunhadura mais adequada para a realização do voleio é a *continental*. Com esta empunhadura, o tenista conseguirá executar todos os golpes típicos da região próxima à rede: voleios, *smash*, bate-pronto, *drop shot*, entre outros.

Contribuição da biomecânica ao tênis

"Biomecânica é uma ciência que se ocupa com a análise física de sistemas biológicos, consequentemente análise física de movimentos do corpo humano. Movimento este, estudado através de leis físico-matemáticas incluindo-se conhecimento anatômico e fisiológico" (Amadio, 1998).

Por meio da biomecânica e de suas áreas de conhecimento correlatas, pode-se analisar as causas e efeitos dos mais diversos movimentos. Além da biomecânica, fazem parte desse campo de estudo e de pesquisa outras importantes disciplinas, como a antropometria, a neurofisiologia, a fisiologia, a bioquímica, a ortopedia e traumatologia, a psicologia, a física, a matemática, entre outras, caracterizando portanto a biomecânica uma área de natureza interdisciplinar. Para a investigação do movimento, torna-se necessário, pela complexidade estrutural do mesmo, a aplicação simultânea de métodos de mensuração nas diversas áreas do conhecimento da ciência. Este procedimento denomina-se "complexa investigação do movimento" (Amadio, 1989).

Portanto, a biomecânica, ao contrário do que muitos treinadores afirmam, não é simplesmente a análise da técnica dos golpes do tênis, mas sim uma ciência que auxilia no ensino do tênis, e que depende do conhecimento de várias outras áreas.

Nesse sentido, os estudos que envolvem tênis e biomecânica tem examinado basicamente três aspectos:

a. Desempenho técnico;
b. Estresse físico;
c. Equipamentos.

A melhora do desempenho técnico é entendido por Groppel (1986) como sendo a melhor maneira de aumentar a força transmitida à bola sem lesionar o executante, ou como melhorar o controle de aspectos específicos do movimento para aumentar a eficiência e precisão dos golpes técnicos. Isto posto, as pesquisas na área da biomecânica são conduzidas com o objetivo de produzir um determinado modelo de desempenho ou para entender o que ocorre durante o gesto analisado. Nesse sentido, muitos pesquisadores têm estudado tenistas habilidosos, buscando identificar nesses qualidades específicas comuns de desempenho.

A partir dos resultados destas investigações, é possível propor implicações práticas para análise e correção dos gestos, auxiliando no ensino da modalidade.

Inicialmente, os pesquisadores da área de biomecânica analisavam os gestos sem recursos tecnológicos, o que inviabilizava a observação de movimentos rápidos. Com o passar do tempo, mais questões e controvérsias acerca dos gestos do tênis, aliadas ao desenvolvimento da tecnologia, levaram os pesquisadores a desenvolverem técnicas de análise de movimento por cinemetria, que consistia no registro e verificação de filmes em alta velocidade. Além dessa, outras duas técnicas são utilizadas na investigação dos movimentos: a eletromiografia, que mede o potencial de ação muscular, e a dinamometria, que mede as forças que atuam sobre o corpo.

Biomecânica qualitativa e quantitativa

Uma análise biomecânica pode ser realizada basicamente através de dois métodos: quantitativo e qualitativo. A análise biomecânica qualitativa, em princípio, possui um caráter empírico, subjetivo. Já a análise biomecânica quantitativa é objetiva, baseada em conclusões de estudos que utilizaram alguma metodologia específica da área em questão: antropometria, dinamometria, cinemetria ou eletromiografia.

Segundo Hall (1993), uma análise biomecânica bem-sucedida deve não somente conhecer a intenção do movimento que está sendo analisado, mas também os fatores que contribuem para uma correta execução do movimento. A análise biomecânica qualitativa dos golpes utilizados no tênis é uma tarefa bastante exigente, devido à velocidade, complexidade e natureza dinâmica dos mesmos.

Possivelmente, os treinadores seriam mais eficientes se integrassem à prática informações científicas utilizando um modelo compreensivo do processo qualitativo de análise. O modelo qualitativo de análise de Knudson e Morrison (1997), apresentado a seguir, é descrito e ilustrado para os vários golpes do tênis. Com este modelo, os treinadores podem descrever pontos positivos e negativos, diagnosticando as causas de baixo desempenho e assim prescrevendo as possíveis intervenções. Muitos treinadores são forçados a desenvolverem essa habilidade apenas utilizando a sua própria experiência prática. No entanto, extensas análises qualitativas e pesquisas em ciência do esporte indicam que este método é inadequado (Hay & Reid, 1988; Knudson & Morrison, 1997; McPherson, 1996; Norman, 1975). Uma visão interdisciplinar da análise qualitativa exige do treinador contínuos estudos ao longo da carreira sobre a modalidade, o treinamento e as ciências do esporte. E a principal base para essa análise qualitativa são os números, gráficos, e demais dados objetivos produzidos a partir das análises quantitativas. Esta difícil habilidade pode ser contextualizada nas quatro etapas do modelo de tarefas representadas na Figura 8:

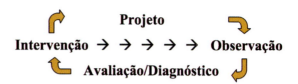

Figura 8. Modelo de análise qualitativa (Knudson & Morrison, 1997).

A seguir, a descrição das etapas apresentadas na Figura 8:

- Projeto: o treinador prepara-se para a análise qualitativa, reunindo informações sobre a modalidade e sobre o jogador, além de preparar a estratégia observacional;
- Observação: o treinador observa o jogador sob todos os aspectos que julga serem relevantes para reunir informações sobre o desempenho;
- Avaliação/diagnóstico: é realizada a avaliação dos pontos positivos e negativos do desempenho do jogador e também o diagnóstico dos problemas referentes aos movimentos dos golpes;
- Intervenção: esta tarefa é constituída pela intervenção do treinador em quadra e, em seguida, realiza-se novamente a tarefa de observação.

Nesse sentido, no momento em que o treinador de tênis projeta a análise qualitativa, deve julgar e integrar fontes de informação, como sua experiência e a literatura científica. Vale ressaltar que a experiência é algo insubstituível, uma vez que fornece ricas informações a respeito da modalidade, entretanto, os treinadores devem sempre adquirir novos conhecimentos por meio de cursos de formação (específicos e de ciências básicas), congressos de atualização, além de manter uma rede de comunicação e compartilhamento entre eles. Normalmente, tais características são descritas como ações ou movimentos. Como exemplo, Knudson (1991) descreve quatro características básicas do *forehand square stance*:

- Grau de prontidão do jogador em iniciar o golpe;
- Preparação curta e rápida da raquete;
- Rotação do quadril e trajetória da raquete em direção à bola;
- Finalização adequada do golpe.

Na fase observacional, é importante lembrar que a percepção visual é severamente limitada a partir do aumento da velocidade dos segmentos corporais envolvidos no movimento. A visão da trajetória da raquete e dos membros superiores do tenista em "golpes balísticos" como o saque e o *forehand* são extremamente difíceis. Estas limitações de percepção visual do movimento foram discutidas por Knudson e Kluka (1997), os quais concluíram que os observadores devem filtrar e utilizar a grande quantidade de informações de forma cuidadosa, planejando uma estratégia observacional.

Uma estratégia observacional bastante utilizada é baseada na organização das fases do movimento. A estratégia observacional deve ser planejada de forma a simular a situação da natureza do jogo, garantindo que o desempenho seja semelhante à competição. Observar o saque de um tenista sem que ele sofra a pressão da devolução de saque, por exemplo, pode não ser relevante; assim como o número de tentativas também deve ser levado em conta no planejamento da estratégia observacional.

Além disso, outro aspecto a ser observado diz respeito ao local do observador. É importante observar/filmar o tenista a partir de vários planos. Um dos mais importantes é o plano perpendicular, em que o jogador é observado/filmado de lado.

Normalmente, utilizam-se câmeras de vídeo de alta velocidade para registrar os gestos rápidos que são executados no tênis. Dessa forma, a posterior análise quadro-a-quadro será facilitada.

Ademais, a tarefa da análise qualitativa envolve dois importantes passos: a avaliação e o diagnóstico. A avaliação determina o desempenho, identificando os pontos positivos e negativos dos movimentos executados pelo tenista. O diagnóstico é a identificação das causas do mau desempenho. Esses dois passos são os mais difíceis da análise qualitativa devido à natureza interdisciplinar do movimento humano e da ne-

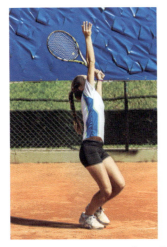 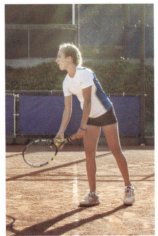 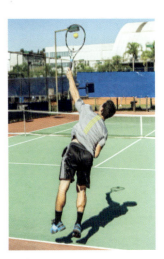

Fotos 3, 4 e 5. Diferentes planos de observação.

cessidade de integrar as ciências do esporte e a experiência nas tomadas de decisões.

A abordagem tradicional caracteriza-se apenas em detectar algum erro de movimento e então corrigi-lo com alguma forma de feedback informacional. Já a avaliação significa mais do que detectar diferenças entre o modelo mental de movimento e a locomoção que o tenista realizou. Uma vez que os pontos positivos e negativos foram identificados, o analista deve encarar o desafio de determinar qual será a intervenção mais adequada. Essa intervenção depende da estreita relação entre os vários movimentos que compõem o golpe, ou seja, quando um movimento é alterado, outros movimentos podem ser afetados por essa mudança.

Uma abordagem para simplificar o diagnóstico de desempenho na maioria das situações de ensino é determinar o nível de importância das características-chave do golpe, baseando-se na experiência do treinador e na literatura científica. Knudson et al. (1994), analisando o saque de tenistas iniciantes, propuseram seis características-chave em ordem de importância, como mostra a Tabela 1.

Assim sendo, com o intuito de melhorar o desempenho de seus atletas, treinadores de tênis encontraram vários caminhos para intervir no processo de aprendizagem. Outrossim, mesmo com uma grande quantidade de ferramentas, os treinadores devem selecionar cuidadosamente uma única intervenção baseada em seu diagnóstico da situação. Essa atitude evita a ocorrência da chamada "para-

Característica-chave	Importância
1. Empunhadura	Determina a trajetória da raquete e a ação do antebraço e punho.
2. Lançamento da bola	Determina o ritmo do golpe e a trajetória adequada da raquete.
3. Preparação do golpe	Afeta o ritmo e a velocidade da raquete.
4. Contato raquete-bola	Determina a trajetória da bola.
5. Finalização do golpe	Maximiza a velocidade da raquete.
6. Apoio dos pés	Afeta o equilíbrio, a precisão e a velocidade da raquete.

Tabela 1. Diagnóstico do saque no tênis por ordem de importância das características-chave (KNUDSON et al., 1994).

lisia" quando o tenista recebe um grande número de informações e não consegue processá-las.

As ciências do esporte com enfoque em aprendizagem motora e pedagogia fornecem pesquisas extensivas sobre como os treinadores de tênis devem intervir para melhorar o desempenho dos tenistas. Pesquisas sugerem que o feedback sobre o movimento atual (conhecimento de desempenho) é uma intervenção mais poderosa que a informação de resultado (conhecimento de resultado). De maneira mais prática, o tenista deve receber mais informações sobre "como" golpeou a bola, em detrimento de "onde" golpeou a bola.

Portanto, uma eficiente análise qualitativa envolve a integração de informações baseadas numa visão mais ampla do processo do que o clássico procedimento desenvolvido pelos profissionais que só utilizam como base suas próprias experiências práticas.

Métodos de avaliação da biomecânica do tênis

Os principais métodos de medição da biomecânica são: antropometria, dinamometria, cinemetria e eletromiografia. A seguir, uma breve descrição de cada uma delas:

Antropometria: estuda as medidas físicas do corpo humano. Determina as características e propriedades do aparelho locomotor: dimensões das formas geométricas dos segmentos corporais, distribuição de massa, braços de alavanca, posições articulares, ângulos, entre outras. A partir desses dados, é possível a construção de modelos biomecânicos para as mais diversas análises.

portamento motor durante esta fase de contato do pé com o solo (Nigg & Herzog, 1994).

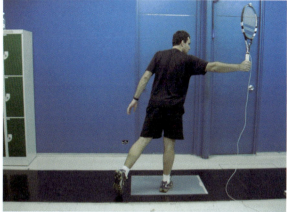

Foto 6. Dinamometria: exemplo de medição da força de reação do solo através da plataforma de força.

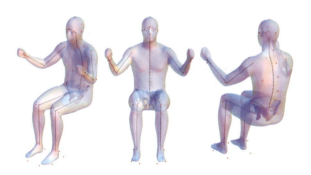

Figura 9. Antropometria: construção de modelos biomecânicos.

Dinamometria: estudo das forças resultantes que atuam sobre o corpo humano produzindo movimento. O conceito de força, sob o aspecto físico, somente pode ser interpretado a partir do efeito de sua ação. A interpretação dos componentes ortogonais dessa força permitem o entendimento das condições do movimento estudado, que respondem por funções de transferência de forças às estruturas do aparelho locomotor, técnicas de estabilidade do apoio, ou ainda alterações no padrão técnico que identificam disfunções no com-

Cinemetria: consiste no registro de imagens e nas consequentes reconstruções com auxílio de pontos marcados, conforme modelo antropométrico, que estima a localização dos eixos articulares dos sujeitos onde se fixam marcas anatômicas. As imagens são registradas por câmeras e processadas por *softwares* específicos. As coordenadas tridimensionais de cada ponto corporal para cada quadro, dentro do espectro de frequência do registro, serão determinadas através desse ponto juntamente com as funções trigonométricas e de cálculos de variáveis cinemáticas.

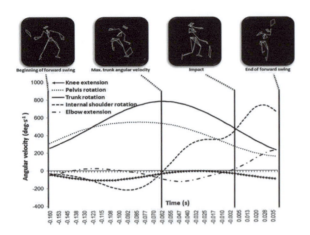

Figura 10. Cinemetria: exemplo de medição da velocidade linear da cabeça da raquete (extraído de Landlinger et al., 2010).

Eletromiografia: é o termo genérico que expressa o método de registro da atividade elétrica de um músculo quando este realiza contração. Ela apresenta inúmeras aplicações, notadamente na clínica médica para diagnóstico de doenças neuromusculares; na reabilitação, na reeducação da ação muscular (*biofeedback* eletromiográfico); na anatomia, com o intuito de revelar a ação muscular em determinados movimentos; e na biomecânica no sentido de servir como ferramenta indicadora de alguns fenômenos (Amadio & Duarte, 1998).

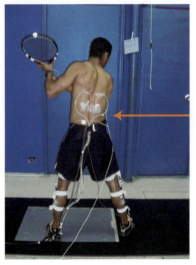

Foto 7. Eletromiografia: exemplo de eletrodos de superfície para medir as atividades musculares do movimento de rotação do tronco durante o golpe de *backhand*.

Biomecânica aplicada ao saque

Para fins didáticos, dividiremos o saque em seis fases, a saber:

1. Posição inicial: como o próprio nome sugere, é o início do movimento;

2. Preparação ou *backswing*: fase em que o tenista realiza o pêndulo da raquete (preparação) com o braço dominante e o lançamento da bola (*toss*) com o braço não

dominante. Essa fase pode ser definida pelo instante em que a bola perde o contato com a mão do tenista;

3. Fase do "W" ou posição de troféu: fase na qual a mão que lançou a bola e a cabeça da raquete apontam para cima. Estas, juntamente com a cabeça do tenista, formam a letra "W". Normalmente, essa fase coincide com o instante de máxima flexão dos joelhos.

4. Fase de aceleração: fase caracterizada pela descida da cabeça da raquete, próximo às costas. Fase também conhecida como "back scratch" ("coçar as costas"). Normalmente esta fase coincide com o instante de máxima extensão dos joelhos.

5. Contato: esta é a fase mais importante do saque. Todas as trocas de energias entre a raquete e a bola ocorrem aqui. Esta fase também é caracterizada pela fase aérea, ou seja, aquela em que o tenista está fora do chão.

6. Fase de terminação ou *follow-through*: também conhecida como aterrissagem. Esta fase revela importantes características de como o saque foi realizado.

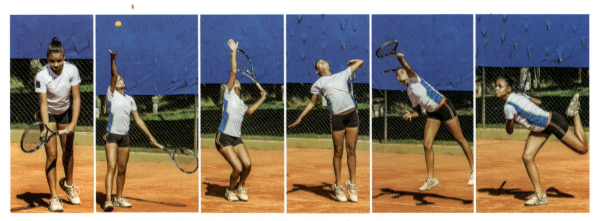

Fotos 8, 9, 10, 11, 12 e 13. Seis fases do saque.

Fase 1 – Posição inicial

1.1 Posicionamento do pé da frente

A maioria dos tenistas posicionam o pé da frente a aproximadamente 45 graus em relação à linha de base. De uma forma mais prática: apontam o pé para o poste da rede (lado direito para os destros). Este posicionamento se mantém independente do lado em que o tenista saca: *deuce court* (área de saque do 40 iguais) ou *advantage court* (área de saque das vantagens).

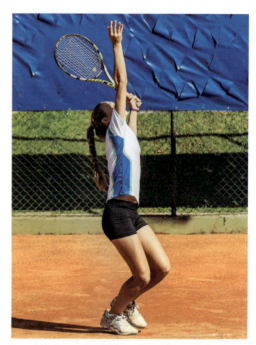

Foto 15. Eixo passando pelo ombro, joelho e pé do tenista: maior facilidade para os movimentos de rotação que ocorrerão nas próximas fases do saque.

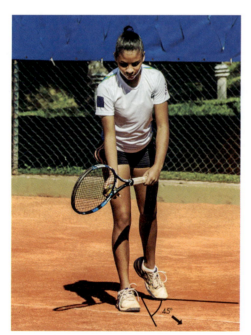

Foto 14. Posicionamento do pé da frente na fase inicial do saque.

O pé da frente tem a função de sustentar o eixo por onde ocorrerá a rotação do quadril, uma importante fonte de potência do saque.

1.2 Posicionamento do pé de trás

Observando tenistas de alto rendimento, verifica-se que o pé de trás quase sempre se encontra posicionado paralelamente à linha de base (Foto 16). Essa posição permite ao tenista realizar efetiva impulsão do corpo para frente.

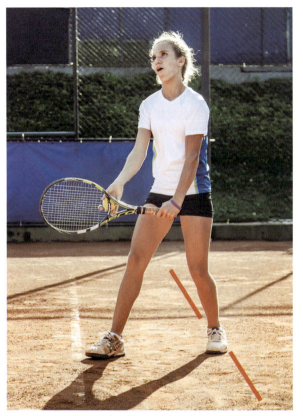

Foto 16. Pé de trás: paralelo à linha de base.

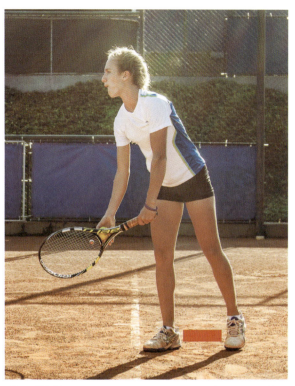

Foto 17. Distância entre os pés: aproximadamente a distância entre ombros.

1.3 Distância entre os pés

É recomendado que o tenista mantenha uma certa distância entre os pés, que normalmente corresponde pela mesma distância entre os ombros. Isso aumentará a estabilidade para realizar alguns importantes movimentos nas próximas fases do saque.

1.4 Concentração do peso do corpo no pé da frente

Se o tenista iniciar o saque com o peso do corpo concentrado no pé da frente, conseguirá realizar com eficiência um importante movimento dos membros inferiores no saque: o "balanço", que será detalhado na próxima fase.

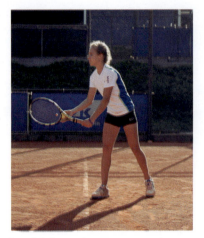

Foto 18. Início do saque: peso do corpo concentrado no pé da frente.

consiga executar o movimento de "balanço". O que seria esse "balanço"? Repare que muitos tenistas profissionais iniciam o saque com o peso do corpo concentrado no pé da frente. Antes de lançarem a bola (*toss*), transferem o peso para o pé de trás. Neste momento, alguns jogadores chegam a levantar a ponta do pé da frente. Voltam então a concentrar o peso do corpo para o pé da frente, que como citado anteriormente, funciona como a base do eixo para a rotação do quadril.

Observação: nesta fase inicial do saque, é muito importante que o tenista esteja relaxado. O saque exige contrações musculares muito rápidas. Esta explosão muscular será facilitada se o nível de contração muscular basal (tônus muscular) for baixo. Exemplo: os nadadores de provas curtas procuram iniciar a prova o mais relaxado possível. Quanto mais relaxado, mais intensa será a contração muscular máxima.

Fase 2 – Preparação ou *backswing*

2.1 "Balanço"

A distância entre os pés, citada anteriormente, é muito importante para que o tenista

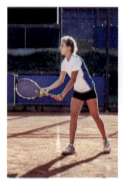 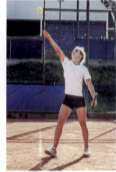

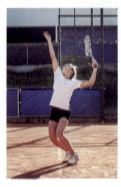

Fotos 19, 20 e 21. Sequência do movimento de "balanço" durante o saque.

Um adequado "balanço" permitirá a utilização das três principais fontes de potência do saque:

a. Força de reação do solo: o ciclo de flexão/extensão dos joelhos será facilitado. Isso aumentará a força de reação do solo (força aplicada para cima), aumentando também a impulsão vertical. Com uma maior impulsão vertical, o sacador terá a chance de golpear a bola em um ponto mais alto, fazendo a bola passar sobre a rede com maior facilidade;

b. Momento linear: haverá maior estabilidade para a realização do "balanço". Isso aumentará o momento linear (força aplicada para frente) do saque, e o tenista poderá projetar o corpo mais à frente, em direção ao seu alvo;

c. Momento angular: o tenista terá uma maior estabilidade para utilizar o giro do tronco, importante para gerar o momento angular (força aplicada para o lado).

2.2 Bola na ponta dos dedos

O tenista deve executar o lançamento da bola (*toss*) com as pontas dos dedos. Desta forma, terá maior chance de controlá-la. Alguns tenistas realizam o lançamento com a bola posicionada na palma da mão, porém a tendência é lançá-la para trás, o que não é recomendado.

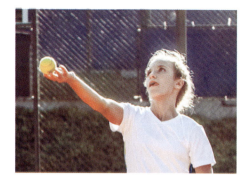

Foto 22. Lançamento da bola com a ponta dos dedos: maior sensibilidade e controle.

2.3 Cotovelo estendido para levantar a bola

Outra importante dica para controlar o lançamento da bola é realizá-lo com o cotovelo estendido. É o ombro que deve impulsionar a bola para cima. Se durante o lançamento ocorrer uma flexão do cotovelo, o lançamento tende a sair para trás, prejudicando a transferência de força para frente (momento linear).

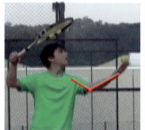 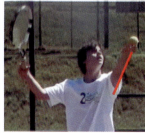

Fotos 23 e 24. Lançamento da bola com o cotovelo flexionado e estendido.

2.4 Rotação do quadril para trás durante o lançamento

Basicamente, existem dois tipos de lançamentos da bola quanto à utilização da rotação do quadril. O primeiro é chamado de "J invertido". Sua vantagem é permitir uma maior amplitude na rotação do quadril, o que aumenta o momento angular, uma importante fonte de potência para o saque nas fases seguintes. O outro tipo de lançamento é chamado de *toss* em "I", em que o tenista praticamente não move o quadril nesta fase. Por outro lado, a vantagem do lançamento em "I" é a maior precisão no lançamento da bola. Veja as Fotos 25 e 26 para entender a diferença entre os dois tipos de lançamentos:

2.5 Amplitude do pêndulo

Quanto maior a amplitude do pêndulo, mais a cabeça da raquete irá para trás. Percebe-se, portanto, que a cabeça da raquete poderá percorrer uma maior distância até a bola que foi lançada. Dessa forma, maior a chance do tenista em acelerar a raquete até essa bola, aumentando assim a velocidade instantânea em que a raquete a atingirá. Essa velocidade instantânea é uma das mais importantes variáveis que definem a potência no saque. Veja nas Fotos 27 e 28 a diferença entre um saque com pêndulo completo e com pêndulo reduzido:

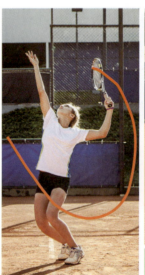
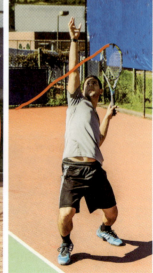

Fotos 27 e 28. Dois tipos de pêndulo: completo e reduzido.

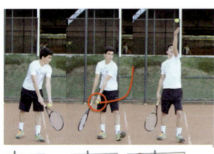
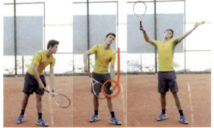

Fotos 25 e 26. Lançamento da bola em "J invertido" e lançamento da bola em "I".

Fase 3 – Fase do "W" ou posição de troféu

3.1 Mão não dominante e ponta da raquete apontados para cima

A letra "W", que é formada entre os braços e a cabeça do tenista, é o que caracteriza esta fase do saque que também é chamada de *trophy position* ou "posição de troféu". Ela corresponde à fase final de preparação do saque.

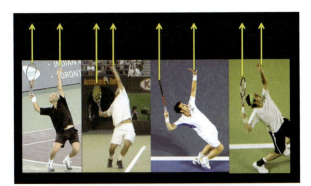

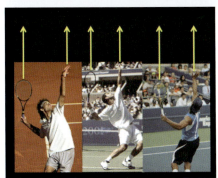

Imagens 1 e 2. Alguns tenistas profissionais na fase "W".

3.2 Braço dominante afastado do tronco

Esta é uma importante variável técnica que auxilia na geração da potência durante o saque. Quando o sacador mantém o braço mais afastado do tronco, sua raquete poderá ser posicionada mais distante da bola que foi lançada, e assim a distância em que a raquete poderá ser acelerada até atingir a bola também será maior. Quanto mais o sacador acelerar a raquete até o ponto de contato com a bola, maior será a velocidade com que as cordas da raquete farão o contato com ela, e assim, maior será a potência do saque. Esta diferença está ilustrada nas Fotos 29 e 30. Percebe-se que a distância entre o braço e o tronco do tenista na Foto 29 era zero, ou seja, o cotovelo estava "colado" no tronco. Com esse posicionamento do braço, a distância para acelerar a raquete até a bola é muito pequena, prejudicando a potência.

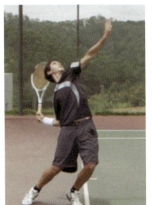 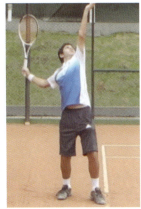

Fotos 29 e 30. Posicionamento do braço em relação ao tronco.

3.3 Flexão dos joelhos

Nesta fase, o sacador atinge o grau ideal de flexão dos joelhos, que deve ser de aproximadamente 110 graus. Ela é necessária para impulsionar o tenista para cima (força de reação do solo) e para frente (momento linear) na fase seguinte. Se esse grau de flexão for pequeno, a fase de extensão dos joelhos será prejudicada. E, como será visto na próxima fase, tal extensão é responsável por gerar potência e colocar o sacador em fase aérea, podendo atingir a bola em uma maior altura e assim facilitar a passagem da mesma sobre a rede. Importante ressaltar que, concomitantemente com a flexão dos joelhos, ocorre também a flexão do dorso dos pés, de modo que a flexão plantar dos pés que ocorrerá na fase seguinte em conjunto com a extensão dos joelhos contribuirá para a geração de potência dos membros inferiores.

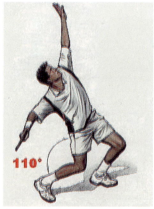

Figura 11. Ângulo ideal de flexão dos joelhos durante o saque.

3.4 Bola lançada no ponto ideal

Para entender melhor o lançamento da bola (*toss*), deve-se considerar os três eixos do lançamento da bola:

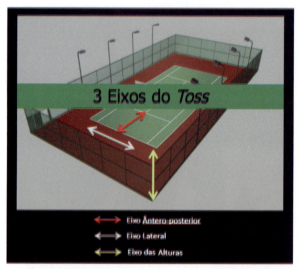

Figura 12. Três possíveis eixos de lançamento da bola (*toss*).

Eixo ântero-posterior: é o eixo desde a linha de base até a rede. O tenista deve lançar a bola dentro da quadra, ou seja, à frente de seu corpo. Isso o forçará a se desequilibrar/movimentar para frente, aumentando assim seu momento linear, uma importante fonte de potência. Esse "desequilíbrio" deve ser causado principalmente pela ação do ciclo de flexão/extensão dos joelhos.

Eixo lateral: é o eixo traçado entre as linhas laterais da quadra. Os tenistas destros devem lançar a bola um pouco à direita. Desta forma, poderão utilizar eficientemente a rotação do quadril e dos ombros. Quando o tenista (destro) lança a bola à esquerda, é forçado a realizar uma hiperextensão da coluna, podendo sofrer alguma lesão nesta região ao longo do tempo. Treinos com alta intensidade e repetição de gestos como a hiperextensão da coluna, aplicados em tenistas durante a fase de crescimento, aumentam substancialmente o risco de alterações degenerativas/patológicas nesta região. Veja a Imagem seguinte, que demonstra o movimento de hiperextensão da coluna durante o saque:

Eixo das alturas: em teoria, a altura em que o tenista deve lançar a bola é exatamente no ponto de máximo alcance. Esse está demonstrado na Imagem 4. Neste caso, deve-se levar em consideração a distância da fase aérea, além de toda a extensão dos segmentos corporais. Se o tenista conseguir lançar a bola só até este ponto, poderá golpeá-la em velocidade zero (v=0), que seria o instante onde a bola muda de sentido. Porém, na prática, isso é muito difícil de ocorrer. Muitos tenistas lançam a bola um pouco acima deste ponto. Portanto, golpeiam a bola em sua fase descendente. A teoria de lançar a bola no ponto de máximo alcance seria mais efi-

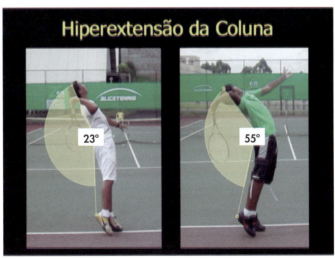

Imagem 3. Movimento de hiperextensão da coluna.

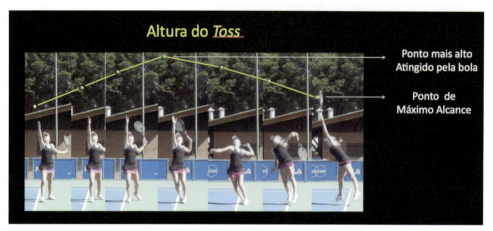

Imagem 4. Ponto mais alto atingido pela bola e ponto de máximo alcance.

ciente para o saque *flat*, que requer uma maior precisão, devido à maior potência.

Quando o tenista lança a bola muito mais alto que o ponto de máximo alcance, a potência de seu saque poderá ser prejudicada, basicamente por dois motivos: a) o ritmo do saque será interrompido, pois o tenista terá que esperar a bola subir, parar, e voltar até o ponto de máximo alcance; b) o tenista terá que golpear a bola em sua fase descendente, ou seja, em movimento. Com isso, o grau de dificuldade para que o tenista golpeie a bola no instante correto será maior. Se isso acontecer, importantes movimentos que geram potência, como a extensão do cotovelo, por exemplo, ficarão prejudicados.

Observação: O lançamento da bola pode variar de acordo com os possíveis efeitos gerados no saque: *flat* (também conhecido como chapado), *slice* (também conhecido como cortado) e *kick serve* (também conhecido como *topspin* ou *american twist*). Veja isso na Figura a seguir:

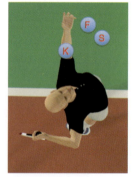

Figura 13. Lançamento da bola de acordo com o tipo de saque – quanto ao efeito: *flat* (F); *slice* (S) ou *kick* (K).

3.5 Técnica de posicionamento dos pés

Existem basicamente duas possíveis técnicas de posicionamento dos pés nesta fase do saque: *foot-up* e *foot-back*.

Foot-up: técnica que consiste na aproximação entre os pés durante a execução do saque, também conhecida como *leg drive*.

Foot-back: técnica que consiste na manutenção da distância entre os pés durante a execução do saque.

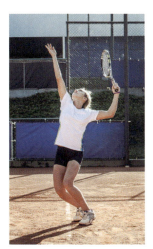 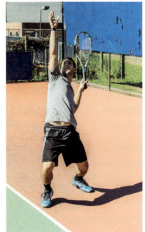

Fotos 31 e 32. Técnica *foot-up* e técnica *foot-back*.

Nenhum estudo conseguiu comprovar vantagens significativas para uma das técnicas. E, na prática, entre os tenistas de elite, não há predominância de uma técnica em detrimento da outra. Entretanto, dois estudos demonstraram que durante a técnica *foot-up*, o tenista possui uma maior impulsão vertical se comparado à técnica *foot-back*. Desta forma, a fase aérea do tenista é mais acentuada e, consequentemente, ele terá maior chance de golpear a bola em um ponto mais alto. Esta pode ser uma vantagem para tenistas de baixa estatura. Por outro lado, durante a técnica *foot-back*, o tenista possui uma impulsão horizontal maior se comparado à técnica *foot-up*. O tenista salta mais para frente, realizando a aterrissagem mais para dentro da quadra. Esta característica auxilia os tenistas adeptos ao estilo saque e voleio, facilitando a subida à rede.

Fase 4 – Fase de aceleração

4.1 Movimento de "laçada" ou "*back scratch*"

Este movimento também é conhecido como "coçar as costas" e tem a finalidade de ampliar a trajetória da cabeça da raquete e assim permitir que o tenista tenha maior amplitude para acelerar o movimento até o ponto de contato com a bola. Além da distância, o movimento de "laçada" exige uma perfeita sincronização temporal. A raquete não deve parar nas costas, deve apenas passar pelas costas. Se a raquete parar nas costas, o movimento entrará em inércia, e o sacador deverá gastar muita energia para colocar o sistema em movimento novamente.

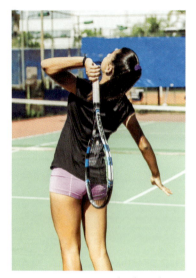

Foto 33. Movimento de "laçada" ou "back scratch".

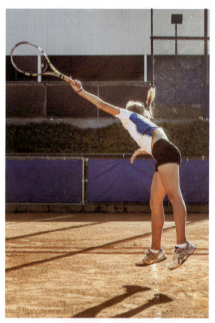

Foto 34. Força de reação do solo provocada pela extensão dos joelhos.

4.2 Extensão dos joelhos

Este movimento, em conjunto com a flexão plantar dos pés, é responsável por conduzir o corpo do tenista para cima e para frente, em direção à bola que foi lançada. Quanto mais vigorosa essa extensão, maior será o alcance vertical e horizontal do tenista. A força gerada pela extensão dos joelhos sobre o solo é o início efetivo da cadeia cinética. Essa força de extensão empurra o solo para baixo, que, através da 3ª Lei de Newton (Ação e Reação), empurra o tenista para cima. Conclui-se então que o movimento dos membros inferiores é a grande energia inicial do saque, e se for deficiente, sobrecarregará os membros superiores.

4.3 Descida do braço não dominante próximo ao centro de gravidade

A descida do braço não dominante – que na fase anterior estava levantado – até próximo à cintura antes do contato, é responsável por estabilizar o corpo do tenista, preparando-o para executar as rotações do tronco. Perceba que a mão não dominante se posiciona próximo ao centro de gravidade do tenista. Essa estratégia funciona como mecanismo de controle para o golpe.

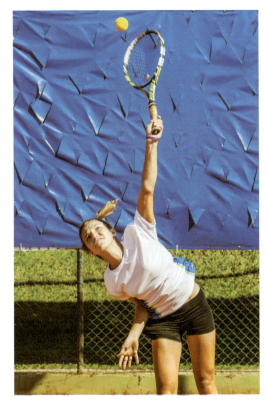

Foto 35. Braço não dominante próximo ao centro de gravidade na fase de aceleração da raquete.

4.4 Trabalho de rotação do tronco

Ao analisar um sacador de elite, percebe-se que o trabalho de rotação do tronco é bem complexo e ocorre em três eixos anatômicos:

a. Rotação de baixo para cima: representa o movimento do ombro dominante de baixo para cima, como mostrado na Foto a seguir. Essa rotação é conhecida como *shoulder-over-shoulder*.

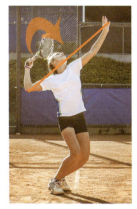

Foto 36. Rotação de baixo para cima: *shoulder-over-shoulder*.

b. Rotação de trás para frente: representa o movimento do ombro dominante de fora para dentro da quadra, ou ainda, de trás para frente. Repare na Foto a seguir, na qual a tenista finaliza o saque com o ombro dominante à frente da linha de base. Esse movimento é conhecido como *somersault*.

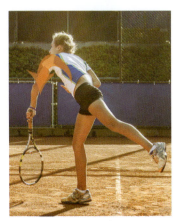

Foto 37. Rotação de trás para frente: *somersault*.

c. Rotação da direita para a esquerda (em tenistas destros): na fase de preparação e da esquerda para a direita na fase de aceleração. Esta rotação é conhecida como *twist*.

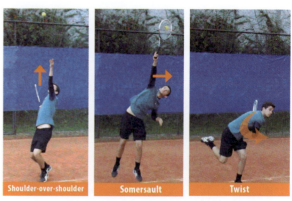

Fotos 39, 40 e 41. Rotações de tronco durante o saque.

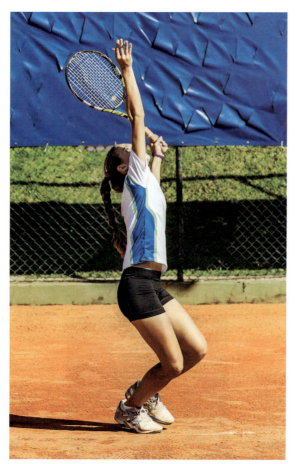

Foto 38. Rotação da esquerda para a direita: (jogadores canhotos) "*twist*".

A seguir, estão representadas as três rotações citadas:

Em todos esses casos, a rotação do tronco tem como finalidade aumentar a velocidade da raquete até o contato com a bola, por meio do aumento do momento angular. Dos três tipos de rotações, a *shoulder-over-shoulder* é a que mais contribui para aumentar a velocidade da raquete e, consequentemente, a potência do saque.

Fase 5 – Contato raquete-bola

5.1 Cotovelo dominante estendido

No instante do contato entre as cordas e a bola, o cotovelo dominante deve estar em ou próximo da extensão total. Quando isso ocorre, o tenista tem duas vantagens técnicas, a saber:

a. A altura de contato com o cotovelo estendido será maior, aumentando a margem de segurança da passagem da bola sobre a rede;

b. Utilizará toda a amplitude do movimento de extensão do cotovelo, resultando em uma maior aceleração da cabeça da raquete e, consequentemente, uma maior potência.

por movimentos explosivos, a partir de vigorosas contrações musculares.

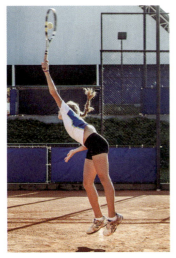

Foto 42. Cotovelo estendido no instante do contato.

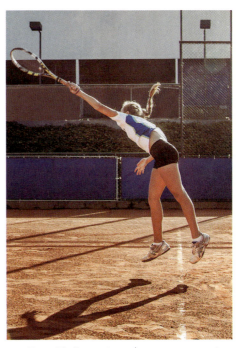

Foto 43. Fase aérea durante o saque.

5.2 Fase aérea: perda de contato com o solo

Essa é uma importante característica de um bom saque. A fase aérea quase sempre evidencia um saque ativo, em que o tenista teve a intenção de se lançar sobre a bola. O contrário, ou seja, a ausência dessa fase aérea, pode levar a um saque passivo, no qual o tenista fica esperando a bola. Lembramos que um saque potente, após a fase do "W", é caracterizado

5.3 Manutenção da mão não dominante próxima ao centro de gravidade

Além de descer a mão não dominante após o lançamento da bola, é importante que o tenista a mantenha próxima ao seu centro de gravidade pouco antes do contato. Essa estratégia, como citado anteriormente, auxilia no mecanismo de controle do golpe.

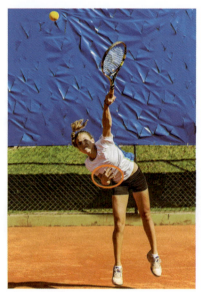

Foto 44. Braço não dominante próximo ao centro de gravidade no instante do contato raquete-bola.

5.4 Manutenção do foco visual na bola

O tenista deve manter o foco visual na bola desde o lançamento até o instante do contato com a raquete, o que auxilia na precisão do golpe. Muitos tenistas amadores mudam o foco visual antes de golpear a bola, ou seja, o passam para a área de saque, a fim de conhecer o resultado do golpe. Por conta disso, essa mudança pode levar o tenista a errar o local de contato entre as cordas e a bola, prejudicando o resultado do golpe.

Alguns tenistas de elite abrem mão da manutenção do foco visual até o contato, provavelmente pelo fato de já terem automatizado a relação *timing* versus posição de contato. Veja nas Fotos a seguir exemplos de ambos os casos: com e sem foco visual na bola no instante de contato.

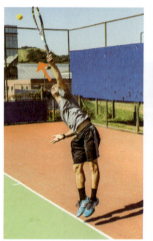 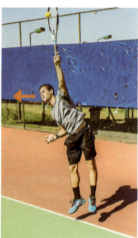

Fotos 45 e 46. Com e sem foco visual.

Fase 6 – Terminação ou "*follow-through*"

6.1 Pronação do antebraço + flexão do cotovelo (*snap*)

Uma adequada pronação do antebraço pode ser o grande diferencial entre o saque de um profissional e o saque de um amador.

O movimento de pronação do antebraço é iniciado antes mesmo do contato, e tem duas funções básicas:

a. Posicionar a face da raquete para fazer o contato com a bola;

b. Acelerar a cabeça da raquete.

Analisando o movimento do saque e supondo que o tenista utilize a empunhadura *continental*, percebe-se que, logo antes do contato, a borda lateral da raquete está voltada para a bola (Foto 47). Olhando apenas para essa foto, tem-se a impressão de que a borda da raquete fará o contato com a bola. Porém, logo em seguida, a cabeça da raquete é rapidamente voltada para o lado, com a finalidade de entrar em contato com a bola (Foto 48). Esse rápido movimento é responsável também por acelerar a cabeça da raquete.

Para explicar de uma maneira mais simples, a pronação ocorre quando o tenista vira a palma da mão dominante para a lateral da quadra.

Ademais, muitos estudos apontam o movimento de pronação como o maior responsável pela geração de potência do saque. Além disso, vale ressaltar que a pronação é realizada em todos os tipos de saque, quanto ao efeito: *flat*, *slice* e *kick*. O saque *flat* exige maior grau de pronação.

Além da pronação, nessa fase o sacador deve realizar uma flexão do punho (*snap*) que tem como finalidade retornar a cabeça da raquete para próxima do corpo. Esse movimento é realizado já na fase de desaceleração da cabeça da raquete.

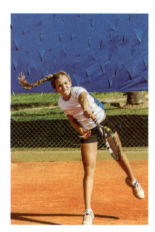

Foto 50. Movimento de flexão do punho (*snap*).

6.2 Aterrissagem com o pé não dominante dentro da quadra

Essa variável técnica é marca registrada na grande maioria dos grandes sacadores. A aterrissagem com o pé não dominante à frente da

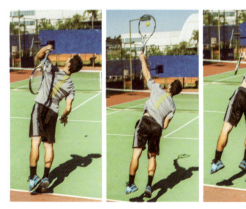

Fotos 47, 48 e 49. Movimento de pronação do antebraço.

linha de base é resultado da utilização efetiva da força gerada para frente pelos membros inferiores no eixo horizontal (momento linear). Quando isso ocorre, o tenista se desequilibra para frente – conscientemente – conduzindo também seu centro de gravidade em direção ao seu alvo. A potência do saque é, portanto, aumentada, devido ao deslocamento da massa do tenista. Assim sendo, percebe-se que esse item técnico é muito importante para o saque *flat*, que demanda maior potência.

rotação de tronco está intimamente ligada ao momento angular do saque. Conclui-se então que esse item técnico é muito importante para os saques *slice* e *kick*, que demandam maior geração de efeito.

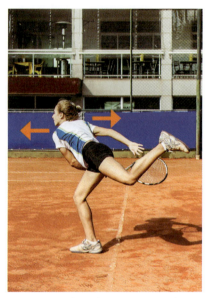

Foto 52. Ombro dominante para frente e braço não dominante para trás.

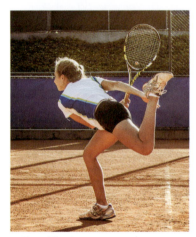

Foto 51. Aterrissagem do saque dentro da quadra.

6.3 Ombro dominante para frente e braço não dominante para trás

Essa posição dos membros superiores evidencia uma adequada rotação de tronco, que é um importante elo da cadeia cinética do saque. A

6.4 Reequilíbrio através do "coice"

A condução da perna dominante para trás, conhecida como "coice", representa a retomada do equilíbrio após o contato do pé não dominante em quadra. A amplitude desse movimento é diretamente proporcional ao momento linear gerado pelo tenista, ou seja, quanto mais o tenista projeta seu corpo para dentro da quadra, maior será o movimento de reequilíbrio ("coice"). Em alguns casos, o pé do tenista é posicionado acima de sua cabeça.

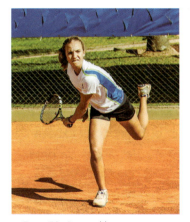

Foto 53. Reequilíbrio por meio do "coice".

Biomecânica aplicada aos golpes de base/fundo

Para fins didáticos, os golpes de base (*forehand* e *backhand*) estão divididos em seis fases, a saber:

1. Preparação ou *backswing*: fase em que o tenista conduz a raquete para trás, através da rotação do quadril;

2. Posicionamento e apoio (*Stance*): após conduzir a raquete para trás, o tenista se movimenta em direção à bola, buscando uma posição para realizar o apoio adequado com os pés;

3. Aceleração ou *forward swing*: fase em que o tenista conduz a raquete para frente, em direção à bola;

4. Contato: instante no qual as cordas da raquete atingem a bola;

5. Terminação ou *follow-through*: fase de terminação do golpe, também conhecida como fase pós-impacto. A raquete é conduzida para frente em direção ao alvo escolhido pelo tenista;

6. Recuperação: fase em que o tenista retorna ao centro da quadra com a intenção de ficar pronto para a próxima bola.

Biomecânica aplicada ao *forehand*

Fase 1 – Preparação ou *backswing*

1.1 Utilizar a técnica "Unit-turn"

A técnica *unit-turn* consiste em fazer os três movimentos básicos da preparação do golpe (condução da cabeça da raquete para trás, rotação do quadril para trás e flexão dos joelhos) em apenas um tempo. Essa técnica foi desenvolvida como adaptação ao tênis moderno que exigiu uma preparação mais rápida. A técnica utilizada anteriormente se chamava *multisegmentar turn*,

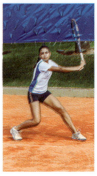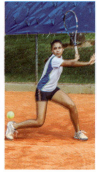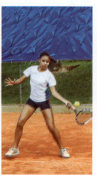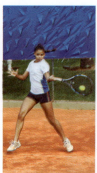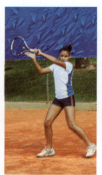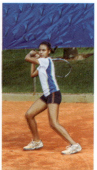

Fotos 54, 55, 56, 57, 58 e 59. Seis fases do *forehand*.

que permitia ao tenista realizar a preparação em várias etapas.

A principal diferença entre as técnicas se resume em como a cabeça da raquete é conduzida para trás: na técnica *unit turn* a ação é realizada através da rotação do quadril, enquanto na técnica *multisegmentar turn*, através da rotação externa do ombro dominante.

1.2 Iniciar o *loop* com a cabeça da raquete na altura dos ombros

O termo *loop* pode ser entendido como o movimento realizado para conduzir a raquete para trás. Se for realizado com a ponta da cabeça da raquete próxima à altura dos ombros, a trajetória será mais curta e, portanto, mais rápida. Com essa trajetória abreviada, o tenista terá mais tempo para executar os próximos movimentos do golpe.

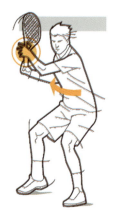

Figura 14. Técnica de preparação *"unit turn"*.

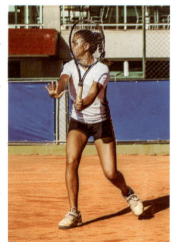

Foto 60. Preparação do *forehand*: cabeça da raquete alta.

1.3 Antecipar a preparação

Além de executar o *loop* abreviado na altura dos ombros, é necessário que essa fase seja realizada o mais rápido possível após a leitura da bola. Quanto mais cedo o tenista realizar esse movimento, mais tempo terá para executar a próxima fase do golpe: o apoio. Uma das maneiras de monitorar essa antecipação é verificar se o *loop* foi finalizado quando a bola tocou na quadra.

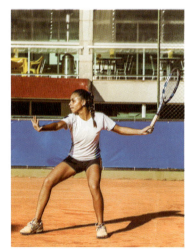

Foto 61. Preparação antecipada.

1.4 Finalizar o *loop* com a cabeça da raquete na altura dos ombros

A finalização do *loop* também deve ocorrer posicionando a cabeça da raquete próxima à altura dos ombros. Temos duas explicações para isso:

a. A amplitude do *loop* será menor comparada com um *loop* em que a cabeça da raquete é levada para baixo e para trás (ver comparação nas Fotos 62 e 63). Como será visto a seguir, esse *loop* mais curto permitirá ao tenista executar um apoio mais sólido e também a antecipar o contato com a bola: quanto mais cedo você termina a preparação, mais cedo poderá iniciar as próximas fases do golpe (fase de apoio e fase de aceleração da raquete até o contato);

b. Com um "*loop*" terminando alto, o tenista terá uma maior energia potencial. Se a cabeça da raquete sair de uma posição mais alta, a distância que deverá ser percorrida até a bola também será maior. E assim o tenista terá maior chance de acelerar até o contato com a bola. Quanto maior for a velocidade com que as cordas da raquete atingirem a bola, maior será a potência do golpe.

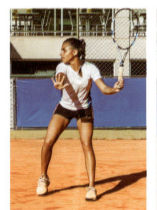 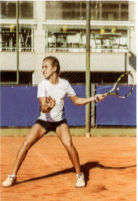

Fotos 62 e 63. Posição da cabeça da raquete ao final da preparação.

1.5 Amplitude do *loop*

Dependendo da bola a ser golpeada, a amplitude do *loop* pode e deve variar.

Normalmente, o *loop* deve apresentar uma amplitude de aproximadamente 180°. Ou seja, o tenista deve conduzir a cabeça da raquete para trás, até que esta fique apontada para o fundo da quadra. Se o *loop* for menor que 180°, a precisão do golpe será privilegiada, pois a distância a ser percorrida pela raquete até a bola na próxima fase será menor. Por outro lado, se o *loop* for maior que 180°, a potência do golpe é que será privilegiada, pois como a distância a ser percorrida pela raquete até a bola na próxima fase será maior, o tenista terá maior chance de aceleração. Em síntese, quanto maior o *loop*, maior a potência e menor a precisão do golpe, e vice-versa.

Ainda em relação a amplitude, essa é bastante dependente da bola a ser golpeada. Para golpear uma bola mais baixa e rápida, o tenista deverá encurtar o *loop*. E, ao contrário, para bolas mais altas e lentas, o tenista poderá ampliar o *loop*, como mostrado nas Fotos a seguir:

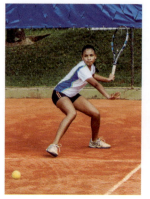 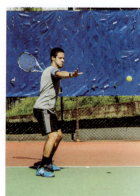

Fotos 64 e 65. Amplitude do *loop*: depende da bola a ser golpeada.

Fase 2 – Aproximação à bola e apoio (*stance*)

2.1 Braço não dominante à frente do corpo

No início dessa fase, quase sempre, o tenista estará se movimentando em direção à bola. Sendo assim, essa locomoção é caracterizada pela aproximação com a bola.

Isso posto, como o braço dominante foi conduzido para trás, é necessário que o tenista posicione o braço não dominante à frente do corpo. Essa estratégia tem como objetivo equilibrar o sistema, e é utilizada analogamente em algumas modalidades esportivas como, por exemplo, o surf e o skate.

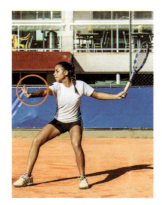

Foto 66. Braço não dominante à frente do corpo: equilíbrio.

rá a golpear com mais potência, pois seu corpo (especificamente seu centro de massa) estará se movendo em direção à bola antes do contato raquete-bola. Em outras palavras: "Não fique esperando a bola chegar até você, 'entre' na bola!"

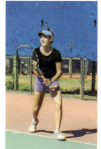 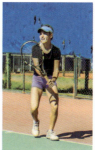 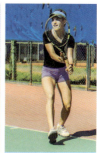

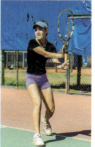 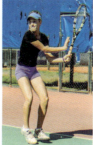

Fotos 68, 69, 70, 71 e 72. Passos curtos para alcançar bolas próximas.

2.2 Passos de ajuste

A regra básica de aproximação em direção à bola é a seguinte: passos largos quando está longe da bola e passos curtos quando está próximo à bola. Os passos largos são essenciais para chegar rapidamente próximo à bola e os passos curtos são essenciais para fazer o ajuste fino da distância em relação à bola.

Obs.: Mesmo quando a bola vem em sua direção e nenhum ajuste é necessário procure executar pelo menos dois passos bem curtinhos antes de golpeá-la. Essa ação romperá sua inércia e o ajuda-

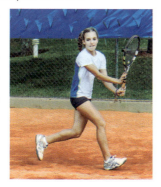

Foto 67. Passos largos para alcançar bolas distantes.

2.3 Apoio: eixo ombro/joelho/pé

Após a aproximação em direção à bola, o tenista deverá apoiar-se para então golpeá-la. Esse apoio pode ser feito de quatro maneiras:

a. *Open stance:* é o apoio aberto, em que o tenista continua com o tronco voltado para a rede, de frente para a quadra. Ambos os pés estão apontando para a frente.

c. *Semi-open stance:* é o apoio semi-aberto. Seria um apoio híbrido, entre o *open stance* e *square stance*.

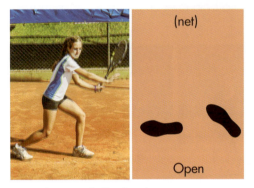

Imagem 5. *Forehand open stance.*

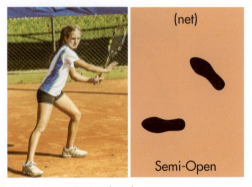

Imagem 7. *Forehand semi-open stance.*

b. *Square stance* (ou *neutral stance*): é o apoio quadrado, em que o tenista conduz o pé não dominante (pé esquerdo no caso dos destros) à mesma linha do pé dominante (pé direito no caso dos destros). Nesse tipo de apoio, o tenista posiciona o tronco lateralmente à rede.

d. *Closed stance:* é o apoio fechado que, por conta da velocidade do jogo, se torna a posição menos utilizada atualmente. O tenista conduz o pé não dominante (pé esquerdo no caso dos destros) à frente do pé dominante (pé direito no caso dos destros). Nesse tipo de apoio, o tenista fica posicionado quase de costas para a rede.

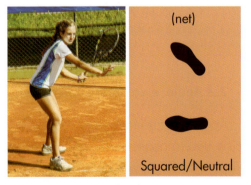

Imagem 6. *Forehand square stance.*

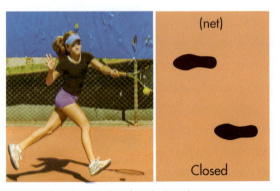

Imagem 8. *Forehand closed stance.*

Cada um desses apoios será mais adequado para determinada situação tática do jogo. Exemplos:

a. *Open stance:* muito utilizado em bolas rápidas no centro da quadra ou de média velocidade na lateral da quadra. Nesses casos, o tenista não terá tempo de conduzir o pé dominante para um posicionamento *semi-open* ou *square stance*, e assim só conseguirá golpear o *forehand* de frente para a quadra. A vantagem, portanto, é economizar no tempo de apoio. Entretanto, como o tenista estará de frente para a quadra, não conseguirá utilizar os membros inferiores como fonte de potência. Nesse tipo de apoio, o tenista demanda muito a utilização da rotação do quadril e da pronação do antebraço para gerar *topspin*. O controle da bola em detrimento à potência é a característica desse apoio.

b. *Square stance:* deve ser utilizado em bolas mais lentas e mais curtas, quando o tenista tem a chance de "entrar" na quadra para golpear o *forehand*. Com esse tipo de apoio, o tenista consegue formar um perfeito eixo ombro/joelho/pé, por meio do qual poderá transferir o peso do corpo desde o pé de trás até o pé da frente, aumentando assim a energia transferida para a bola. A potência imprimida à bola em detrimento do controle é a característica deste apoio.

c. *Semi-open stance:* por ser um meio-termo entre o *open* e o *square stance*, pode ser utilizado basicamente durante as trocas de bola do fundo de quadra (*rally*).

d. *Closed stance:* este apoio é bastante utilizado para golpear a bola na corrida, quando o tenista não tem tempo de parar.

2.4 Base larga

Se o tenista consegue manter uma base de apoio larga – pelo menos com os pés afastados em distância proporcional aos ombros – terá mais equilíbrio. Este facilitará transferir o peso do corpo em direção à bola, aumentando assim a potência do golpe.

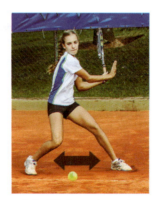

Foto 73. Base de apoio larga.

2.5 Flexão dos joelhos

Após realizar o apoio dos pés, o tenista deve flexionar os joelhos e descer seu centro de massa. Essa é uma das dicas mais antigas dos professores. Porém, não se pode esquecer que o movimento demanda tempo para ser executado. Portanto, a flexão só deve ser utilizada quando o tenista conseguiu antecipar as fases anteriores: leitura do golpe, preparação, posicionamento e apoio.

A flexão dos joelhos é uma maneira de armazenar energia elástica nos músculos dos membros inferiores. Essa energia será restituída na próxima fase, quando a cabeça da raquete deverá ser acelerada em direção à bola. Importante ressaltar que, concomitantemente à flexão dos joelhos, ocorre também a flexão do quadril, de modo que a extensão do quadril que ocorrerá na fase seguinte em conjunto com a extensão dos joelhos contribuirá para a geração de potência do golpe.

Fase 3 – Aceleração da raquete em direção à bola (*forward swing*)

3.1 Rotação do quadril para frente com auxílio do braço não dominante

O primeiro movimento da fase de aceleração da raquete deve ser a rotação do quadril para frente. Esta deve ser auxiliada pelo braço não dominante; no caso do tenista destro, por exemplo, o braço esquerdo deve ser conduzido para o lado esquerdo, antes mesmo do braço direito guiar a raquete em direção à bola. Portanto, a rotação do quadril para frente, juntamente com a retirada do braço não dominante, tem a função de liberar o caminho para a trajetória do braço dominante à frente.

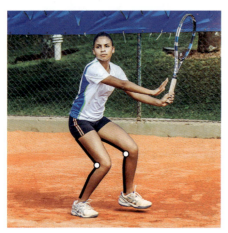

Foto 74. Flexão dos joelhos.

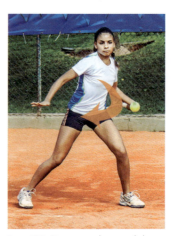

Foto 75. Rotação do quadril para frente e retirada do braço não dominante.

3.2 Descida da cabeça da raquete

Após a rotação do quadril e a retirada do braço não dominante, é a vez do braço dominante trabalhar. Agora, o tenista deverá descer a cabeça da raquete. Essa descida será mais ou menos acentuada, dependendo da quantidade de efeito que o tenista deseja imprimir à bola.

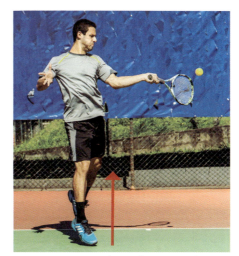

Foto 77. Extensão dos joelhos antes do contato raquete-bola.

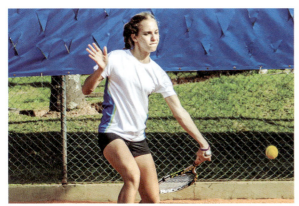

Foto 76. Descida da cabeça da raquete para gerar *topspin*.

3.3 Extensão dos joelhos

A extensão dos joelhos concomitante a extensão de quadril tem a finalidade de restituir a energia armazenada na fase de flexão dos joelhos. É a Lei da Ação e Reação (ou 3ª Lei de Newton). Essa energia será transferida para a bola, através do contato raquete-bola, basicamente em duas componentes: vertical e horizontal. A componente mais importante para golpear com *topspin* é a vertical, e a mais importante para golpear *flat* é a horizontal.

3.4 Estabilização do punho

A utilização do punho (flexão ou *snap*) é o ultimo movimento possível a ser executado pelo tenista antes do contato com a bola. É a última articulação atuante no processo da cadeia cinética. A função do punho na fase do *forehand* é muito discutida entre os treinadores do mundo todo.

Tenistas de elite mostram que logo antes do contato entre a raquete e a bola, tantos os músculo extensores como os músculos flexores do antebraço estão muito ativos. Isso quer dizer que o punho está estabilizado. Esta estratégia motora tem como objetivo variar o mínimo possível a posição da face da raquete antes do contato. Seria, portanto, uma estratégia de controle do golpe.

Verifica-se, porém, em tenistas como Rafael Nadal e Roger Federer, um movimento ativo do punho logo antes do impacto. Este movimento é conhecido como *whip motion*. Traduzindo, seria o movimento de chicotear. Isso aumenta a velocidade da cabeça da raquete, intensificando, portanto, a potência do golpe. Em contrapartida, a precisão do golpe será menor. Quanto mais movimentos antes do contato, maior a chance de erros. Conclui-se, então, que esse movimento pré-impacto do punho deve ser desenvolvido de acordo com o nível técnico do tenista.

3.5 Pronação do antebraço dominante

Para gerar o efeito *topspin*, o tenista deve utilizar intensamente o movimento de pronação do antebraço dominante. Este movimento será responsável por subir rapidamente a cabeça da raquete, gerando assim o *topspin*.

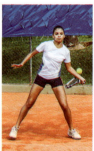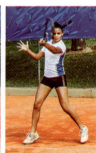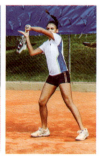

Fotos 78, 79 e 80. Sequência de fotos mostrando o movimento de pronação do antebraço dominante.

Fase 4 – Contato raquete-bola

4.1 Contato à frente do corpo

Abaixo uma lista de cinco itens que justificam a importância do tenista golpear o *forehand* à frente do corpo:

a. A distância para acelerar a cabeça da raquete até a bola será maior;

b. A transferência de energia para a bola será facilitada, pois o corpo estará "desequilibrado", se movimentando para frente, em direção à bola (maior inércia);

c. Facilitará golpear o *forehand* na cruzada, opção tática que exige um contato mais à frente;

d. A bola retornará mais rapidamente para o outro lado da quadra, permitindo menor tempo de recuperação ao adversário;

e. Melhor controle visual do adversário através da visão periférica. O foco visual sempre estará na bola e, se o contato ocorrer à frente do corpo, o adversário ainda estará no campo visual do tenista que está golpeando a bola (este campo visual em seres humanos é de quase 180°).

Uma das formas de verificar se o contato foi realizado à frente do corpo é o ângulo formado entre o braço e o antebraço. No contato ideal, normalmente o cotovelo estará em (ou quase) extensão total, ou seja, em ângulo de

180°, como mostram as Fotos 81 e 82. Essa posição anatômica sinaliza que toda a força dessa alavanca foi utilizada e, assim, a maior energia possível foi transferida para a bola. Quando o contato ocorre com o cotovelo em semiflexão, sabe-se que essa importante alavanca foi subutilizada. Vale ressaltar aqui, que após o contato, esta extensão de cotovelo, mesmo que ocorra, já não mais é utilizada como fonte de potência para o golpe.

a. Se a intenção do tenista for golpear o *forehand* com efeito *topspin*, a face da raquete deverá estar ligeiramente "fechada";

b. Se a intenção do tenista for golpear o *forehand* com efeito *slice*, a face da raquete deverá estar ligeiramente "aberta";

c. Se a intenção do tenista for golpear o *forehand* com o mínimo efeito possível (*flat*), a face da raquete deverá estar "plana".

Nos casos do *topspin* e *slice*, considera-se essa estratégia técnica de compensação. No caso do *topspin*, a face da raquete deverá estar ligeiramente "fechada" porque a trajetória da raquete é de baixo para cima. O contrário ocorre para golpear o *slice*: a face da raquete deverá estar ligeiramente "aberta" porque a trajetória da raquete é de cima para baixo.

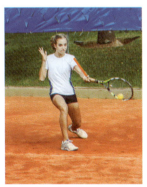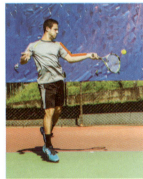

Fotos 81 e 82. Cotovelo em extensão total e cotovelo semiflexionado, respectivamente.

4.2 Face da raquete "fechada", "aberta" ou "plana"

Nesta fase de contato, a face da raquete deve estar posicionada dependentemente da intenção técnica do tenista em golpear a bola. São três opções:

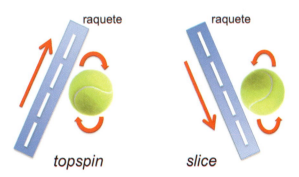

Figura 15. Face da raquete "fechada" para golpear com *topspin* e face da raquete "aberta" para golpear com *slice*.

4.3 Altura de contato

A altura de contato ideal deve ser próximo à linha da cintura do tenista, ou seja, próximo do centro de gravidade. Logicamente pode haver uma variação, inclusive dependendo de sua intenção tática. Anatomicamente, essa oscilação pode ocorrer entre a altura dos ombros e a altura dos joelhos. Acima ou abaixo desses pontos, dificilmente o tenista conseguirá executar um golpe eficiente.

Adequado citar aqui, que esta altura de contato, devido às características do jogo, pode variar bastante. Durante as trocas de bola o tenista se depara com inúmeras variáveis que influenciam na altura de contato: efeito, velocidade, profundidade, lateralidade, potência, entre outras. Nesse sentido, para que o tenista consiga golpear a bola próximo ou na altura da cintura, deverá demonstrar um excelente trabalho de pés (*footwork*).

4.4 Força adequada de preensão da mão

O instante de contato entre a bola e as cordas da raquete exige uma adequada força de preensão da mão. Se essa força for menor que a adequada, a raquete poderá girar na mão do tenista, podendo prejudicar o resultado do golpe. Por outro lado, o tenista também não deve apertar muito o cabo. Se isso ocorrer, todo o membro superior ficará tenso e a velocidade do golpe será prejudicada.

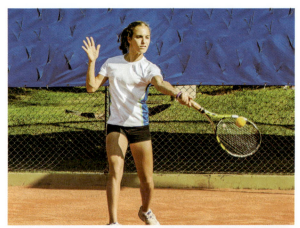
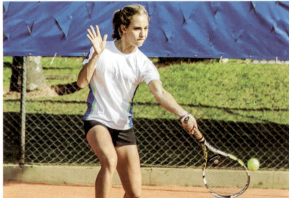
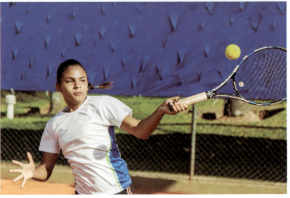

Fotos 83, 84 e 85. Variação na altura de contato.

4.5 Olhos fixos no ponto de contato

O tenista deve manter os olhos focados próximo ao ponto de contato entre a raquete e a bola. Muitos tenistas tiram o foco visual da bola muito antes do contato, quase sempre com a intenção de olhar para frente e procurar saber se a bola será dentro ou fora. Se essa retirada for realizada antes do contato raquete-bola, a precisão do golpe poderá ser prejudicada.

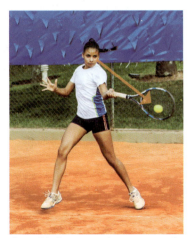

Foto 86. Foco visual no instante do contato com a bola.

Fase 5 – Terminação ou *follow-through*

5.1 Trajetória da cabeça da raquete

Primeiramente, vale ressaltar que, após o contato com a bola, o tenista não terá mais nenhum controle sobre a trajetória dela. Não há mais contato físico entre as cordas da raquete e a bola. É comum ouvir treinadores indicando para que o tenista acelere o braço após o contato. Na verdade, nesta fase do *forehand*, e dos outros golpes do tênis também, o que ocorre é o contrário: a desaceleração da cabeça da raquete. Quanto à trajetória da cabeça da raquete após o contato com a bola, esta deve seguir uma trajetória baseada nas três possíveis componentes:

a. Horizontal: a raquete deve seguir uma trajetória de trás para frente. Essa componente auxilia o tenista a aprofundar a bola;

b. Vertical: a raquete deve seguir uma trajetória de baixo para cima. Essa componente auxilia o tenista a aumentar a altura de passagem da bola sobre a rede e gerar mais *topspin*;

c. Lateral: a raquete deve seguir uma trajetória da direita para a esquerda (no caso dos tenistas destros). Esse movimento é chamado de pronação e é executado pelo antebraço dominante. Assim como a componente vertical, ela auxilia o tenista a imprimir o efeito *topspin* na bola.

Todas as componentes são importantes na execução do *forehand*, sendo que cada uma delas deverá ser mais utilizada pelo tenista dependendo de sua intenção técnica e tática.

Biomecânica aplicada ao tênis

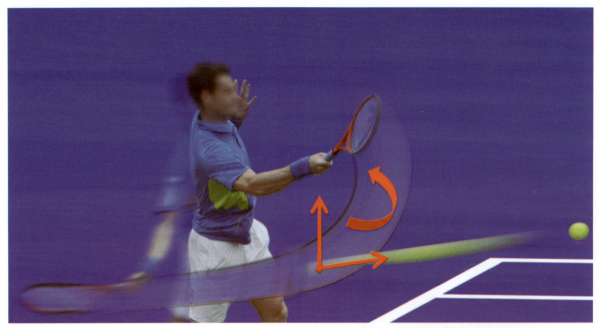

Foto 87. Componentes da trajetória da cabeça da raquete após o contato: horizontal, vertical e lateral.

5.2 Mão não dominante ao lado não dominante do corpo

Após o contato, a rotação do tronco deve seguir, de forma ampla, para que o movimento seja desacelerado de maneira gradativa, não abrupta. Para que isso ocorra, a mão esquerda (no caso dos tenistas destros) deve ser conduzida para o lado esquerdo do corpo, liberando a rotação do troco. Muitos tenistas costumam fazer o contrário: conduzem a mão esquerda para o lado direito do corpo, cruzando os braços, e assim limitando o movimento de rotação do tronco.

Vale ressaltar, porém, que mesmo tenistas de elite, em algumas circunstâncias táticas específicas, acabam optando, por conveniência, em cruzar os braços nesta fase do golpe. Um exemplo típico são as bolas anguladas, onde o tenista precisa rebater a bola e voltar rapidamente para o centro da quadra. Neste caso, a terminação deve ser abreviada.

A seguir estão apresentados alguns exemplos de terminação quanto à rotação do tronco, que pode ser observada através da posição da mão não dominante.

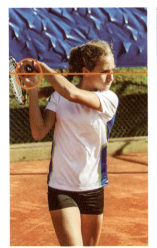 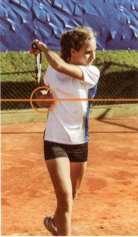 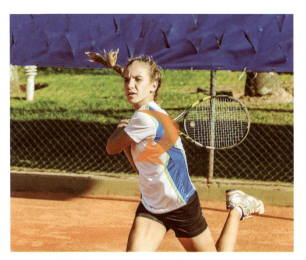

Fotos 88 e 89. Posição da mão não dominante na fase de terminação.

Foto 90. Ombro dominante voltado para a rede, através da rotação do tronco.

Fase 6 – Recuperação

6.1 Ombro dominante voltado para a rede

Após a terminação, se o ombro dominante do tenista está voltado para a rede (Foto 90), provavelmente ele utilizou de maneira eficiente a rotação do tronco. Os tenistas que aceleram pouco a cabeça da raquete antes do contato, finalizam o *forehand* com o ombro dominante voltado para o lado da quadra. É interessante observar que essa fase do golpe, apesar de não influenciar mais no resultado dele, mostra muito sobre a execução das fases anteriores.

6.2 Utilização do passo cruzado ou lateral para iniciar a recuperação

Logo após golpear uma bola, a recuperação do tenista para repetir o gesto com a próxima pode ocorrer de duas maneiras: a partir de um passo cruzado ou passo lateral (Fotos 91, 92, 93 e 94 e Fotos 95, 96, 97 e 98). O passo cruzado é mais apropriado nas recuperações em que há pouco tempo disponível para se recuperar e uma maior distância para percorrer, à medida que o passo lateral é mais comum quando há mais tempo para se recuperar (KOVACS, 2009). Após a realização do primeiro passo, é comum que o tenista realize passos laterais até o início do *split-step*.

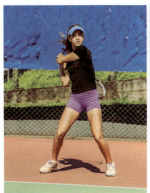 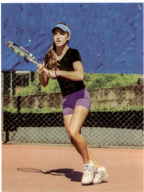 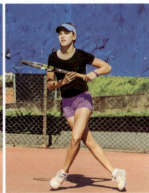 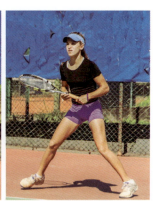

Fotos 91, 92, 93 e 94. Primeiro passo cruzado.

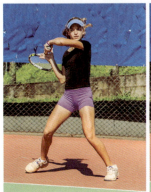 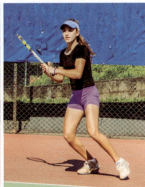 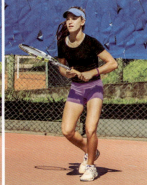 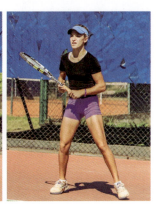

Fotos 95, 96, 97 e 98. Primeiro passo lateral.

Biomecânica aplicada ao *backhand*

Inicialmente, vale ressaltar que a análise do *backhand* será descrita em relação ao *backhand* com uma mão. Justificativa: o *backhand* com duas mãos possui muito mais similaridades com o *forehand*, se comparado ao *backhand* com uma mão. O movimento que o braço não dominante realiza em um *backhand* com duas mãos é muito similar ao movimento que o braço dominante realiza no *forehand*. Ao longo dessa análise, sempre que pertinente, serão descritas as principais diferenças entre o *backhand* com uma mão e o *backhand* com duas mãos.

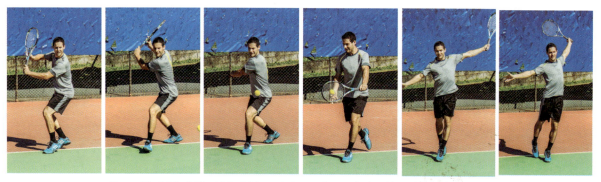

Fotos 99, 100, 101, 102, 103 e 104. Seis fases do *backhand* com uma mão.

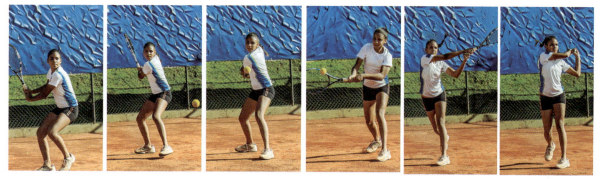

Fotos 105, 106, 107, 108, 109 e 110. Seis fases do *backhand* com duas mãos.

Fase 1 – Preparação ou *backswing*

1.1 Utilizar a técnica *unit-turn*

Assim como no *forehand*, a preparação do *backhand* deve ser realizada por meio da técnica *unit-turn*. Para os adeptos do *backhand* com duas mãos, a técnica *unit-turn* é facilitada, pois os braços trabalham em conjunto. Os adeptos da técnica de *backhand* com uma mão conseguem realizar a condução da raquete para trás apenas com o ombro, o que não é aconselhável. Esses atletas devem então praticar a execução da técnica *unit-turn*. Portanto, independente da técnica com uma ou duas mãos, procure executar a preparação do *backhand* de uma só vez: condução da cabeça da raquete e rotação do quadril para trás e flexão dos joelhos.

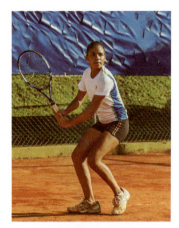

Foto 111. Técnica de preparação *unit turn*.

1.2 Iniciar o *loop* com a cabeça da raquete na altura dos ombros

Vale a mesma regra do *forehand*: se o movimento for realizado com a ponta da cabeça da raquete próxima à altura dos ombros, a trajetória será mais curta e, portanto, mais rápida. Com esse curso abreviado, o tenista terá mais tempo para executar os próximos movimentos do golpe.

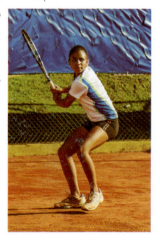

Foto 112. Preparação do *backhand*: cabeça da raquete alta.

1.3 Antecipar a preparação

Idem ao *forehand*: além de executar o *loop* abreviado, na altura dos ombros, é necessário que essa fase seja realizada o mais rápido possível após a leitura da bola. Quanto mais cedo o tenista realizar este movimento, mais tempo terá para executar a próxima fase do golpe: o apoio. Uma das maneiras de monitorar essa antecipação é verificar se o *loop* foi finalizado quando a bola tocou na quadra.

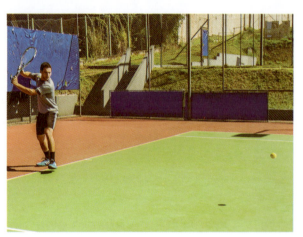

Foto 113. Preparação antecipada.

1.4 Finalizar o "*loop*" com a cabeça da raquete na altura dos ombros

Idem ao *forehand*: a finalização do *loop* também deve ocorrer posicionando a cabeça da raquete próxima à altura dos ombros. Temos duas explicações para isso:

a. A amplitude do *loop* nesse caso será menor se comparada com um *loop* em que a cabeça da raquete é levada para baixo e para trás (ver comparação nas Fotos 114 e 115). Como veremos a seguir, este *loop* mais curto permitirá ao tenista executar um apoio mais sólido e também antecipar o contato com a bola: quanto mais cedo você termina a preparação, mais cedo poderá iniciar as próximas fases do golpe (fase de apoio e fase de aceleração da raquete até o contato);

b. Com um *loop* terminando alto, o tenista terá uma maior energia potencial. Se a cabeça da raquete sair de uma posição mais alta, a distância que deverá ser percorrida até a bola também será maior. Assim, o tenista terá maior chance de acelerar até o contato com a bola. Quanto maior a velocidade com que as cordas da raquete atingirem a bola, maior será a potência do golpe.

1.5 Amplitude do *loop*

A amplitude do *loop* para o *backhand* com uma mão, na média, é maior se comparada ao *backhand* com duas mãos: 260 versus 200 graus, respectivamente (Elliott et al., 2003). Essa amplitude é limitada no *backhand* com duas mãos pela mão não dominante, que fica mais próxima à mão dominante. Essa diferença vai interferir no raio de giro durante a próxima fase. O *backhand* com duas mãos apresenta um raio de giro menor se comparado ao *backhand* com uma mão. A partir dessas características, pode-se afirmar que o *backhand* com duas mãos tende a ser mais preciso e o *backhand* com uma mão tende a ser mais potente.

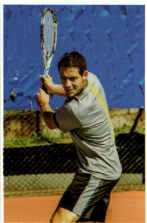

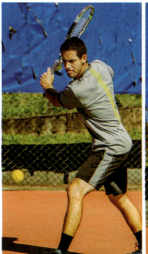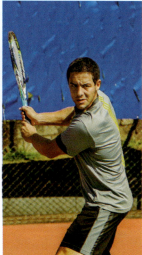

Fotos 114 e 115. Posição da cabeça da raquete ao final da preparação.

Fotos 116 e 117. Amplitude do *loop*: maior no *backhand* com uma mão, se comparado ao *backhand* com duas mãos.

Fase 2 – Aproximação à bola e apoio (*stance*)

2.1 Olhar a bola por cima do ombro dominante

Esta posição, em ambas as técnicas de *backhand*, auxilia o tenista a se estabelecer lateralmente à quadra. Dessa forma, a utilização da rotação dos ombros nas próximas fases será aumentada, incrementando assim a potência do golpe.

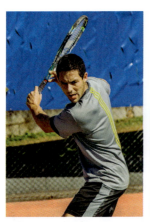
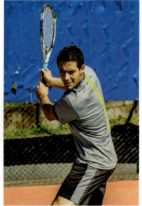

Fotos 118 e 119. Olhar a bola por cima do ombro dominante.

2.2 Passos de ajuste

Idem ao *forehand*: a regra básica de aproximação em direção à bola é a seguinte: passos largos quando está longe da bola e passos curtos quando está próximo à bola. Os primeiros são essenciais para o tenista chegar rapidamente próximo à bola e os segundos são fundamentais para fazer o ajuste fino da distância em relação à bola. Vale lembrar da regra dos dois passos bem curtinhos antes de golpear a bola para romper a inércia, descritos anteriormente (item 2.2 *forehand*).

2.3 Apoio: eixo ombro/joelho/pé

Idem ao *forehand*: após a aproximação em direção à bola, o tenista deverá apoiar-se para então golpeá-la. Esse apoio pode ser feito de quatro maneiras, e neste tópico ele será apenas visualizado por meio das fotos, já que sua descrição é exatamente a mesma descrita anteriormente (item 2.3 do *forehand*):

a. *Open stance:*

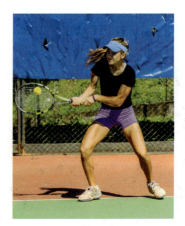

Foto 120. *Backhand open stance.*

b. *Square stance* (ou *neutral stance*):

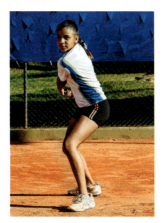

Foto 121. *Backhand square stance.*

c. *Semi-open stance:*

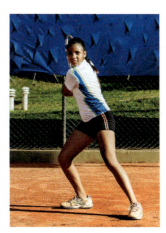

Foto 122. *Backhand semi open stance.*

d. *Closed stance:*

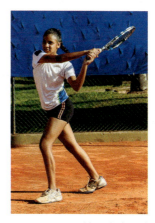

Foto 123. *Backhand closed stance.*

Cada um desses apoios será mais adequado para uma determinada situação tática do jogo, conforme descrito anteriormente (item 2.3 *forehand*).

2.4 Base larga

Idem ao *forehand*: se o tenista consegue manter uma base de apoio larga – pelo menos com os pés afastados em distância proporcional aos ombros – terá mais equilíbrio. Este equilíbrio facilitará transferir o peso do corpo em direção à bola, aumentando assim a potência do golpe.

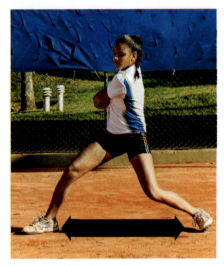

Foto 124. Base de apoio larga.

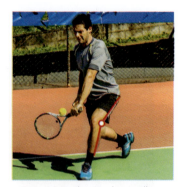

Foto 125. Flexão dos Joelhos.

Fase 3 – Aceleração da raquete em direção à bola – *forward swing*

3.1 Descida da cabeça da raquete

O início desta fase é marcado pela descida da cabeça da raquete. Essa descida será mais ou menos acentuada, dependendo do efeito que o tenista deseja imprimir à bola.

2.5 Flexão dos joelhos

Idem ao *forehand*: após realizar o apoio dos pés, o tenista deve flexionar os joelhos, concomitantemente com a flexão de quadril, descendo seu centro de massa. Entretanto, não se pode esquecer que tal movimento demanda tempo para ser executado. Portanto, a flexão só deve ser realizada quando o tenista conseguiu antecipar as fases anteriores: leitura do golpe, preparação, posicionamento e apoio.

A flexão dos joelhos é uma maneira de armazenar energia elástica nos músculos dos membros inferiores, a qual poderá ser restituída na próxima fase quando a cabeça da raquete deverá ser acelerada em direção à bola.

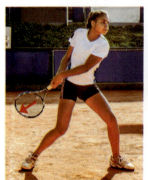 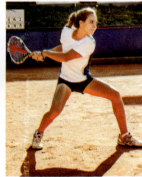

Fotos 126 e 127. Descida da cabeça da raquete para gerar *topspin* e descida da cabeça da raquete para golpear *flat*.

3.2 Extensão dos joelhos

Idem ao *forehand*: a extensão dos joelhos com concomitante extensão do quadril tem a finalidade de restituir a energia armazenada na fase de flexão dos joelhos. Essa energia será transferida para a bola por meio do contato raquete-bola, basicamente em duas componentes: vertical e horizontal. A componente mais importante para golpear com *topspin* é a vertical, e a mais importante para golpear *flat* é a horizontal.

a extensão mais importante é a do cotovelo não dominante. A extensão total do cotovelo deve coincidir com o contato com a bola.

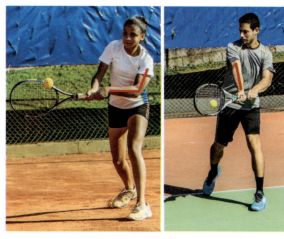

Fotos 129 e 130. Cotovelo não dominante semiflexionado e cotovelo não dominante estendido.

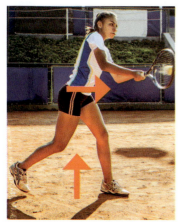

Foto 128. Extensão dos joelhos antes do contato raquete-bola.

3.3 Extensão do cotovelo

A extensão do cotovelo é um dos principais movimentos que geram velocidade na cabeça da raquete. Para o *backhand* com uma mão a extensão mais importante é a do cotovelo dominante, e para o *backhand* com duas mãos

3.4 Estabilização do punho

A estabilização do punho é uma estratégia motora que tem como objetivo variar o mínimo possível a posição da face da raquete antes do contato. Seria, portanto, uma estratégia de controle do golpe.

3.5 Pronação/supinação do antebraço

Para gerar o efeito *topspin*, o tenista deve utilizar intensamente o movimento de pronação do antebraço não dominante para o *backhand* com duas mãos e o movimento de supinação do antebraço dominante para o *backhand* com uma mão. Esses movimentos serão responsáveis por levantar rapidamente a cabeça da raquete, gerando assim o *topspin*.

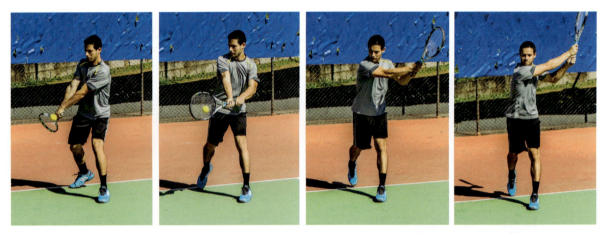

Fotos 131, 132, 133 e 134. Sequência mostrando o movimento de pronação do antebraço não dominante no *backhand* com duas mãos.

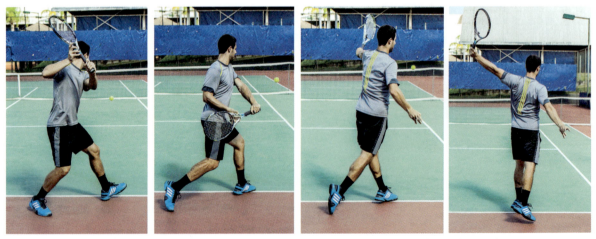

Fotos 135, 136, 137 e 138. Sequência mostrando o movimento de supinação do antebraço dominante no *backhand* com uma mão.

3.6 Condução do braço não dominante para trás

Verifica-se nesta fase que, enquanto o braço dominante é conduzido para frente, o braço não dominante é conduzido para trás. Essa estratégia técnica tem a finalidade de estabilizar o *backhand* com uma mão, ou seja, equilibrar o corpo do executante durante esta fase de aceleração.

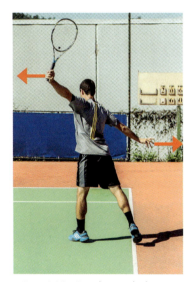

Foto 139. Condução do braço não dominante para trás.

Fase 4 – Contato raquete-bola

4.1 Contato à frente do corpo

Exatamente os mesmo princípios descritos anteriormente (no item 4.1 *forehand*).

Ademais, uma das formas de verificar se o contato foi realizado à frente do corpo é o ângulo formado entre o braço e o antebraço. No contato ideal, normalmente o cotovelo estará em (ou quase) extensão total, ou seja, em um ângulo de 180°, como mostra a Foto 140. Tal posição anatômica sinaliza que toda a força desta alavanca foi utilizada, e assim a maior energia possível foi transferida para a bola. Quando o contato ocorre com o cotovelo em semiflexão, sabemos que esta importante alavanca foi subutilizada. Vale ressaltar que, após o contato, a extensão de cotovelo, mesmo que ocorra, já não mais é utilizada como fonte de potência para o golpe. Importante lembrar que, para o *backhand* com uma mão, a extensão mais importante é a do cotovelo dominante, e para o *backhand* com duas mãos, a extensão mais importante é a do cotovelo não dominante.

Além disso, o ponto de contato com a bola durante a execução do *backhand* com uma mão é, aproximadamente, entre 20 e 30 centímetros mais à frente se comparado ao *backhand* com duas mãos. Esse é um fator complicador em bolas rápidas, pois a técnica com uma mão exige maior velocidade de movimento da raquete, caso contrário o contato será atrasado.

Já em bolas mais curtas ou laterais, quem utiliza o *backhand* com uma mão leva vantagem, pois terá a chance de realizar uma extensão total do cotovelo. Nessas situações extremas, o tenista que utiliza o *backhand* com duas mãos terá seu alcance reduzido devido ao posicionamento da mão não dominante sobre o cabo da raquete, o que impede a extensão total do cotovelo dominante. As Fotos 140 e 141 mostram esta diferença. Pode-se concluir que para golpear o *backhand* com duas mãos, o tenista deverá se aproximar um pouco mais da bola. Além dessa maior distância a ser percorrida, golpear a bola utilizando-se do *backhand* com duas mãos torna mais difícil o deslocamento do tenista em direção à bola, o que exige uma maior coordenação.

4.2 Face da raquete "fechada", "aberta" ou "plana"

Exatamente os mesmo princípios descritos anteriormente (no item 4.2 *forehand*).

4.3 Altura de contato

Exatamente os mesmo princípios descritos anteriormente (no item 4.3 *forehand*).

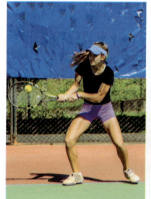
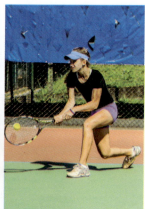

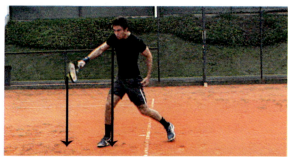

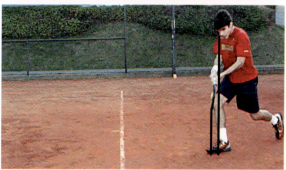

Fotos 140 e 141. Distância entre o ombro dominante e o ponto de contato com a bola. Comparação entre o *backhand* com uma e duas mãos.

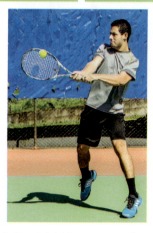

Fotos 142, 143 e 144. Variação na altura de contato.

4.4 Força adequada de preensão da mão

Idem ao *forehand*: o instante de contato entre a bola e as cordas da raquete exige uma adequada força de preensão da mão. Se essa força for menor que a adequada, a raquete poderá girar na mão do tenista, o que prejudicará o resultado do golpe. Por outro lado, o tenista também não deverá apertar muito o cabo. Se isso ocorrer, todo o membro superior ficará tenso e a velocidade do golpe será prejudicada.

4.5 Olhos fixos no ponto de contato

Idem ao *forehand*: o tenista deve manter os olhos focados próximo ao ponto de contato entre a raquete e a bola. Muitos tenistas tiram o foco visual da bola muito antes do contato, quase sempre com a intenção de olhar para frente e procurar saber se a bola será dentro ou fora. Se essa retirada for realizada antes do contato raquete-bola, a precisão do golpe poderá ser prejudicada.

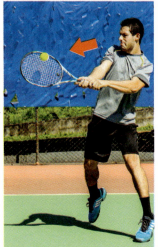

Foto 145. Foco visual do tenista no instante do contato com a bola.

Fase 5 – Terminação ou *follow-through*

5.1 Trajetória da cabeça da raquete

Exatamente os mesmo princípios descritos anteriormente (no item 5.1 *forehand*).

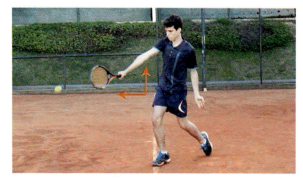

Foto 146. Componentes da trajetória da cabeça raquete após o contato: horizontal, vertical e lateral.

Fase 6 – Recuperação

6.1 Ombro dominante voltado para a rede

Idem ao *forehand*: após a terminação, se o ombro dominante do tenista está voltado para a rede, provavelmente ele utilizou de maneira eficiente a rotação do tronco. Os tenistas que aceleram pouco a cabeça da raquete antes do contato finalizam o *backhand* com o ombro dominante voltado para o lado da quadra. É interessante observar que essa fase do golpe, apesar de não influenciar mais no resultado dele, mostra muito sobre a execução das fases anteriores.

Os adeptos da técnica de *backhand* com duas mãos apresentam uma fase de terminação, quanto à rotação dos ombros, mais acentuada, pois o braço não dominante é conduzido à frente, o que não ocorre na técnica de *backhand* com uma mão.

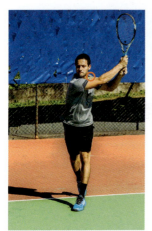 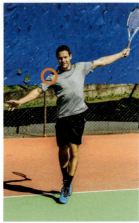

Fotos 147 e 148. Posicionamento do ombro não dominante para as técnicas de *backhand* com uma e duas mãos.

6.2 Utilização de um passo curto e rápido para iniciar a recuperação

Idem ao *forehand*: a recuperação do tenista para golpear a próxima bola deve ocorrer o mais rápido possível após a terminação do golpe. Para que a saída seja rápida, o primeiro passo deve ser mais curto, a fim de romper a inércia com maior facilidade. Esse passo é chamado de *side-step*. Depois, com o tenista já em movimento, é indicada a utilização do *cross-step*, um tipo de passada mais ampla.

Biomecânica aplicada ao voleio

Para fins didáticos, os voleios (*forehand* e *backhand*) estão divididos em cinco fases, a saber:

1. Posição inicial: fase em que o tenista está preparado para iniciar a execução do voleio, independente de que lado a bola venha;

2. Preparação ou *backswing*: é a fase em que o tenista conduz a raquete para trás, se preparando para golpear a bola;

3. Aceleração ou *forward swing*: fase em que o tenista conduz a raquete para frente, em direção à bola;

4. Contato: instante onde as cordas da raquete atingem a bola;

5. Terminação ou *follow-through*: fase de terminação do golpe, também conhecida como fase pós-impacto.

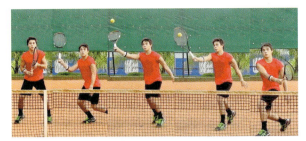

Foto 149. Cinco fases do voleio de *forehand*.

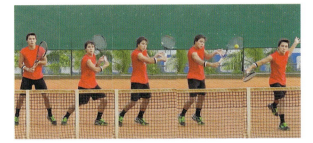

Foto 150. Cinco fases do voleio de *backhand*.

Fase 1 – Posição inicial

1.1 *Split-step*

O voleio deve ser iniciado com o tenista já em posição de espera (*read position*). Essa posição pode ser alcançada após um passo de ajuste, chamado *split-step*. O *split-step* é um pequeno salto, que tem como objetivo romper a inércia do movimento do tenista, e pode ser realizado em duas situações:

    a. O tenista está parado (velocidade = zero) e precisa se deslocar (velocidade > zero) em direção à bola;

    b. O tenista está se movimentando em direção à rede (velocidade > zero) e precisa parar (velocidade = zero).

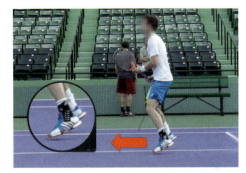

Foto 151. Movimento de *split-step* que antecipa o voleio.

1.2 Joelhos levemente flexionados

Quando o tenista termina o *split-step*, fazendo contato com o solo novamente, estará pronto para sair em qualquer direção. Neste instante, deve estar com os joelhos levemente flexionados, evidenciando que armazenou energia elástica para restituir na próxima fase.

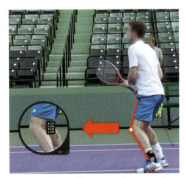

Foto 152. Joelhos semiflexionados.

1.3 Cabeça da raquete posicionada na linha média do corpo do tenista

Como o tenista não sabe de que lado a bola deverá ser golpeada, deve esperá-la com a cabeça da raquete posicionada na linha média do corpo, ou seja, nem à direita, nem à esquerda, como mostra a Foto 153:

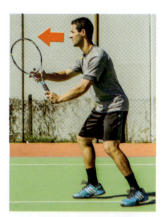

Foto 154. Ponta da raquete próxima à altura dos olhos.

1.5 Cotovelos semiflexionados

Nesta fase, os cotovelos deverão estar em semiflexão. Dessa forma, o tenista poderá realizar a extensão do cotovelo dominante na fase de *forward swing*. Essa técnica é um importante movimento para golpear a bola.

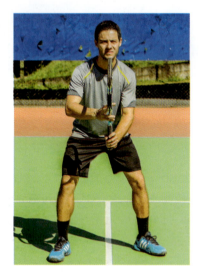

Foto 153. Posição de espera.

1.4 Ponta da cabeça da raquete próxima à linha dos olhos

A grande maioria dos voleios será realizada com efeito *slice*. Este tipo de efeito prevê uma trajetória da cabeça da raquete de cima para baixo. Portanto, a posição inicial da cabeça da raquete deve ser alta, próxima à altura dos olhos do tenista.

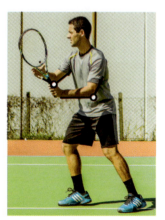

Foto 155. Cotovelos semiflexionados.

Fase 2 – Fase de preparação ou *backswing*

2.1 Rotação do tronco para trás

Nesta fase, o tenista deverá realizar a preparação utilizando-se basicamente da rotação do tronco. Ombro, cotovelo e punho devem permanecer na mesma posição.

posicionado próximo à rede terá pouco tempo para preparar o golpe. Portanto, esta amplitude deverá ser de no máximo 90°.

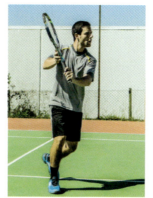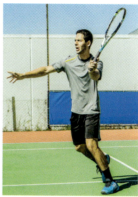

Fotos 157 e 158. Amplitude de preparação próxima a 90°.

2.3 Cabeça da raquete alta ao final da preparação

Ao final desta fase, a cabeça da raquete deve continuar alta, para facilitar o *slice* (descida da cabeça da raquete) na próxima fase.

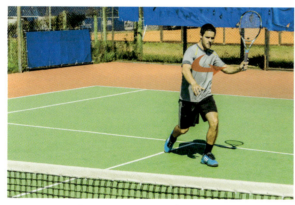

Foto 156. Rotação do tronco.

2.2 Amplitude da preparação

Se comparada aos golpes de fundo de quadra, a amplitude da preparação do voleio deve ser bem menor. Explicação: quando o tenista sobe à rede, a distância entre ele e o adversário ficará menor. Além disso, em grande parte das jogadas, o adversário tentará uma passada utilizando uma bola em alta velocidade. A partir desses dois fatores, percebe-se que o tenista

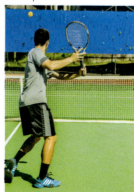

Foto 159. Cabeça da raquete alta ao final da preparação.

Fase 3 – Fase de aceleração ou *forward swing*

3.1 Condução da raquete para frente

Esta é a fase em que a cabeça da raquete deve ser conduzida à frente, em direção à bola. O cotovelo dominante é o principal responsável por essa condução, através de sua extensão. Quando o tenista tem a intenção de realizar um voleio com *slice*, tal movimento deve ser executado de cima para baixo, "cortando" a bola. Daí vem o nome *slice*: "fatiar" a bola.

3.2 Passo à frente com o membro inferior não dominante

Na maioria das situações táticas, o tenista deverá continuar avançando à rede após a execução do voleio. Sendo assim, é importante que ele utilize a passagem do membro inferior não dominante à frente nesta fase. Esse item técnico auxilia o tenista a aumentar seu momento linear, além de continuar o avanço em direção à rede. Sendo assim, o tenista destro, por exemplo, deverá passar o membro inferior esquerdo à frente durante a fase de aceleração do voleio de *forehand* e passar o membro inferior direito à frente durante a fase de aceleração do voleio de *backhand*. Vale ressaltar que, em alguns casos, um passo de abertura poderá ser necessário antes da realização do passo à frente citado acima.

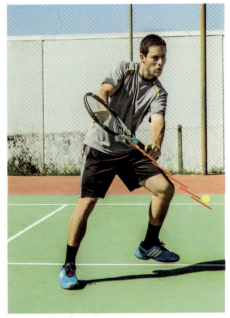

Foto 160. Condução da cabeça da raquete para frente.

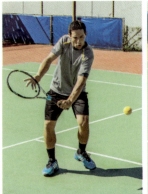 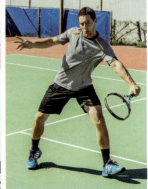

Fotos 161 e 162. Passo à frente durante o voleio.

3.3 Manutenção da posição da cabeça da raquete

Durante essa fase, é muito importante manter a posição da cabeça da raquete, variando-a o mínimo possível. Para isso, a estabilização do punho torna-se necessária. Ela é feita pela contração dos músculos do antebraço e tem o objetivo de minimizar a variação do ângulo de entrada da raquete na bola. Quanto menos o tenista varia essa posição da raquete, maior controle terá sobre o resultado do golpe.

Fase 4 – Fase de contato

4.1 Contato à frente do corpo

Entre as inúmeras vantagens em golpear o voleio à frente do corpo, duas se destacam:

a. Facilita direcionar o voleio na cruzada, opção tática que exige um contato mais à frente;

b. A bola retornará mais rapidamente para o outro lado da quadra, permitindo menor tempo de recuperação ao adversário.

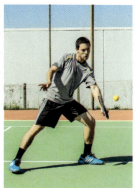

Foto 163. Contato do voleio à frente do corpo.

4.2 Cotovelo estendido

Assim como nos golpes de fundo de quadra e no saque, o cotovelo estendido na fase de contato garante toda a utilização da energia gerada por esta alavanca.

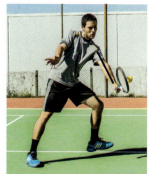 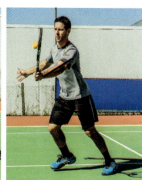

Fotos 164 e 165. Cotovelo estendido no instante do contato.

4.3 Olhos fixos no ponto de contato

A manutenção do foco visual próximo ao ponto de contato auxilia o tenista a controlar melhor a bola. Vale ressaltar que o tenista deve evitar desviar o foco visual da bola precocemente.

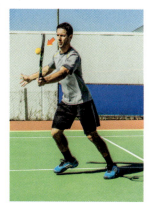

Foto 166. Olhos fixos no ponto de contato.

Fase 5 – Terminação ou *follow-through*

5.1 Trajetória da raquete em direção ao alvo

Após o contato, o tenista deve manter a cabeça da raquete em uma trajetória que coincida com seu alvo. É como se houvesse um trilho entre o ponto de contato e o alvo escolhido. Além disso, o atleta deve procurar não desviar a cabeça da raquete deste trilho. Dessa forma, mantendo a terminação nesta trajetória, a precisão do voleio será maior.

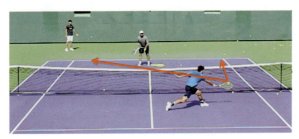

Foto 167. Trajetória da raquete em direção ao alvo.

5.2 Terminação abreviada

Uma característica marcante da terminação do voleio é um movimento mais curto, se comparado aos golpes do fundo de quadra. Vale ressaltar que a amplitude depende do tipo de voleio. Exemplo: um voleio de aproximação (*approach-volley*) exige uma terminação mais ampla que um voleio-deixada (*drop-volley*). A amplitude reduzida na terminação do voleio também é explicada pelo fato de que o tenista deve estar pronto para a próxima bola o mais rápido possível, pois quando está próximo à rede, o retorno é bem mais rápido.

Considerações finais

Neste capítulo objetivou-se caracterizar os aspectos técnicos inerentes a prática do tênis sob o olhar biomecânico; analisando as causas e efeitos dos mais diversos movimentos e, desta forma, auxiliando em um melhor ensino e formação de tenistas.

Referências bibliográficas

AMADIO, A. C. *Fundamentos da biomecânica do esporte:* considerações sobre a análise cinética e aspectos neuro-musculares do movimento. [Tese de Livre Docência]. São Paulo (SP): Universidade de São Paulo, 1989.

_____. & DUARTE, M. *Fundamentos biomecânicos para análise do movimento.* São Paulo: Lemos, 1998.

ELLIOTT, B.; REID, M.; CRESPO, M. *Biomecánica del tennis avanzado.* Roehampton: ITF, 2003.

GROPPEL, J. L. The biomechanics of tennis: an overview. *International Journal of Sport Biomechanics*, v.2, pp. 141-55, 1986.

HALL, S. *Biomecânica básica.* Rio de Janeiro: Guanabara Koogan. 1993.

HAY, J. G. & REID, J. G. *Anatomy, mechanics, and human motion.* Englewood Cliffs: Prentice-Hall, 1988.

KOVACS, M. S. Movement for tennis: the importance of lateral training. *Strength and Conditioning Journal*, v.31, n.4, pp. 77-85, 2009.

KNUDSON, D. The tennis topspin forehand drive: technique changes and critical elements. *Strategies*, v.5, n.1, pp. 19-22, 1991.

_____.; LUEDTKE, D.; FARIBAULT, J. How to analyze the serve. *Strategies*, v.7, n.8, pp. 19-22, 1994.

_____. & MORRISON, C. *Qualitative analysis of human movement.* Champaign: Human Kinetics, 1997.

KNUDSON, D. & KLUKA, D. The impact of vision and vision training on sport performance. *Journal of Physical Education, Recreation and Dance*, v.68, n.4, pp. 17-24, 1997.

LANDLINGER, J.; LINDINGER, S.; STOGGL, T.; WAGNER, H.; MULLER, E. Key factors and timing patterns in the tennis forehand of different skill levels. *Journal of Sports Science and Medicine*, v.1, pp. 643-51, 2010.

McPHERSON, M. N. Qualitative and quantitative analysis in sports. *American Journal of Sports Medicine*, v.24, pp. S85-S88, 1996.

NIGG, B. M. & HERZOG W. *Biomechanics of musculo-skeletal system*. New York: John Wiley, 1994.

NORMAN, R. W. Biomechanics for the community coach. *Journal of Physical Education, Recreation and Dance*, v.46, n.3, pp. 49-52, 1975.

ROETERT, P. R. & ELLENBECKER, T. S. *Muscle activity in tennis*. In: 1st Congress Tennis Science & Technology, London, pp. 315-20, 2000.

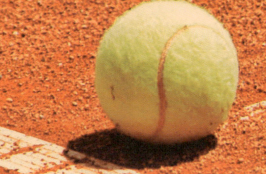

PARTE IV

Aspectos da preparação física

- Prof. Me. Rodrigo Poles Urso
- Prof. Dr. Nilo Massaru Okuno

Introdução

Um ótimo desempenho físico no tênis requer a interação complexa de diferentes componentes. Dentre esses, destacam-se as capacidades físicas condicionantes (força, velocidade, resistência e flexibilidade) e coordenativas (ritmo, tempo de reação, equilíbrio, entre outras), assim como a participação das vias energéticas aeróbia e anaeróbia. Adicionalmente, dentre os diversos fatores que caracterizam a modalidade, estão: o envolvimento dos diferentes segmentos do corpo para a execução dos golpes, o fato desse esporte apresentar um grande número de torneios ao longo do ano, possuir diferentes fatores que podem influenciar nas demandas físicas do tenista, entre outros. Portanto, trata-se de um grande desafio conseguir desenvolver fisicamente um tenista atendendo todos esses aspectos.

Sendo assim, os próximos itens têm como objetivo discorrer sobre as demandas físicas impostas no tênis, assim como sobre os diferentes fatores que podem influenciar nessas demandas. Além disso, serão abordadas a participação das vias energéticas na modalidade e as capacidades físicas condicionantes e coordenativas. Por fim, discutiremos sobre os diferentes testes que podem ser utilizados para avaliar o condicionamento físico do tenista.

Estrutura temporal e quantificação das ações da partida de tênis

Informações a respeito da estrutura temporal das partidas, assim como o número das ações (exemplo: número de mudanças de direção) realizadas pelo tenista ao longo delas, são consideradas ótimas ferramentas para os profissionais atuantes no tênis. Por exemplo, é fundamental que o preparador físico tenha conhecimento sobre a relação temporal entre o esforço e a pausa da partida de tênis para a prescrição de treinos de resistência. Ao mesmo tempo, essa informação também é válida para que os treinadores de quadra adequem o tempo de esforço e pausa na realização de exercícios técnico-táticos.

Estrutura temporal

A partida de tênis de até 3 *sets* dura em média 1,5 hora (Fernandez et al., 2006). No entanto, o tempo total de uma partida pode variar consideravelmente, podendo durar menos de uma hora ou até mais que duas horas. Em partidas de até cinco sets, como é o caso dos torneios de Grand Slam ou da Copa Davis, a duração das partidas é ainda mais extensa, e algumas chegam a durar mais que 5 horas, como, por exemplo, a final do Australian Open de 2012 entre Novak Djokovic e Rafael Nadal que durou 5 horas e 53 minutos.

A duração média dos pontos numa partida é ao redor de 5-10 segundos (Fernandez et al., 2006). Porém, a variação da duração dos pontos num mesmo jogo é grande. Isso ocorre porque em alguns pontos quase não há trocas de bola (exemplo: situação na qual há o erro da devolução do saque), ao mesmo tempo que em outras situações ocorrem muitas trocas de bolas (exemplo: momento em que ambos os oponentes adotam uma estratégia baseada na consistência). Para exemplificar, observa-se na Figura 1 a distribuição percentual da duração dos pontos e das pausas em 7 partidas realizadas durante a simulação de um torneio, sob regras da ITF, disputadas entre tenistas profissionais do sexo feminino (*ranking* entre 300 e 800 na WTA) (Fernandez-Fernandez et al., 2008). Nesse caso, embora a duração média dos pontos nos 7 jogos tenha sido de 7,2 segundos, percebe-se que uma parte dos pontos teve duração inferior a 3 segundos, enquanto outros pontos tiveram duração superior a 12 segundos.

Assim como destacado na primeira parte do livro, os tenistas possuem até 20 segundos de descanso entre os pontos num mesmo *game*, 90 segundos de pausa nas trocas de lado da quadra, e de 120 segundos de pausa entre sets. Portanto, embora o tempo total de jogo seja razoavelmente extenso, o tempo efetivo de jogo (ou seja, o tempo em que o tenista passa, de fato, disputando os pontos) é de apenas aproximadamente 15-30% do tempo total. Sendo assim, os tenistas passam mais tempo descansando do que disputando os pontos.

Adicionalmente, mesmo que postulado nas regras do tênis que os jogadores possuam até 20 segundos para descansar entre

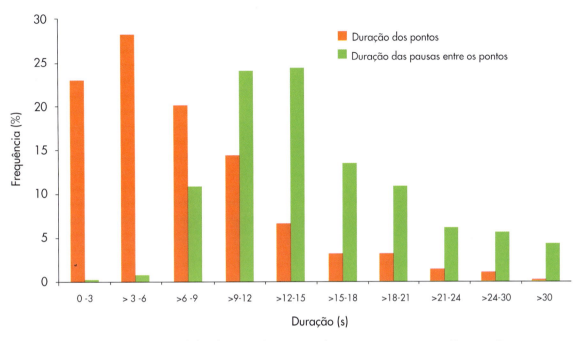

Figura 1. Distribuição percentual das durações dos pontos e das pausas entre os pontos (FERNANDEZ-FERNANDEZ et al., 2008).

os pontos, eventualmente os tenistas acabam usufruindo de mais tempo para descansar em alguns momentos, como destacado na Figura 1. Normalmente, isso pode ocorrer por conta do barulho ou movimento dos espectadores, quando a corda da raquete de um jogador arrebenta ou por opção do jogador que efetuará o saque. No entanto, a duração média das pausas entre os pontos está entre 15-20 segundos.

Quantificação das ações

A prática do tênis exige a execução de ações de alta intensidade. Dentre elas, destacam-se a execução dos golpes e as ações de deslocamento. Os golpes do tênis têm como característica a produção de força em altas velocidades, envolvendo também a movimentação coordenada de todos os segmentos do corpo e o acúmulo e a restituição de energia elástica (ELLIOTT, 2006). Por sua vez, o deslocamento em quadra envolve a execução de ações de aceleração, desaceleração e mudanças de direção.

O tenista executa ao redor de 3 golpes por rali, variando de acordo com fatores como o comportamento tático dos jogadores e o tipo de superfície da quadra (FERNANDEZ et al., 2006). Por exemplo, foi destacado no estudo de Johnson e McHugh (2006) que no ano de 2003 o número de golpes por *game* nos jogos disputados em Roland Garros (superfície de saibro) foi maior que os disputados no US Open (superfície dura), o qual foi maior que os jogos disputados em Wimbledon (superfície de grama).

Nesse mesmo estudo, foi comparada também a quantidade de cada um dos golpes realizados por *game* nas situações de saque e de devolução do saque entre os torneios Roland Garros, US Open e Wimbledon. Na situação em que o tenista iniciava o rali sacando, foi observado que o golpe mais executado por *game* nos três torneios foi o primeiro serviço (6,4-6,5 primeiros saques por *game*). Nessa mesma situação, o segundo golpe mais realizado por *game* nos três torneios foi o *forehand* com efeito do tipo *topspin*, porém, em Roland Garros, esse número (6,0 *forehands* com *topspin* por *game*) foi maior do que no US Open (4,3 *forehands* com *topspin* por *game*) e Wimbledon (2,9 *forehands* com *topspin* por *game*). Já na situação em que o tenista iniciava o rali devolvendo o serviço do adversário, os golpes mais realizados nos três torneios foram as devoluções de *forehand* (2,0-2,8 devoluções de *forehand* por *game*) e de *backhand* (2,9-3,2 devoluções de *backhand* por *game*), assim como os golpes de *forehand* (2,0-3,2 *forehands* por *game*) e *backhand* (1,8-3,7 *backhands* por *game*) com efeito *topspin* realizados durante as trocas de bola no fundo da quadra.

Com relação ao deslocamento do tenista em quadra, sabe-se que pelo fato da quadra de simples possuir uma largura de 8,23 m e menos de 12 m de comprimento, o deslocamento do jogador para a execução de um golpe dificilmente supera 6 m de distância (FERRAUTI et al., 2003). No entanto, considerando que as bolas atingem altas velocidades após serem golpeadas, isso acaba forçando com que o jogador se desloque rapidamente para ter que alcançá-las.

A partir disso, o deslocamento do tenista é caracterizado por ciclos repetidos de aceleração (Fotos 1, 2 e 3) e desaceleração (Fotos 4, 5 e 6) até atingir a posição na qual executará o golpe. Após executar o golpe, o tenista muda de direção (Fotos 7, 8 e 9) e retorna a posição mais adequada para receber o golpe seguinte do adversário (MOREAU et al., 2003). Como consequência, o tenista realiza por volta de 2-4 mudanças de direção durante a disputa de um rali (FERNANDEZ et al., 2006).

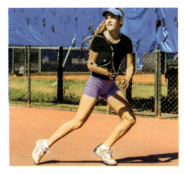 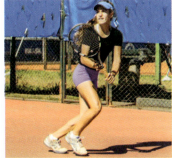 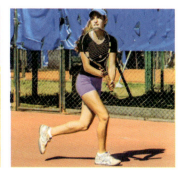

Fotos 1, 2 e 3. Fase de aceleração.

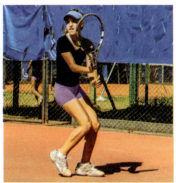 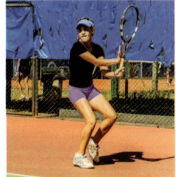 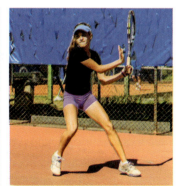

Fotos 4, 5 e 6. Fase de desaceleração.

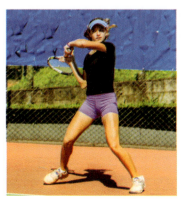 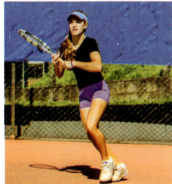 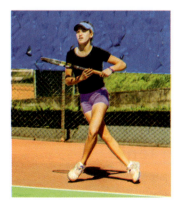

Fotos 7, 8 e 9. Fase de mudança de direção.

Tem sido reportado que tenistas percorrem em média mais do que 3 km de distância ao longo de uma partida de até 3 *sets*, sendo que valores superiores a 6 km já foram relatados em partidas de até 5 *sets* (Martínez-Gallego et al., 2013). Por exemplo, na final do Australian Open de 2012 entre Rafael Nadal e Novak Djokovic, num jogo que durou 5 h e 53 min, e em que foram disputados 369 pontos, ambos os tenistas percorreram mais do que 6 km de distância ao longo de toda a partida (Reid & Duffield, 2014).

Nesse sentido, fica clara a necessidade de execução de uma grande quantidade de golpes e ações de deslocamento de alta intensidade ao longo de uma partida de tênis. Assim sendo, é fundamental que tenistas sejam preparados fisicamente para suportar tais demandas. Além disso, é importante que a quantidade dessas ações durante os treinos sejam controladas e planejadas, a fim de impedir que tenistas repitam tais ações em excesso sem que haja um descanso suficiente.

Fatores que influenciam nas demandas físicas no jogo de tênis

Diferenças no tipo de superfície da quadra, nas condições do ambiente, no comportamento tático dos jogadores, entre outros fatores, tem sido apontadas como capazes de influenciar nas demandas físicas dos tenistas ao longo das partidas (Fernandez et al., 2006). Isso posto, é de suma importância entender quais são essas diferenças e quais são suas consequências nas demandas do jogo. A seguir, cada um desses fatores está destacado.

Tipos de superfícies

Assim como já mencionado na primeira parte do livro, as diferentes superfícies da quadra de tênis influenciam na velocidade do jogo. Isso ocorre porque o coeficiente de fricção e de restituição varia entre elas (Murias et al., 2007). A superfície de saibro, por exemplo, proporciona um maior coeficiente de restituição e de fricção em comparação às quadras de superfícies duras e de grama. Quanto maior o coeficiente de fricção, menor a velocidade da bola após o quique e, quanto maior for o coeficiente de restituição, maior altura a bola tende atingir após quicar no solo. Portanto, em jogos disputados em superfícies de saibro, o tenista tem mais tempo para se preparar para realizar o golpe em comparação aos jogos disputados em quadras duras ou de grama. Consequentemente, as partidas disputadas no saibro tendem a ser mais longas e exaustivas.

Por sua vez, a estratégia de utilizar bolas de característica lenta (tipo III) em competições de superfícies rápidas, assim como utilizar bolas de característica rápida (tipo I) em competições de superfícies lentas (Fernandez et al., 2006), pode ser um fator que tenha contribuído para a redução das disparidades encontradas nas demandas físicas entre partidas jogadas em diferentes superfícies. No entanto, ainda é comum que jogos em superfícies lentas tenham durações mais longas do que em superfícies rápidas. Nesse sentido, parece ser importante que a preparação de um tenista para uma sequência de torneios em superfície de saibro, por exemplo, tenha um maior enfoque na capacidade de resistência. Enquanto que um trabalho mais direcionado para potência seja mais indicado para torneios de superfície rápida.

Comportamento tático

Não só o tipo de superfície, mas também o comportamento tático adotado pelos atletas durante a partida influencia nas demandas físicas. Na década de 1990 e no início dos anos 2000, era bastante comum e fácil distinguir jogadores de característica ofensiva (normalmente, jogadores que sacavam e subiam à rede) e defensiva (aqueles que permaneciam no fundo da quadra rebatendo bolas fundas e com bastante *topspin*). Isso fazia com que jogos com pelo menos um jogador de característica ofensiva tivessem poucas trocas de bola (Smekal et al., 2001). Consequentemente, os jogos eram mais rápidos e pouco exaustivos, sendo a agilidade e a potência muito mais determinantes do que a resistência.

Em sua maioria, os tenistas atuais são mais completos em termos táticos, capazes de se comportar bem taticamente tanto em situações de ataque quanto defesa. Entretanto, é comum que em certos jogos um determinado jogador opte por adotar uma postura mais defensiva ou ofensiva e, portanto, influenciando nas demandas físicas exigidas. Por exemplo, o atleta que optar por ser mais defensivo terá que percorrer maiores distâncias no fundo da quadra para chegar às bolas, e terá que ser muito rápido ao realizar mudanças de direção. Para isso, ele terá que ter bem desenvolvido sua agilidade para chegar às bolas e mudar de direção de maneira eficiente, assim como ter uma boa resistência para conseguir fazer isso ao longo de toda a partida.

Gênero

Com relação ao gênero, O'Donoghue e Ingram (2001) verificaram que a duração dos pontos nos jogos das mulheres nos quatro principais torneios profissionais do mundo (Australian Open, Wimbledon, Roland Garros e US Open) entre os anos de 1997 e 1999 foi mais longa do que nos jogos dos homens (Figura 2). Adicionalmente, foi observado que o número de golpes executados por segundo foi menor entre as mulheres do que entre os homens nos quatro torneios (Figura 3). Essas diferenças foram detectadas porque, além das mulheres disputarem os pontos por muito mais tempo na região do fundo da quadra, elas também não executam os golpes com tanta potência quanto os homens, e isso faz com que o tempo da trajetória da bola seja maior do que o dos homens.

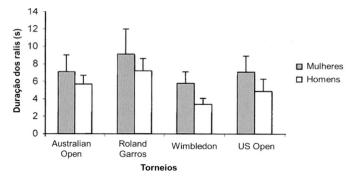

Figura 2. Duração dos ralis nos quatro principais torneios do mundo (adaptada de O'donoghue & Ingram, 2001).

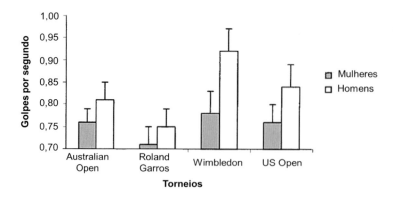

Figura 3. Número de golpes realizados por segundo nos quatro principais torneios do mundo (adaptada de O'donoghue & Ingram, 2001).

No entanto, acredita-se que essas diferenças entre homens e mulheres evidenciadas por O'Donoghue e Ingram (2001) tenham sido reduzidas ao longo do tempo. Embora não haja estudos mais recentes comparando as demandas físicas de homens e mulheres, observa-se nos jogos atuais que as mulheres têm optado por estratégias mais ofensivas de jogo, além de realizarem golpes de fundo com menos efeito do tipo *topspin* em comparação aos homens, fazendo com que a trajetória da bola seja mais curta. Por fim, a evolução do condicionamento físico das tenistas ficou bastante evidente nos últimos anos (provavelmente, numa magnitude superior aos dos homens), contribuindo para o aumento da potência dos golpes e, consequentemente, na velocidade do jogo.

Nível competitivo

Ao assistir uma partida entre tenistas profissionais e outra entre tenistas amadores, fica evidente a maior intensidade imposta pelos profissionais na execução dos golpes e nos deslocamentos pela quadra devido a maior velocidade do jogo. Por conta disso, é comum que tenistas de maior nível competitivo possuam uma aptidão física mais avançada do que aqueles com pior nível competitivo. Já foi relatado que tenistas juvenis com uma melhor colocação no *ranking* possuem um melhor desempenho em testes de velocidade, força e potência muscular do que aqueles com pior colocação (Girard & Millet, 2009). Adicionalmente, tenistas profissionais e em transição para o profissional apresentam uma aptidão aeróbia melhor em comparação a tenistas recreacionais (Urso et al., 2014).

Entretanto, na literatura ainda não estão claras as diferenças de algumas demandas físicas impostas durante partidas entre tenistas de diferentes níveis competitivos. Por exemplo, no estudo de Fernandez-Fernandez et al. (2009), ao comparar durante a simulação de uma partida de sessenta minutos um grupo de tenistas veteranos de maior nível competitivo com outo grupo de tenistas veteranos com pior nível competitivo, não foram observadas diferenças na duração dos ralis, no tempo efetivo de jogo, no número de golpes por rali e na frequência cardíaca média. A única diferença relatada entre os dois grupos foi que aqueles com maior nível competitivo percorreram uma maior distância ao longo de toda a partida. As prováveis explicações para essas semelhanças são que, embora tenistas com nível mais avançado consigam imprimir mais potência nos golpes, o que poderia deixar a duração nos ralis mais curta, o fato deles serem mais rápidos e melhores tecnicamente permitem que eles cheguem melhor nas bolas e errem menos, respectivamente. Em contrapartida, embora tenistas com pior nível não consigam imprimir muita potência nos golpes, o que poderia deixar os ralis mais longos, o fato deles serem mais lentos e piores tecnicamente, portanto menos consistentes, faz com que a duração dos ralis não seja muito longa.

Temperatura ambiente

Torneios de tênis ocorrem em diferentes regiões do mundo e em diferentes épocas do ano. Portanto, é comum tenistas disputarem partidas em condições climáticas diversas, sofrendo influências principalmente de altas temperaturas e umidade elevada. Por exemplo, o torneio do Australian Open ocorre durante o verão, de modo que tenistas chegam a competir em temperaturas ambiente superior a 40 °C.

De fato, a temperatura do ar tem sido apontada como um fator que influencia na demanda física do tenista durante a partida. Quanto mais elevadas as temperaturas do ar ambiente e maior a umidade, menor a dissipação de calor e maiores são as temperaturas do corpo dos tenistas, fazendo com que eles atinjam uma maior sudorese. Além disso, isso faz com que os tenistas atinjam a fadiga com mais facilidade em ambientes como esses, apresentando valores maiores de sensação térmica e de percepção subjetiva de esforço. Como consequência disso, têm sido relatado que a duração dos ralis e o tempo efetivo de jogo são maiores em ambiente com altas temperaturas (Morante & Brotherhood, 2008). Portanto, tenistas que forem disputar torneios sob condições térmicas elevadas e de alta umidade, devem estar com a capacidade de resistência bem desenvolvida, além de utilizar suplementos alimentares e realizar reposição hidroeletrolítica que ajudem a minimizar a desidratação.

Outros fatores (vento, altitude, chuva)

Outros fatores que até o momento não foram discutidos na literatura científica também parecem influenciar nas demandas físicas dos tenistas ao longo da partida. Por exemplo, sabe-se que em partidas disputadas no nível do mar a trajetória da bola é mais lenta em comparação a jogos disputados na altitude, fazendo com que haja mais trocas de bola no fundo da quadra nessa situação. A chuva, por sua vez, é outro fator que favorece que partidas disputadas no saibro fiquem mais lentas, uma vez que a superfície de saibro "pesada" e mais "fofa" faz com que a bola fique mais lenta após quicar no solo, além da bola ficar um pouco molhada e, portanto, mais pesada e lenta. Já o vento pode alterar a trajetória da bola ou aumentar a velocidade dela, reduzindo a consistência dos jogadores e, consequentemente, reduzindo o número de trocas de bola.

Em suma, fica evidente que existem diferentes fatores que podem influenciar nas exigências físicas dos tenistas ao longo das partidas. Nesse sentido, é importante que tais fatores sejam levados em consideração pela equipe interdisciplinar no planejamento do atleta, principalmente quando esses fatores podem ser previstos, como é o caso do tipo de superfície e da temperatura ambiente.

Demandas fisiológicas

Diversas medidas fisiológicas têm sido utilizadas para quantificar o esforço físico no tênis. Dentre elas, as principais variáveis avaliadas tem sido a frequência cardíaca (FC), o consumo de oxigênio (VO_2) e a concentração de lactato sanguíneo [La] (FERNANDEZ et al., 2006). Dessa forma, estão abordadas a seguir cada uma dessas variáveis.

Frequência cardíaca (FC)

A intensidade do esforço é um dos principais fatores que influencia no comportamento da FC, de maneira que quanto maior for a intensidade do esforço, maior será o valor dessa variável. Durante os jogos de tênis, a média da FC fica entre 140-160 batimentos por minuto. No entanto, ao decorrer de uma partida a FC, ela tem um comportamento sinusoidal (ondulado) por conta da característica intermitente da modalidade (Figura 4). Nesse sentido, é comum que ao final de pontos disputados e prolongados, a FC atinja valores acima de 180 batimentos por minuto, e valores abaixo de 120 batimentos por minuto ao fim dos intervalos que ocorrem nas mudanças de lado da quadra.

Como a maioria dos pontos disputados ao longo de uma partida possuem curta duração e a resposta (aumento ou redução) da FC demora

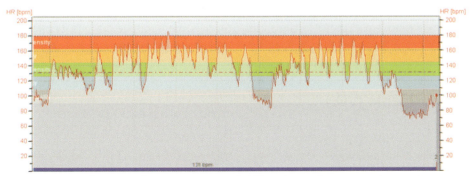

Figura 4. Ilustração do comportamento da FC ao longo de uma partida que durou dois *sets*.

alguns segundos para acontecer, essa medida fisiológica não representa o momento exato que um ponto tem início ou fim. Por exemplo, em um ponto com duração de aproximadamente 5 segundos, a FC irá aumentar em resposta desse esforço apenas nos segundos finais do ponto e iniciais da pausa. Dessa maneira, é comum que a média da FC medida apenas durante os pontos não seja diferente da medida apenas durante as pausas entre os pontos durante os *games*.

De qualquer forma, embora a medida da FC não possa identificar com precisão os momentos de esforço e pausa de uma partida de tênis, sabe-se que essa medida fisiológica possui relação com algumas demandas de jogo, como a duração dos ralis, número de golpes e mudanças de direção realizadas. Sendo assim, a mensuração da FC de tenistas pode ser usada como uma ferramenta para controlar carga de treinamento em quadra, de modo que uma FC média elevada pode indicar que os esforços realizados durante a sessão de treinamento em quadra foram mais longos e que o número de golpes foi elevado.

Consumo de oxigênio (VO_2)

Entre as etapas constituintes do sistema oxidativo, o oxigênio (O_2) atua como receptor de prótons de hidrogênio ao final dos processos da cadeia transportadora de elétrons na mitocôndria (BERTUZZI & RUMENIG-SOUZA, 2009). Desta forma, sugere-se que a reposta do VO_2 durante o esforço físico reflete os mecanismos reguladores do metabolismo celular.

De fato, uma das principais variáveis da área de fisiologia do exercício tem sido o consumo máximo de oxigênio (VO_2max), que é frequentemente usado como indicador do condicionamento cardiorrespiratório de um indivíduo (BASSET JR & HOWLEY, 2000). Sua mensuração é comumente realizada através de testes laboratoriais em que o sujeito corre sobre uma esteira ou pedala em um cicloergômetro até a exaustão, e a medida do VO_2 é feita diretamente por meio de um analisador de gás.

No jogo de tênis a mensuração direta do VO_2, é possível graças ao uso de um analisador de gás portátil. Entretanto, esse tipo de coleta é feita apenas em situações de simulação de jogos ou torneios, devido à óbvia limitação do uso desse tipo de equipamento durante partidas oficiais. Semelhante ao que ocorre para a FC durante as partidas de tênis, o VO_2 também possui um comportamento ondulatório diante da característica intermitente da atividade, e sua resposta, como consequência do aumento da intensidade do esforço, também leva alguns segundos para acontecer. Como a disputa de cada rali normalmente é curta, a identificação da intensidade do esforço por meio do VO_2 se torna limitada.

Na maior parte dos estudos em que esse tipo de análise foi realizada, foram reportados valores médios entre 23 - 29 ml.kg-1.min-1 de VO_2 durante a simulação de uma partida, representando ao redor de 50% do VO_2max do tenista (Fernandez et al., 2006). Por exemplo, no estudo de Smekal et al. (2001), foi observado um valor médio de VO_2 de 29,1 ± 5,6 ml.kg-1.min-1, sendo que o VO_2 durante os *games* variou de 10,4 – 47,8 ml.kg-1.min-1. Embora a média do VO_2 durante os *games* possa ser considerada baixa, houve situações em que a intensidade foi alta e atingiu valores de 86,8% do VO_2max.

Por fim, embora tenistas treinados apresentem valores mais elevados de VO_2max do que jogadores de tênis recreacionais (Urso et al., 2014), o VO_2 ao longo de uma partida de tênis é, em média, consideravelmente baixo quando comparado aos de modalidades predominantemente aeróbias. No entanto, assim como será destacado no capítulo seguinte, a aptidão aeróbia apresenta um papel importantíssimo no fornecimento de energia durante a prática do tênis.

Concentração de lactato sanguíneo ([La])

Nos momentos iniciais do exercício físico de alta intensidade, como é o caso das ações específicas do tênis, o fornecimento de energia ocorre através do metabolismo anaeróbio que, por sua vez, pode ser dividido em alático ou lático (Gastin, 2001). No metabolismo anaeróbio lático, a produção de energia é feita pela degradação parcial da glicose, que resulta na formação do lactato (Robergs et al., 2004).

Durante os jogos de tênis a [La] é consideravelmente baixa, com valores médios entre 1,8 e 2,8 mmol.l^{-1}. Entretanto, valores mais elevados (~8 mmol.l^{-1}) podem ser atingidos durante ralis mais intensos e prolongados, o que sugere uma maior participação do metabolismo anaeróbio lático nessa situação. Fernandez-Fernandez et al. (2008) mensuraram a [La] de 8 jogadoras de tênis bem treinadas durante a simulação de um torneio sob condições das regras da ITF. A média da [La] encontrada foi de 2,2 ± 0,8 mmol.l^{-1}, sendo que os valores variaram de 0,9 a 4,9 mmol.l^{-1}. Esses valores indicam uma contribuição baixa para moderada da via glicolítica como fonte de energia durante os movimentos no tênis.

Semelhante a FC, a [La] possui relação com algumas demandas do jogo, como a duração dos ralis e o número de golpes realizados. No entanto, a resposta da [La] não é tão rápida quanto da FC nos momentos de esforço e pausa, devido a demora da sua produção até chegar a corrente sanguínea e ser coletada. Apesar disso, a mensuração dessa medida em tenistas pode ser uma possível maneira de controlar carga de treinamento durante os treinos de quadra, à medida que valores elevados da [La] podem refletir, por exemplo, em um maior número de golpes realizados durante a sessão de treino.

Implicações sobre as vias energéticas

O conhecimento sobre a contribuição das vias energéticas (aeróbia, anaeróbia lática e alática) envolvidas no tênis pode providenciar informações importantes aos treinadores, possibilitando que os mesmos consigam trabalhar com seus atletas o desenvolvimento das vias mais utilizadas para a prática da modalidade. Contudo, embora as demandas físicas da modalidade tenham sido estudadas a partir de diferentes variáveis fisiológicas, ainda são poucos os estudos que procuraram identificar ao certo a contribuição relativa de cada uma das vias no jogo de tênis (SELIGER et al., 1973; RICHERS, 1995; BOTTON et al., 2011).

Sabe-se que, durante um único esforço de máxima intensidade e de curta duração, a adenosina trifosfato (ATP) é ressintetizada predominantemente pela via anaeróbia (FRANCHINI et al., 2003). Por exemplo, Gastin (2001) aponta que durante um esforço máximo de até 75 segundos a via anaeróbia é a principal responsável pela demanda energética, enquanto que após esse período a via aeróbia passa a ser a principal fonte de energia. Adicionalmente, o fornecimento de ATP para esse tipo de exercício é mantido pela integração complexa de diferentes processos metabólicos, sendo que durante um exercício de 5-6 segundos de duração e de alta intensidade a degradação de creatina fosfato é o principal deles, responsável por 50% da contribuição total (GLAISTER, 2005). No entanto, tem-se sugerido que, quando um exercício de alta intensidade é realizado de modo intermitente (esforços alternados por pausas de curta duração), como é o caso do tênis, a contribuição energética ocorre de maneira diferente.

Ao decorrer dos esforços durante o exercício intermitente, há uma queda na participação absoluta da creatina fosfato (via anaeróbia alática) e da via glicolítica (anaeróbia lática), e um aumento da contribuição da via aeróbia ao longo da atividade (FRANCHINI et al., 2003). Porém, ao longo de um exercício intermitente de alta intensidade (dez esforços máximos de seis segundos com pausas de 30 segundos), apesar de haver queda absoluta na transferência de energia por parte da creatina fosfato ao longo dos esforços, a participação relativa dessa substância para a transferência anaeróbia de energia aumenta consideravelmente (de 49,6% para 80,1%), enquanto que a contribuição glicolítica

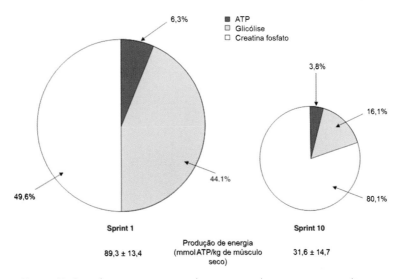

Figura 5. Contribuição energética da via anaeróbia no primeiro e décimo esforço realizado de maneira intermitente (adaptada de GLAISTER, 2005).

cai tanto de forma absoluta quanto de forma relativa (de 44,1% para 16,1%) (Figura 5) (Gaitanos et al., 1993). Acredita-se que esse aumento relativo da contribuição da via anaeróbia alática durante o exercício intermitente ocorra principalmente por conta do aumento da participação da via aeróbia, uma vez que o processo de ressíntese de creatina fosfato é dependente do oxigênio, permitindo a sua utilização no esforço subsequente (Glaister, 2005). Portanto, devido à característica intermitente da partida de tênis, sugere-se que as vias aeróbia e anaeróbia alática são as principais fornecedoras de energia (Fernandez et al., 2006).

No entanto, dois estudos (um publicado na década de 1970 e outro na década de 1990) que investigaram a contribuição energética no tênis relataram resultados contraditórios (Seliger et al., 1973; Richers, 1995). Por exemplo, Seliger et al. (1973) apontaram que 88% do ATP produzido numa partida era derivado do sistema aeróbio, enquanto que Richers (1995) sugeriu que mais de 70% do gasto energético era proveniente do sistema anaeróbio (lático e alático). Além de apresentarem resultados contraditórios (provavelmente por conta das limitações metodológicas utilizadas), ambos os estudos foram feitos numa época em que as demandas físicas do jogo de tênis eram diferentes das atuais, não

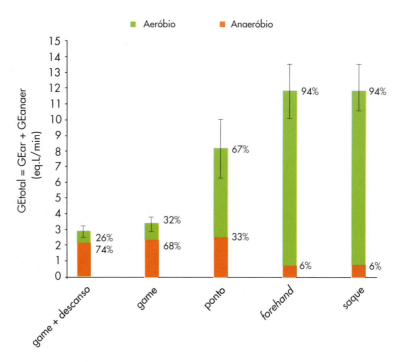

Figura 6. Contribuições das vias aeróbia e anaeróbia em cinco situações do jogo de tênis (adaptada de BOTTON et al., 2011).

podendo ser usadas como parâmetro para o tênis praticado atualmente.

A partir de processos metodológicos mais avançados, utilizando um analisador de gases portátil e análises de vídeos, as contribuições das vias aeróbia e anaeróbia foram investigadas em cinco situações, como observado na Figura 6 (BOTTON et al., 2011). Nota-se que, embora haja predominância da via anaeróbia quando analisado apenas o gasto energético durante os pontos ou na execução dos golpes de *forehand* e saque, há a predominância da via aeróbia ao se averiguar o gasto energético durante todo o *game*, considerando ou não os intervalos entre eles.

Embora Botton et al. (2011) tenham identificado as contribuições das vias aeróbia e anaeróbia do jogo de tênis, as contribuições das vias anaeróbia lática e alática não foram analisadas separadamente, sendo algo ainda não pesquisado até o momento. Entretanto, assim como foi destacado anteriormente, os valores das concentrações de lactato sanguíneo obtidos em diferentes estudos são relativamente baixos (1,8-2,8 mmol/l), apontando para uma baixa contribuição da via anaeróbia lática e indicando que a via anaeróbia alática tem um papel de maior importância entre as duas. Todavia, é provável que a participação da via anaeróbia lática seja aumentada durante ralis mais longos e possivelmente decisivos (Fernandez et al., 2006).

Tendo o conhecimento de que as vias aeróbia e anaeróbia alática são predominantemente utilizadas durante o jogo de tênis, é importante que boa parte dos treinos técnico-táticos e da preparação física seja estruturada em termos de intensidade e estrutura temporal com a finalidade de acionar principalmente essas vias.

Além disso, é importante que a dieta dos atletas seja elaborada visando atender principalmente os substratos energéticos usufruídos por tais vias.

Capacidades físicas

Por conta do perfil complexo das demandas físicas exigidas durante o jogo de tênis, passa a ser um grande desafio desenvolver um trabalho eficiente por parte da preparação física. Diferentes autores ressaltam a importância tanto das capacidades físicas condicionantes quanto das capacidades coordenativas para o tênis (Reid et al., 2003; Kovacs, 2007). Por exemplo, Kovacs (2007) chega a destacar capacidades condicionantes como a velocidade, força e resistência, assim como o tempo de reação

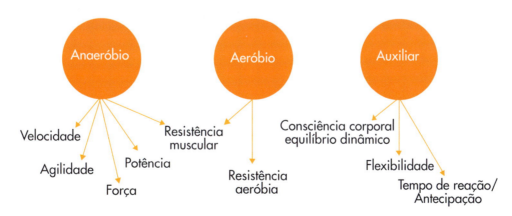

Figura 7. Alguns componentes relevantes para o desempenho no tênis (adaptada de Kovacs, 2007).

e o equilíbrio por parte das coordenativas (Figura 7). Nesse sentido, a seguir cada uma das capacidades será abordada separadamente, com a finalidade de destacar suas principais implicações para o tênis.

Força e potência

Sabe-se que a força e a potência muscular são componentes importantes tanto para a execução das ações de deslocamento (aceleração, desaceleração e mudança de direção) quanto para a realização dos golpes no tênis. Ao longo dos anos, tem-se observado golpes cada vez mais potentes, sendo comum, por exemplo, que a velocidade média do saque dos melhores tenistas profissionais seja por volta de 185 km/h. Isso pode ser creditado a um treinamento físico voltado para a melhoria nessas capacidades físicas, e, consequentemente, em adaptações neuromusculares e alterações no porte físico do atleta com aumento de massa muscular. Adicionalmente, acredita-se que a melhoria desses componentes pode reduzir o risco de lesão nos atletas.

Acredita-se que a base para o treinamento em esportes que envolvam a potência muscular, como no tênis, deve ser voltada inicialmente para o desenvolvimento da força muscular para posteriormente realizar um trabalho específico de potência, por ocasionar uma redução na resistência relativa da raquete ou no próprio peso do corpo, aumentando a massa muscular e, principalmente, o recrutamento das fibras musculares de alto limiar. Nesse sentido, para tenistas adultos e familiarizados com o treinamento de força de alta intensidade, sugere-se que na fase inicial de um período de treinamento sejam realizados treinos de força com cargas acima de 85% de uma repetição máxima (1RM) e com poucas repetições (1-5 repetições) (REID & SCHNEIKER, 2007).

Após um período desse tipo de treino, o treinamento pliométrico e com *medicine ball*, assim como treinamento com pesos usando cargas de 30-45% de 1RM executados de maneira dinâmica e balística, são os mais indicados com a finalidade de desenvolver a potência, atendendo assim as necessidades mais específicas da modalidade. Pelo fato do tênis exigir um grande número de repetições, tanto das ações de deslocamento quanto de golpes, tem-se sugerido também o treinamento de resistência de força localizada (baixa intensidade, alto volume e curtos períodos de pausa entre as séries). Entretanto, pelo fato desses tipos de treinos possuírem características opostas (exemplo: baixa intensidade vs. alta intensidade), cabe ao preparador físico priorizar aquele tipo de treino mais apropriado para o momento ou estado de treinamento do atleta (REID & SCHNEIKER, 2007).

Concomitantemente ao trabalho de força e potência, sugere-se também que seja feito um trabalho de estabilização dos músculos da região do tronco e do quadril (core), devido aos golpes no tênis requererem um grande recrutamento desses músculos envolvidos na rotação do tronco. Adicionalmente, é importante que os músculos responsáveis pela estabilidade das articulações do ombro e joelho sejam fortalecidos constantemente ao longo do período de preparação, e até mesmo nos períodos competitivos.

Velocidade e agilidade

A capacidade de velocidade no tênis se manifesta tanto durante os deslocamentos dos tenistas em quadra, como também durante a execução de um golpe. Tratando-se exclusivamente de quanto rápido o tenista pode ser para alcançar as bolas rebatidas pelo adversário e se posicionar para rebater a bola seguinte, é preciso ter clara a necessidade desse tenista em ser ágil.

Segundo Sheppard et al. (2006), a agilidade está envolvida principalmente por dois componentes: a mudança de direção (portanto, envolve também ações de aceleração e desaceleração), e os fatores de percepção e tomada de decisão. Nesse sentido, para que o tenista seja ágil, não basta ele ter bem desenvolvido apenas sua capacidade de acelerar, desacelerar e mudar de direção, mas também precisa ter condição de perceber bem as diferentes situações de jogo e tomar as decisões corretas de como se movimentar.

Por exemplo, para conseguir chegar numa bola em que o adversário foi bastante agressivo, tentando finalizar o ponto com um golpe de *forehand* potente na paralela, é fundamental que o tenista consiga, antes que o adversário faça o contato com a bola, antecipar que ela será rebatida na paralela. Em seguida, é muito importante que o tenista tenha uma aceleração bastante explosiva para conseguir chegar até a bola, assim também como uma boa capacidade de desacelerar e mudar de direção para retornar à posição mais adequada para receber o golpe seguinte do adversário.

Adicionalmente, deve-se ressaltar a importância da técnica de deslocamento para que o tenista seja ágil em quadra. Ao perceber para qual lado a bola do adversário vai, é essencial que a biomecânica dos passos seja feita de maneira correta. Por exemplo, uma mudança de direção só será bem feita se o tenista conseguir abaixar bem seu centro de gravidade, fazer uma base bem aberta e posicionar corretamente seu pé durante a fase de desaceleração.

Sumarizando, com a finalidade de melhorar a agilidade do tenista, sugerem-se exercícios que trabalhem isoladamente cada um dos componentes fundamentais da agilidade (mais indicados para iniciantes e crianças) ou exercícios que envolvam mais do que um componente (mais indicados para tenistas juvenis e adultos com nível competitivo avançado). Por exemplo, a fim de treinar exclusivamente a capacidade de tomada de decisão, pode-se fazer um exercício em que o tenista deve pegar, na ordem estipulada pelo treinador, duas bolas com cores diferentes (exemplo: treinador lança para o alto simultaneamente uma bola vermelha e outra verde, e exige que o atleta pegue primeiro a bola vermelha e depois a verde). Ou, então, para treinar tanto a capacidade de tomar decisão como também a de mudar de direção, pode-se fazer o mesmo exercício anterior, porém acrescentando uma terceira bola, em que o treinador lançará no sentido contrário das duas primeiras bolas lançadas. Assim, após pegar as duas primeiras bolas, o atleta será obrigado a mudar rapidamente de direção para pegar a terceira bola.

Resistência

Assim como já foi destacado anteriormente, o tênis é uma modalidade de longa duração e que exige a repetição de esforços intensos durante toda a partida. Portanto, a capacidade de resistir à fadiga, ou seja, não permitir que haja uma queda de desempenho ao longo da atividade, é um fator muito importante que pode determinar o sucesso no fim do jogo. E, como foi destacado no irem, "Implicações sobre as vias energéticas no tênis", os metabolismos aeróbio e anaeróbio alático parecem ser predominantes no tênis. Assim sendo, o desenvolvimento de ambos deve ser prioridade para o tenista.

Tanto o método de treinamento contínuo quanto o intervalado são eficientes para melhorar a aptidão aeróbia de indivíduos ativos. Entretanto, o treinamento intervalado parece ser mais efetivo conforme mais avançado for o estado de treinamento do atleta, pelo fato de permitir que o mesmo realize o exercício em maiores intensidades em comparação ao método contínuo, o qual impossibilita a utilização de uma intensidade alta pelo fato de exigir que a mesma intensidade seja mantida durante todo o exercício.

Por sua vez, uma melhor aptidão anaeróbia alática pode ser alcançada através do treinamento intervalado, mas deve envolver esforços de alta intensidade e curta duração, assim também como pausas de curta duração. Tal método de treinamento normalmente recebe o nome de intermitente ou, quando envolve esforços de máxima ou próxima da máxima intensidade e de duração ≤ 10 segundos, e pausas ativas ou passivas com menos de 60 segundos, de *sprints* repetidos.

Somando essas informações, dependendo de qual for a maior carência do tenista (se ele precisa desenvolver mais a aptidão aeróbia ou anaeróbia alática), é interessante que seja adotado o método de treinamento que atenda mais às suas necessidades. Caso o tenista precise melhorar ambos e possua um período de preparação longo, é pertinente que seja feita uma combinação desses treinamentos, de modo que num período inicial seja feito o treinamento intervalado, e o treinamento de *sprints* repetidos seja realizado mais para o fim desse período.

Porém, sabe-se que, na maioria das vezes, os tenistas possuem um curto período de preparação por conta do grande número de torneios que devem competir. A partir disso, caso o tenista não possua uma carência muito grande por parte da aptidão aeróbia, uma boa estratégia é adotar o treino de *sprints* repetidos, uma vez que além de melhorar o desempenho médio em um exercício intermitente de alta intensidade, com durações curtas de esforços e pausas (semelhante ao tênis), é capaz também de melhorar a aptidão aeróbia (Fernandez-Fernandez et al., 2012).

Flexibilidade

flexibilidade é a capacidade dos tecidos do corpo se alongarem sem nenhum dano ou lesões nas estruturas promovendo uma amplitude de movimento. Uma boa flexibilidade no tênis é importante para realizar os diversos movimentos exigidos pelo esporte com uma boa amplitude de movimento e de maneira eficiente, sem que essa capacidade seja um limitante para a execução técnica correta de um determinado tipo de golpe ou deslocamento.

Acredita-se que tenistas com uma maior rigidez muscular e articular podem ter um maior risco de lesão (Anderson, 1981). Dessa forma, a realização de exercícios de alongamento é fundamental para minimizar essa rigidez músculo-articular excessiva, permitindo um ajuste do movimento mais fino, e útil quando usados como forma de relaxamento muscular após as sessões. Adicionalmente, tenistas que possuem uma boa flexibilidade têm melhores condições de alcançar bolas mais difíceis, sendo que com uma baixa amplitude de movimento poderia impossibilitar o alcance da bola e a realização do golpe. Por exemplo, é importante que tenistas tenham uma boa mobilidade de quadril para que consigam estender e abduzir bem as coxas para alcançar bolas.

Apesar disso, é importante que tenistas evitem realizar alongamentos de característica plástica (tempo prolongado com grande número de exercícios) anterior ao treinamento de quadra ou alguma outra atividade que exija força/potência/velocidade. O alongamento com essa característica, como, por exemplo, os exercícios de flexibilidade estáticos e passivos (Foto10), realizado anteriormente à atividade pode diminuir o desempenho de tarefas que envolvem essas capacidades, podendo consequentemente influenciar na velocidade de deslocamento e na potência dos golpes. Isso se deve a menor rigidez músculo-tendão diminuir a capacidade de acúmulo e restituição de energia elástica. Assim, previamente a atividade, o mais indicado seria o tenista realizar alongamentos de característica elástica (tempo curto e número menor de exercícios), assim como os exercícios de flexibilidade ativos e dinâmicos (Fotos 11, 12 e 13), nos quais a conformação músculo-tendão volta à característica inicial logo após o final do estímulo. Portanto, os alongamentos de característica plástica devem ser adotados ao fim das sessões de treinos, com o objetivo de ajudar a relaxar a estrutura músculo-tendão.

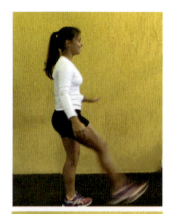

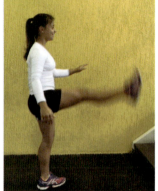

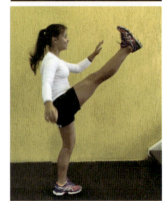

Fotos 11, 12 e 13. Exemplo de alongamento dinâmico.

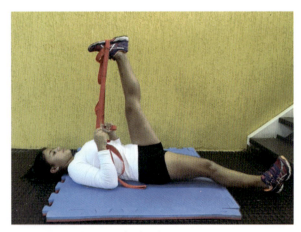

Foto 10. Exemplo de alongamento estático.

Capacidades coordenativas

Na literatura não existe um consenso de quantas são e quais são as capacidades coordenativas (Greco et al., 2009). Nesse sentido, sem entrar no mérito de selecionar ou classificar quais são as capacidades coordenativas (uma vez que não existe um consenso na literatura sobre isso), algumas delas geralmente apontadas na literatura (Bourquin, 2003; ITF; Benko & Lindinger, 2007, ITF; Carvalho et al., 2009) e comumente discutidas entre os profissionais do tênis estão abordadas a seguir:

- Orientação espacial e temporal

A orientação representa a capacidade de um indivíduo em perceber e modificar a posição e os movimentos do seu corpo num determinado espaço e tempo. Sendo assim, o tenista precisa ter essa capacidade coordenativa bem desenvolvida para poder se posicionar no espaço da quadra mais adequado a partir do tempo imposto pela velocidade e trajetória da bola.

Por exemplo, ao perceber que o adversário realizou um golpe com bastante *topspin* e com profundidade, é comum o tenista se deslocar para trás e se posicionar numa região na qual conseguirá realizá-lo com mais facilidade. Portanto, exercícios que exijam que o tenista se desloque por diferentes partes da quadra tendo que alcançar bolas rebatidas com variações de efeito, profundidade, velocidade e direção ajudará a desenvolver essa capacidade.

- Diferenciação cinestésica

A partir das informações cinestésicas obtidas pelos músculos, tendões e ligamentos, a diferenciação se refere em como o tenista consegue controlar tais informações, adaptá-las e usá-las da melhor maneira. Nesse sentido, o tenista que tiver essa capacidade aprimorada terá boas condições de realizar ajustes corporais durante a execução de um determinado golpe ou deslocamento.

Por exemplo, ao realizar um golpe de defesa na corrida, muitas vezes o tenista é obrigado a executar uma desaceleração bastante rápida, para conseguir travar e golpear a bola com mais precisão. Supondo que nessa ocasião o tenista realize a desaceleração escorregando os pés na superfície de saibro, quão bem ele percebe a força que precisa realizar com as pernas possibilitará que essa ação seja feita com maior facilidade. A partir disso, exercícios em que o tenista deva se deslocar em superfície com diferentes características ou rebater bolas com diferentes pressões e rigidez contribuirão para a melhora da capacidade de diferenciação cinestésica.

- Equilíbrio

O equilíbrio é a capacidade coordenativa que indica se a posição do indivíduo está estável ou não, podendo ser dividida em equilíbrio estático ou dinâmico. Portanto, o tenista que possui uma boa consciência corporal, terá boas condições de se manter equilibrado durante a execução de determinado golpe. Partindo do mesmo exemplo citado anteriormente, a condição do tenista de se manter estável (com os pés firmes no chão, cabeça erguida e tronco reto) durante a realização de uma bola na corrida é fundamental para que o golpe seja feito com precisão.

Exercícios em que o tenista precise se equilibrar sobre uma superfície instável, podendo para isso utilizar materiais como o "bosu" e a "bola de pilates", podem ajudar na melhora do equilíbrio estático. Ao mesmo tempo que a realização de exercícios em que o tenista tenha que se deslocar, pisar com um pé no bosu e, logo em seguida, realizar um golpe de *forehand* podem auxiliar no desenvolvimento do equilíbrio dinâmico.

- Tempo de reação

Esta capacidade representa o quão rápido o tenista consegue reagir após receber um estímulo, representando o intervalo de tempo entre o estímulo e o início da resposta. Por conta da alta velocidade do jogo de tênis e, consequentemente, ao pouco tempo que o tenista tem para se deslocar e se posicionar para realizar um golpe, é importantíssimo que ele tenha essa capacidade bem desenvolvida.

Por exemplo, na devolução de um saque, quanto menor for o intervalo de tempo entre a percepção do tenista para qual lado a bola vai e o início da preparação do golpe, maior será a chance desse tenista em não atrasar o golpe. Pensando assim, exercícios que obriguem o tenista a ter que pegar ou a rebater uma bola de modo repentino, exigindo sempre o rápido início do movimento após o estímulo ser dado, contribuirão para a melhora do tempo de reação.

- Antecipação

Representa quão bem um sujeito consegue prever o desenvolvimento e o resultado de um movimento e, a partir dele, preparar uma próxima ação. Durante uma partida, é importantíssimo que o tenista consiga antecipar certos movimentos do adversário para que, antecipadamente, já se prepare para realizar uma determinada resposta.

Por exemplo, ao perceber que o adversário está realizando o movimento do *backhand* no fundo da quadra em uma posição mais de lado para a rede e que o contato com a bola não está sendo feito bem a frente do corpo, o tenista consegue antecipar que, provavelmente, a bola será rebatida na paralela, e não na cruzada. Sendo assim, essa capacidade pode ser melhorada a partir da análise de vídeos de diferentes situações de jogo e de um melhor entendimento do que as realizações de diferentes gestos técnicos pelo adversário podem resultar.

- Combinação de movimentos de diferentes segmentos do corpo

Os movimentos realizados pelos tenistas são bastante complexos, exigindo que eles consigam realizar simultaneamente movimentos com diferentes partes do corpo (pernas, tronco e braços). Nesse sentido, a biomecânica dos golpes só será eficiente se o tenista tiver uma boa capacidade de combinar os movimentos dos diferentes segmentos do corpo.

Por exemplo, na fase de aceleração da raquete no golpe de *forehand*, além do movimento de adução do braço, ao mesmo tempo o tenista precisa realizar a rotação do quadril e a extensão dos joelhos. Dessa maneira, para desenvolver essa capacidade, podem ser utilizados exercícios que requeiram que o tenista realize movimentos com as mãos (exemplo: quicar uma bola com a mão ou a raquete) e, ao mesmo tempo, que se desloque numa escadinha ou entre dois cones. Outro exemplo de exercício seria exigir que o tenista fizesse uma desaceleração com a base aberta e, ao mesmo tempo, recebesse uma *medicine ball* para ser arremessada em seguida.

- Ritmo

Esta capacidade refere-se a quão bem um indivíduo consegue, a partir de uma informação externa, adotar um ritmo para realizar um determinado movimento de maneira harmônica. Para a execução de um golpe no tênis, o jogador precisa adotar um ritmo adequado dos movimentos do corpo para o golpe ser eficiente. Por exemplo, o ritmo com o qual o tenista realiza a fase de preparação ou *backswing* de um golpe de fundo, que dependerá da velocidade com a qual a bola está vindo, precisa ser feito num *timing* preciso, para que a execução das fases seguintes não seja prejudicada.

Algumas atividades simples, como realizar saltos frontais, para trás e laterais, bater palmas e deslocar para diferentes direções em uma determinada cadência (execuções por minuto) são capazes de melhorar essa capacidade de maneira geral. De modo mais específico para o tênis, podem ser adotados exercícios como quicar duas bolas com as duas mãos simultaneamente ou de maneira alternada tendo que realizar movimentações laterais num ritmo específico.

Avaliação do condicionamento físico

Ao longo de um trabalho realizado com o tenista, é essencial que haja a realização de testes que avaliem o seu desempenho físico com uma determinada periodicidade. A partir dessas avaliações, torna-se possível identificar com precisão quais os efeitos do treinamento e das competições impostas ao atleta sobre o seu desempenho físico, assim como possibilita identificar quais são suas principais qualidades e deficiências físicas. Adicionalmente, serve como uma ferramenta motivacional, indicando um determinado resultado o qual se pretende superar numa próxima avaliação.

Os testes físicos podem ser classificados em laboratoriais e de campo. Os testes laboratoriais, como o próprio nome indica, são testes caracterizados por serem realizados num ambiente laboratorial, a partir de equipamentos geralmente bastante sofisticados, os quais possibilitam obter resultados com alta reprodutibilidade. Por outro lado, a validade ecológica desses testes é, na maioria das vezes, bastante comprometida por não refletir especificamente o ambiente da modalidade. Já os testes de campo possuem como principais características a alta validade ecológica, justamente por serem realizados num ambiente muito mais próximo do qual a modalidade é praticada, e uma reprodutibilidade geralmente menos aceitável em comparação aos testes laboratoriais. Portanto, os testes mais indicados na literatura para a avaliação do condicionamento físico de tenistas serão abordados a seguir.

Resistência à fadiga

O VO_2max tem sido apontado como o principal indicador de aptidão aeróbia, ao passo que corresponde a maior taxa pela qual o oxigênio pode ser captado e utilizado pelo corpo durante o exercício máximo (BASSET JR & HOWLEY, 2000). Tradicionalmente, essa medida é obtida a partir de testes progressivos até a exaustão, podendo ser realizados em diferentes tipos de ergômetros, sendo a esteira rolante a mais indicada para avaliar tenistas. Normalmente, esse tipo de teste realizado em laboratórios possibilita a mensuração direta do VO_2 a partir de um analisador de gases. A partir dessa medida, além de conseguir mensurar o VO_2max, possibilita também identificar os limiares metabólicos, sendo esses também indicadores da aptidão aeróbia.

Com a finalidade de tornar a avaliação da aptidão aeróbia mais acessível e prática, além de possibilitar a execução de movimentos mais específicos, testes de campo foram desenvolvidos para estimar o VO_2max de tenistas na

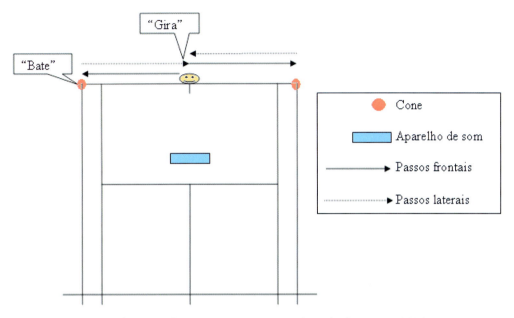

Figura 8. Ilustração do *Hit & Turn Tennis Test* (adaptada de Ferrauti, 2008).

própria quadra de tênis (Fernandez-Fernandez et al., 2014). O mais indicado é chamado de *Hit & Turn Tennis Test*, pelo fato de exigir poucos materiais (cones e um aparelho de som), possibilitar a avaliação de vários jogadores simultaneamente e possuir diferentes equações que estimam o VO_2max de acordo com a idade e gênero do jogador (Ferrauti et al., 2011; Urso et al., 2014). Esse teste envolve deslocamentos frontais e laterais sobre uma linha de 11 metros (largura da quadra de tênis de dupla) e a simulação de golpes de *forehand* e *backhand* no ritmo do som emitido pelo DVD do teste. Sendo assim, o aumento progressivo da intensidade do teste ocorre a cada estágio (cada um com duração aproximada de 55 segundos) a partir da redução do tempo entre um sinal sonoro e outro, obrigando o tenista a se deslocar mais rapidamente (Figura 8).

Assim como já foi destacado anteriormente, o tênis não só exige uma alta demanda aeróbia, mas também possui uma importante contribuição anaeróbia para a produção de energia. E uma maneira específica de atender a isso é através de um teste de *sprints* repetidos, que normalmente envolvem protocolos intermitentes de 6-10 esforços máximos de 5-6 segundos, com pausas de 10-30 segundos. Esse tipo de teste fornece duas medidas principais: 1) o desempenho médio em toda a atividade (tempo médio ou velocidade média de todos os *sprints*); e 2) o percentual de decréscimo do desempenho (percentual de decréscimo da velocidade ou percentual de aumento do tempo ao longo de todos os *sprints*) (FERNANDEZ-FERNANDEZ et al., 2014). Dentre as possíveis equações que podem ser utilizadas para mensurar o percentual de aumento do tempo ao longo de todos os *sprints*, sugere-se a seguinte equação:

$$SR\%_{aumento} = [100 \bullet (SR_{soma}/SR_{melhor} \bullet N] - 100$$

$SR\%_{aumento}$ = percentual de aumento do tempo ao longo dos N *sprints*; SR_{melhor} = melhor tempo entre os N *sprints*; SR_{soma} = soma do tempo dos N *sprints*.

Ainda são escassos os protocolos de testes de *sprints* repetidos elaborados especificamente para tenistas. O mais indicado foi proposto por Fernandez-Fernandez et al. (2012), o qual envolve 10 *sprints* máximos e 15 segundos de pausa entre eles. Nesse teste o tenista deve percorrer, com a raquete em mãos, 21 m sobre uma linha de 11 m (ou, então, sobre a linha de fundo da quadra de tênis de dupla), realizando duas mudanças de direção (uma em cada canto da linha) a cada *sprint*. Inicialmente o tenista deve se posicionar no centro da linha de 11 m, correr 5 m até uma das pontas da linha, mudar de direção e percorrer 11 m até a outra ponta, mudar de direção novamente e percorrer os 5 m finais (Figura 9). As duas mudanças de direção feitas a cada *sprint* devem ser feitas apoiando com os pés alternados (uma freada com o pé direito e a outra com o esquerdo). O lado para o qual o tenista deve correr primeiro pode ser determinado por um sinal sonoro, semelhante ao *Hit & Turn Tennis Test*, ou uma adaptação que pode ser feita é o sinal ser dado pelo próprio avaliador, falando ou apontando o lado. Uma possível dificuldade de aplicar esse teste é a necessidade de duas fotocélulas para a mensuração do tempo de cada *sprint*, ao passo que a mensuração do tempo a partir de um cronômetro manual dificilmente será reprodutível.

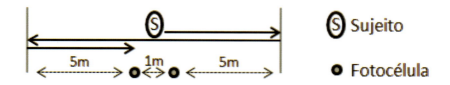

Figura 9. Ilustração do teste de *sprints* repetidos (adaptada de FERNANDEZ-FERNANDEZ et al., 2012).

Força e potência

A força pode ser avaliada de maneira isométrica (sem variação na amplitude de movimento) e dinâmica (com variação na amplitude de movimento). No que diz respeito à força voluntária isométrica máxima, alguns laboratórios possuem equipamentos (exemplo: cadeira extensora) acoplados a um transdutor de força que possibilitam a mensuração da força máxima. Com tenistas, geralmente se usa o dinamômetro de preensão manual para avaliar a assimetria entre a mão dominante e mão dominante. No entanto, a validade da mensuração da força voluntária isométrica máxima tem sido questionada, uma vez que essa medida possui uma correlação fraca com o desempenho em atividades dinâmicas, como é o caso do tênis (Fernandez-Fernandez et al., 2014).

Por outro lado, a avaliação da força dinâmica pode ser feita utilizando diferentes tipos de equipamentos (exemplos: pesos livres ou máquinas de musculação). Tradicionalmente, a força dinâmica voluntária máxima tem sido avaliada pelo teste de uma repetição máxima (1RM) (geralmente em exercícios multiarticulares como o agachamento e o supino), representando a maior carga levantada em apenas uma repetição. Para a execução desse teste o atleta precisa ter proficiência no exercício e poder suportar cargas máximas. Outras possíveis alternativas para avaliar a força dinâmica são através dos testes de 3RM, 5RM e 10RM (Fernandez-Fernandez et al., 2014). Tais métodos de avaliação podem ser facilmente aplicados, uma vez que são bastante práticos e de baixo custo financeiro.

A utilização do equipamento isocinético é uma das formas de avaliação que está cada vez mais se destacando no meio esportivo, inclusive no tênis. Esse tipo de equipamento permite analisar em diferentes velocidades angulares a razão de força agonista e antagonista de maneira unilateral, realizar a comparação bilateral e avaliar alguns grupos musculares utilizados especificamente no tênis (exemplo: músculos responsáveis pela rotação interna e externa do ombro). Portanto, trata-se de um equipamento que apresenta resultados com alta reprodutibilidade e, ao mesmo tempo, possui uma boa validade ecológica. A principal desvantagem desse teste é seu elevado custo financeiro.

Por sua vez, o salto vertical é uma das avaliações mais utilizadas como indicador de potência dos membros inferiores, sendo realizadas em tapetes de salto (Fotos 14, 15 e 16) ou plataformas de força (Quinn & Reid, 2003). Caso não haja condição financeira de obter um desses materiais, uma alternativa é realizar esse teste ao lado de uma parede, demarcando com os dedos sujos de giz a altura máxima atingida.

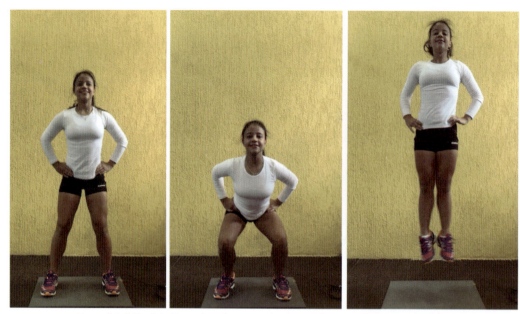

Fotos 14, 15 e 16. Teste de salto vertical com a utilização do tapete de salto.

A maior altura alcançada nesse teste está relacionada fortemente com a velocidade de deslocamentos de curta distância (< 20 m) (Fernandez-Fernandez et al., 2014), podendo ser um indicativo da importância da potência de membros inferiores para um rápido deslocamento durante os ralis do tênis. Além disso, uma maior impulsão vertical possibilita golpear a bola em uma altura maior, podendo proporcionar um melhor ângulo de saque ou *smash*.

Para avaliar a potência dos membros superiores, tem-se sugerido os arremessos de *medicine ball* em pé sobre a cabeça e a simulação dos golpes de *forehand* e *backhand*, sendo utilizada como medida de desempenho a distância entre o local do arremesso e onde a bola quica pela primeira vez no solo (Quinn & Reid, 2003). Tais testes têm indicado uma grande validade externa no tênis, por envolverem uma boa coordenação de vários segmentos do corpo e necessitarem da geração, somação, transferência e regulação de forças dos segmentos inferiores aos segmentos superiores do corpo, nas quais são semelhantes às características do tênis (Fernandez-Fernandez et al., 2014). Adicionalmente, o custo financeiro desse tipo de teste é bastante baixo e pode ser facilmente realizado numa quadra de saibro, a qual possibilitará identificar facilmente o local onde a *medicine ball* quicou.

Uma forma de avaliar de maneira mais específica a potência do golpe é analisando a velocidade da bola por meio de um radar (QUINN & REID, 2003). Nesse teste, geralmente é solicitado para o tenista realizar o golpe de interesse (exemplo: saque, *backhand* ou *forehand*) na maior velocidade possível e, através do radar, é analisada a velocidade da bola. Como para o tênis a precisão é importante, o golpe analisado deve fazer com que a bola toque em uma região demarcada dentro da quadra para ter validade (FERNANDEZ-FERNANDEZ et al., 2014). Trata-se, portanto, de uma avaliação bastante prática, e de custo moderado.

Velocidade e agilidade

Como foi abordado anteriormente, a velocidade de deslocamento em curtas distâncias e em diferentes direções durante os ralis é importante para alcançar a bola e se posicionar adequadamente para golpeá-la. Assim, uma boa aceleração e desaceleração com a capacidade de mudança de direção é fundamental para o desempenho do tenista.

A análise da velocidade linear é realizada geralmente utilizando fotocélulas em corrida de 20 m com parciais a cada 5 m, para dar um indicativo de aceleração linear (QUINN & REID, 2003). Como no tênis o jogador dificilmente percorre mais de 6 m para alcançar uma bola, as distâncias de deslocamento de 5 e 10 m são as que merecem maior atenção.

Com a finalidade de atender mais a especificidade do tênis, têm sido propostos alguns testes de agilidade, ou seja, testes que englobam a mudança de direção e a tomada de decisão. Um deles é o *Tennis-Specific Sprint Test*, em que o tenista (T) com a sua raquete se posiciona na linha de fundo da quadra e um painel sinalizador (PS) com duas luzes, colocado à frente do jogador, acende indicando se ele deve ir para a direita ou para a esquerda. Logo após acender a luz, o cronômetro é disparado e o tenista deverá correr para o lado determinado o mais rápido possível e, em seguida, simular um golpe em um pêndulo com bola (PB) e retornar a posição inicial. O protocolo do teste envolve a realização de duas tentativas para cada lado, com intervalo de 90 s de recuperação passiva, sendo registrado o melhor tempo das tentativas de cada lado (Figura 10).

Outra sugestão de teste de agilidade é o *Planned Reactive Agility Test*, que conta com a utilização de fotocélulas com sistema de luzes. Para dar início ao teste, o tenista deve estar posicionado atrás de um tapete de contato (C). Quando o tenista pisa sobre o tapete de contato,

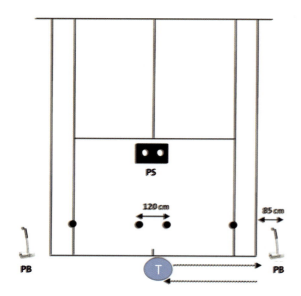

Figura 10. *Tennis-Specific Sprint Test* (adaptada de Ulbricht et al., 2013).

Círculos pretos = fotocélulas; T = tenista; PS = painel sinalizador; PB = pêndulo com bola.

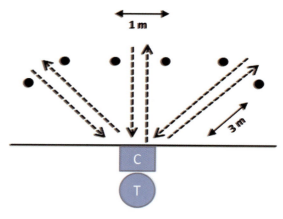

Figura 11. *Planned Reactive Agility Test* (adaptada de Cooke et al., 2011).

Círculos pretos = fotocélula; T = tenista; C = tapete de contato.

uma das luzes das três fotocélulas posicionadas de acordo com a Figura 10 acende de maneira aleatória, e o atleta deverá se deslocar o mais rápido possível até a fotocélula em que a luz está acesa e, logo em seguida, retornar ao tapete de contato, fazendo com que acenda a outra luz de uma das fotocélulas. Essa ação de idas e vindas deverá ser repetida três vezes o mais rápido possível (Figura 11).

Considerando que fotocélulas com ou sem um sistema de luz custam razoavelmente caro, uma opção geralmente adotada com tenistas é o teste de hexágono com a utilização de um cronômetro. Nesse teste, um hexágono é desenhado sobre a superfície da quadra, de modo que cada uma das seis retas do hexágono possui 60 cm de comprimento e uma angulação de 120° entre cada uma. Para a realização do teste, o atleta deve saltar com os dois pés unidos de dentro para fora, e de fora para dentro do hexágono sobre cada uma das retas, percorrendo o hexágono em três voltas completas da maneira mais rápida possível (Quinn & Reid, 2003). Apesar da boa reprodutibilidade e da sua grande utilização como forma de avaliação em tenistas, não há evidências demonstrando relação do resultado desse teste com outros tipos de avaliação de velocidade e agilidade.

Flexibilidade

A avaliação da amplitude de movimento dos diferentes segmentos do corpo é de grande importância devido a sua relação tanto com o risco de lesões quanto com a eficiência da execução dos movimentos no tênis. Sendo assim, uma maneira de avaliar a flexibilidade é através da mensuração da amplitude de movimento em posição estática, com a utilização de um goniômetro (Figura 17). Nesse sentido, as principais medidas sugeridas para o tenista são para rotação interna e externa do ombro, rotação externa de quadril, flexão de quadril, extensão e flexão do joelho.

Entretanto, recentemente tem ganhado destaque protocolos que avaliam o movimento em si, e não apenas a amplitude do movimento em posição estática. Dentre estes, o *Functional Movement Screen* (FMS) é uma ferramenta interessante, que avalia fatores de diferentes movimentos com o objetivo geral de predizer o risco de lesões. O FMS é composto por sete movimentos (Fotos 18, 19, 20, 21, 22, 23 e 24), os quais recebem uma pontuação de 0-3 de acordo com a qualidade do movimento, somando no total de 0 a 21 pontos (Cook, 2010). Aqueles que apresentam um escore menor do que 14 têm maiores chances de ter uma lesão musculoesquelética devido a essa baixa mobilidade articular (Smith et al., 2013). Considerando

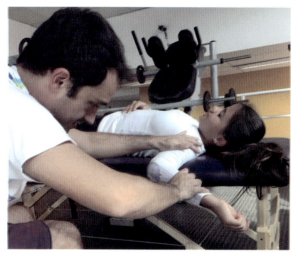

Foto 17. Mensuração da amplitude de movimento de rotação externa de ombro a partir de um goniômetro.

que o FMS é uma ferramenta bastante prática e de baixo custo, além de ter sido apontada por possuir boa reprodutibilidade e ser válida para detectar déficit na qualidade de movimento e identificar assimetrias de movimentos, sugere-se que esse teste seja de grande utilidade para a avaliação de tenistas (Fernandez-Fernandez et al., 2014).

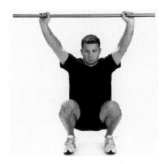

Foto 18. Agachamento completo (extraído de Cook, 2010).

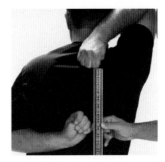

Foto 21. Mobilidade de ombro (extraído de Cook, 2010).

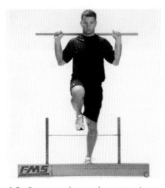

Foto 19. Passo sobre a barreira (extraído de Cook, 2010).

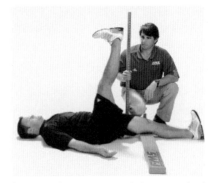

Foto 22. Elevação de perna estendida (extraído de Cook, 2010).

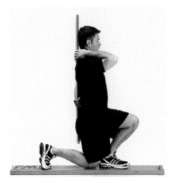

Foto 20. Afundo linear (extraído de Cook, 2010).

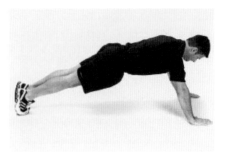

Foto 23. Flexão de braços com estabilidade (extraído de Cook, 2010).

Considerações finais

O fato do tênis exigir a interação complexa de diferentes componentes físicos, assim como foi destacado no texto, deixa clara a importância do papel do preparador físico na carreira do tenista. Portanto, conhecer quais são as demandas físicas impostas e quais as vias energéticas são predominantemente usadas pelo esporte, assim como entender sobre a importância das capacidades físicas e como avaliar seu jogador, possibilita ao preparador físico adotar as melhores estratégias de treino no seu trabalho.

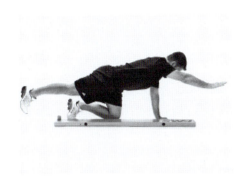

Foto 24. Estabilidade rotacional (extraído de Cook, 2010).

Referências bibliográficas

Anderson, B. For tennis: stretching works when done correctly. *Strength and Conditioning Journal*, v.3, n.3, pp. 18-20, 1981.

Basset Jr., D. R. & Howley, E. T. Limiting factors for maximum oxygen uptake and determinants of endurance performance. *Medicine and Science in Sports and Exercise*, v.32, n.1, pp. 70-84, 2000.

Benko, U. & Lindinger, S. Differential coordination and speed training for footwork in tennis – Part 2. *ITF Coaching and Sport Science Review*, n.43, pp. 6-7, 2008.

Bertuzzi, R. C. M. & Rumenig-Souza, E. Resposta cinética do consumo de oxigênio: relação entre metabolismo aeróbio e ATP-CP. *Arquivos em Movimento*, v.5, n.1, pp. 99-118, 2009.

Botton, F.; Hautier, C; Eclache, J. P. Energy expenditure during tennis play: a preliminary video analysis and metabolic model approach. *Journal of Strength and Conditioning Research*, v.25, n.11, pp. 3022-8, 2011.

Bourquin, O. Coordination. In: Reid, M.; Quinn, A.; Crespo, M. *Strength and Conditioning for Tennis*. Roehampton: ITF, 2003.

Carvalho, J.; Assunção, L.; Pinheito, V. *A importância do treino das capacidades coordenativas na infância:* Argentina; Disponível em: <http://www.efdeportes.com/efd132/treino-das-capacidades-coordenativas.htm>. Acesso em: 27 nov. 2014.

Cook, G. (2010) FMS Scoring criteria: EUA; Disponível em: <http://graycookmovement.com/downloads/FMS%20Scoring%20Criteria.pdf> . Acesso em: 09 jun. 2015.

Cooke, K.; Quinn, A.; Sibte, N. Testing speed and agility in elite tennis players. *Strength and Conditioning Journal*, v.33, n.4, pp. 69-72, 2011.

Elliott, B. Biomechanics and tennis. *British Journal of Sports Medicine*, v.40, n.5, pp. 392-6, 2006.

Fernandez, J.; Mendez-Villanueva, A.; Pluim, B. M. Intensity of tennis match play. *British Journal of Sports Medicine*, v.40, n.5, pp. 387-91, 2006.

Fernandez-Fernandez, J.; Sanz-Rivas, D.; Fernandez-Garcia, B.; Mendez-Villanueva, A. Match activity and physiological load during a clay-court tennis tournament in elite female players. *Journal of Sports Sciences*, v.26, n.14, pp. 1589-95, 2008.

_____.; Sanz-Rivas, D.; Sanchez-Muños, C.; Pluim, B. M.; Tiemessen, I.; Mendez-Villanueva, A. A comparison of the activity profile and physiological demands between advanced and recreational veteran tennis players. *Journal of Strength and Conditioning Research*, v.23, n.2, pp. 604-10, 2009.

_____.; Zimek, R.; Wiewelhove, T.; Ferrauti, A. High-intensity interval training vs. repeated-sprint training in tennis. *Journal of Strength and Conditioning Research*, v.26, n.1, pp. 53-62, 2012.

FERRAUTI, A.; WEBER, K.; WRIGHT, P. R. Basic, semi-specific and specific. In: REID, M.; QUINN, A.; CRESPO, M. *Strength and Conditioning for Tennis*. Roehampton: ITF, 2003.

_____. The Hit & Turn Tennis Test. *ITF Coaching and Sport Science Review*, v.15, n.45, pp. 16-8, 2008.

_____.; KINNER, V.; FERNANDEZ-FERNANDEZ, J. The Hit & Turn Tennis Test: An acoustically controlled endurance test for tennis players. *Journal of Sports Sciences*, v.29, n.5, pp. 485-94, 2011.

FRANCHINI, E.; TAKITO, M.Y.; BERTUZZI, R. C. M.; KISS, M. A. P. D. M. Solicitação fisiológica e metabólica do exercício intermitente anaeróbio com membros superiores. *Motriz*, v.9, n.1, pp. 33-40, 2003.

GAITANOS, G. C.; WILLIAMS, C.; BOOBIS, L. H.; BROOKS, S. Human muscle metabolism during intermittent maximal exercise. *Journal of Applied Physiology*, v.75, n.2, pp. 712-9, 1993.

GASTIN, P. B. Energy system interaction and relative contribution during maximal exercise. *Sports Medicine*, v.31, n.10, pp. 725-41, 2001.

GIRARD, O. & MILLET, G. P. Physical determinants of tennis performance in competitive teenage players. *Journal of Strength and Conditioning Research*, v.23, n.6, pp. 1867-72, 2009.

GLAISTER, M. Multiple sprint work: physiological responses, mechanisms of fatigue and the influence of aerobic fitness. *Sports Medicine*, v.35, n.9, pp. 757-77, 2005.

GRECO, P. J.; SILVA, S. P.; ABURACHID, L. C. Iniciação esportiva universal: uma escola da bola aplicada ao tênis. In: BALBINOTTI, C. *O ensino do tênis:* novas perspectivas de aprendizagem. Porto Alegre: Artmed, 2009.

JOHNSON, C. D. & MCHUGH, M. P. Performance demands of professional male tennis players. *British Journal of Sports Medicine*, v.49, n.8, pp. 696-9, 2006.

Kovacs, M. S. Tennis Physiology: Training the Competitive Athlete. *Sports Medicine*, v.37, n.3, pp. 189-98, 2007.

Martínez-Gallego, R.; Guzmán, J.; James, N.; Pers, J.; Ramón-Llin, J.; Vuckovic, G. Movement characteristics of elite tennis players on hard courts with respect to the direction of ground strokes. *Journal of Sports Science and Medicine*, v.12, n.2, pp. 275-81, 2013.

Morante, S. M. & Brotherhood, J. R. Autonomic and behavioural thermoregulation in tennis. *British Journal of Sports Medicine*, v.42, n.8, pp. 679-85, 2008.

Moreau, X.; Perrote, N.; Quetin, P. Speed and agility. In: Reid, M.; Quinn, A.; Crespo, M. *Strength and Conditioning for Tennis*. Roehampton: ITF, 2003.

Murias, J. M.; Lanatta, D.; Arcuri, C. R.; Laiño, F. A. Metabolic and functional responses playing tennis on different surfaces. *Journal of Strength and Conditioning Research*. v.21, n.1, pp. 112-7, 2007.

O'Donoghue, P. & Ingram, B. A notational analysis of elite tennis strategy. *Journal of Sports Sciences*, v.19, n.2, pp. 107-15, 2001.

Quinn, A. & Reid, M. Screening and testing. In: Reid, M.; Quinn, A.; Crespo, M. *Strength and Conditioning for Tennis*. Roehampton: ITF, 2003.

Reid, M.; Quinn, A.; Crespo, M. *Strength and Conditioning for Tennis*. Roehampton: ITF, 2003.

_____. & Schneiker, K. Strength and conditioning in tennis: current research and practice. *Journal of Science and Medicine in Sport*, v.11, n.3, pp. 248-56, 2007.

_____. & Duffield, R. The development of fatigue during match-play tennis. *British Journal of Sports Medicine*, v.47, n.i7-i11, 2014.

Richers, A.T. Time-motion analysis of the energy systems in elite and competitive singles tennis. *Journal of Human Movement Studies*, v.28, pp. 73-86, 1995.

Robergs, R. A.; Ghiasvand, F.; Parker, D. Biochemistry of exercise-induced metabolic acidosis. *American Journal of Physiology. Regulatory, Integrative and Comparative Physiology*, v.287, n.3, pp. R502-16, 2004.

Seliger, V.; Ejem, M.; Pauer, M.; Safařík, V. Energy metabolism in tennis. *Internationale Zeitschrift für Angewandte Physiologie, Einschliesslich Arbeitsphysiologie*, v.31, n.4, pp. 333-40, 1973.

Sheppard, J. M. & Young, W. B. Agility literature review: classifications, training and testing, *Journal of Sports Sciences*, v.24, n.9, pp. 919-32, 2006.

Smekal, G. et al. A physiological profile of tennis match play. *Medicine and Science in Sports and Exercise*, v.33, n.6, pp. 999-1005, 2001.

Smith, C. A.; Chimera, N. J.; Wright, N. J.; Warren, M. Interrater and intrarater reliability of the functional movement screen. *Journal of Strength and Conditioning Research.* v.27, n.4, pp. 982-7, 2013.

Ulbricht, A.; Fernandez-Fernandez, J.; Ferrauti, A. Conception for fitness testing and individualized training programs in the German Tennis Federation. *Sports Orthopaedics and Traumatology*, v.29, n.3, pp. 180-92, 2013.

Urso, R. P.; Okuno, N. M.; Gomes, R. V.; Lima-Silva, A. E.; Bertuzzi, R. Validity and reability evidences of the Hit & Turn Tennis Test. *Science and Sports*, v.29, n.4, pp. e47-e53, 2014.

Aspectos nutricionais

Profª. Ma. Serena Menegassi del Favero

Introdução

Uma alimentação adequada, durante os períodos de treinamento e competição, é fundamental para maximizar o desempenho do atleta. A rotina de treinamento físico extenuante induz alterações consideráveis nas necessidades nutricionais; logo, uma nutrição apropriada é importante não apenas para aprimorar a performance, mas também para manter a saúde do atleta.

As demandas fisiológicas do tênis são complexas e dependem de interações altamente variáveis entre limitações técnicas, táticas, física e ambiental. Embora seja considerado um esporte intermitente, as partidas de tênis podem durar três ou mais horas e o gasto energético pode ser muito elevado. Gastos de 7,4 ± 1,3 e 10,8 ± 1,8 kcal/min foram reportados em jogadores profissionais e amadores do sexo feminino e masculino, respectivamente. Logo, em uma partida de tênis masculino de 300 minutos, o gasto energético pode ser superior a 3000 kcal (Ranchordas et al., 2013). Portanto, a dieta desses atletas deve fornecer energia e nutrientes apropriados para suportar o volume, a intensidade e a duração da atividade.

A dieta adequada também é essencial para manutenção das características antropométricas ideais do atleta, visto que essas variáveis podem influenciar o desempenho esportivo. O peso e a composição corporal são dois fatores que contribuem para o desempenho do atleta. A maioria dos atletas necessita ser forte (ter um alto percentual de massa magra), para alcançarem um ótimo desempenho. Uma vez que a gordura corporal adiciona peso sem adicionar força, ou seja, a gordura aumenta o peso corporal do atleta, mas não aumenta a força dele, porcentagens menores de gordura corporal são frequentemente enfatizadas para melhorar a *performance*. Juzwiak et al. (2008) reportaram que esse percentual reduzido pode ser vantajoso

Sexo	Estatura (m)	Massa corporal (kg)
Feminino	1,67 (0,05)	59 (6)
Masculino	1,81 (0,09)	77 (7)

Tabela 1. Características antropométricas típicas de jogadores de tênis.

para o tênis, uma vez que os atletas devem executar movimentos explosivos de velocidade e de agilidade na quadra. Como os tenistas de elite possuem várias competições ao longo do ano, é importante que sejam capazes de manter a composição corporal ideal durante todo o período. A Tabela 1 apresenta características antropométricas típicas de jogadores (profissionais e amadores) de tênis (Ranchordas et al., 2013).

Uma alimentação apropriada é importante não apenas para ajustar a ingestão energética ao gasto energético, melhorar o rendimento através da adequação da qualidade e quantidade de macronutrientes e aprimorar a composição corporal do atleta, mas também para a manutenção da saúde do tenista por meio da preservação do seu sistema imunológico.

Sabe-se que os atletas submetidos a um treinamento de alta intensidade e grande volume apresentam uma maior suscetibilidade ao desenvolvimento de infecções leves e, qualquer doença infecciosa, por mais leve que seja, pode ocasionar uma queda de desempenho.

Atletas que realizam modificações equivocadas do consumo alimentar, com menor consumo de energia do que o necessário e deficiências ou excessos de nutrientes, podem impactar as funções imunológicas, agravando a supressão do sistema imune. Assim, uma alimentação adequada em macro e micronutrientes faz-se necessária.

Recomendações de macro e micronutrientes

A importância do carboidrato como fonte energética durante o exercício está bem estabelecida há décadas. O conteúdo de glicogênio muscular, forma sob a qual a glicose é armazenada nos tecidos, é o principal determinante da capacidade de se sustentar um exercício de longa duração através da manutenção da glicemia.

A proteína, por sua vez, exerce papel importante na preservação da massa muscular, requisito fundamental para ações de força e potência, inerentes à prática do tênis.

Já o aproveitamento metabólico adequado desses macronutrientes depende do aporte adequado de vitaminas e minerais, uma vez que os mesmos são cofatores em todos os processos de produção de energia e síntese de macromoléculas. Sendo assim, a importância de um planejamento alimentar adequado para os tenistas que visam um desempenho máximo é indiscutível (Gomes et al., 2009).

Nesse sentido, as recomendações nutricionais para os tenistas, em especial os atletas de ponta, são desafiadoras e únicas. Normalmente, os tenistas têm competições durante o ano inteiro e a periodização dos treinos fica difícil de ser seguida, sobretudo devido ao tempo dos jogos que é imprevisível, e o número de partidas que se pode disputar em um determinado período (jogador finalista de uma competição pode realizar mais de 5 partidas em uma semana, ao tempo que o jogador que perde na primeira rodada terá realizado apenas uma). O fato de não saber o tempo que o atleta ficará em quadra dificulta a elaboração de uma estratégia nutricional. Apesar das dificuldades, o atleta deve receber um aporte energético suficiente para suportar o volume e a intensidade da atividade.

Recomendações dietéticas de carboidrato

Os carboidratos são contribuintes importantes para a produção de adenosina trifosfato (ATP) e o fornecimento de energia durante os jogos e treinos de tênis. Há décadas sabe-se que dietas ricas em carboidratos levam a um maior estoque de glicogênio muscular que está diretamente relacionado à performance, em especial, a exercícios de *endurance*. Ademais, uma dieta deficiente em carboidrato prejudica o desempenho em exercícios de alta intensidade e longa duração, características que se aplicam ao tênis. No entanto, a literatura carece de informações que demonstrem as concentrações de glicogênio muscular durante uma partida de tênis. Contudo, pelas características do esporte (mesmo quando fora das competições, atletas chegam a treinar de 4 a 6 horas por dia, o que implica em uma alta demanda energética durante o ano todo), podemos concluir que o consumo adequado de carboidrato para manutenção dos estoques ideais de glicogênio muscular é fundamental para o desempenho do tenista.

A quantidade de carboidrato que o tenista deve consumir pode variar de acordo com a intensidade do jogo ou a sessão de treino. De maneira geral, o atleta deve consumir de 6 a 10g/kg do seu peso corporal por dia. Esta recomendação deve ser ajustada de forma individual para cada atleta, de acordo com o seu gasto energético (Ranchordas et al., 2013).

O consumo de alimentos ricos em carboidrato deve ser feito de três a quatro horas antes do evento com o intuito de garantir que os estoques de carboidrato do tenista estejam completos antes da partida. A impossibilidade de realizar a refeição com essa antecedência e o consumo de alimentos em intervalo menor do que o mencionado podem causar desconforto gástrico, além de, dependendo do tipo de alimento ingerido, não haver tempo suficiente para a digestão e absorção dos carboidratos, prejudicando o fornecimento de energia durante a atividade. Nas situações em que o intervalo entre a refeição e o início do jogo for muito curto, como uma hora ou menos, o uso de suplementos de carboidratos pode ser útil (Lancha Jr et al., 2009). A suplementação de carboidrato será abordada com detalhes no subcapítulo de suplementação.

Ademais, visando à recuperação do atleta, o consumo de alimentos ou suplementos ricos em carboidratos também é importante após o jogo. Durante os torneios os tenistas jogam de três a quatro vezes por semana, em média entre jogos de simples e duplas; consequentemente, durante a competição, a reposição dos estoques de glicogênio poderá ser um fator limitante da performance nos últimos e mais importantes jogos (Kovacs, 2006b). Uma dificuldade que pode surgir é quando o tenista compete em mais de um jogo no mesmo dia, por exemplo, quando joga simples e dupla. Essa situação, frequentemente, deixa o jogador com um inadequado tempo de recuperação, o que torna a reposição dos estoques de energia após o jogo mais difícil. A recuperação neste caso deve ser realizada apenas com carboidratos, devido à sua facilidade de digestão, e a proteína deve ser desprezada, comprometendo, assim, a recuperação ideal, mas evitando uma partida com alimentos mal digeridos no estômago.

Enfim, um consumo adequado de carboidrato, além de ser importante para a manutenção dos estoques de glicogênio, preservará o sistema imunológico, uma vez que a glicose é o substrato energético para as células do sistema imune (Ranchordas et al., 2013).

Recomendações dietéticas de proteína

O consumo apropriado de proteína, especialmente em atletas, é essencial para a recuperação muscular adequada, e para as respostas relativas à imunocompetência e crescimento e manutenção da massa livre de gordura (Campbell et al., 2007).

A quantidade de proteína que o tenista deve consumir é baseada no volume na intensidade do treinamento ou competição. No entanto, por não existir uma recomendação específica ao tenista, os profissionais de saúde que trabalham com o atleta são orientados a seguirem recomendações já estabelecidas para exercício de *endurance* ou de força (citadas a seguir), uma vez que o tênis inclui ambas essas características.

O posicionamento do American College of Sports Medicine (ACSM, 2009) sugere a ingestão de proteínas, para o exercício de *endurance*, de 1,2 a 1,4g/kg/dia, e para o exercício de força de 1,6 a 1,7g/kg/dia. Já o posicionamento da International Society of Sports Nutrition (CAMPBELL et al., 2007) sugere que o consumo de proteínas fique entre 1,4 e 2,0g/kg/dia.

Essas recomendações podem ser facilmente alcançadas sem suplementação em uma dieta com alto consumo energético, tal qual a dieta de um atleta de elite. Um estudo realizado com tenistas brasileiros, amadores e profissionais, encontrou um consumo elevado de proteína: ~2,4g/kg/dia e ~2,3g/kg/dia, respectivamente (GOMES et al., 2009). Segundo Juzwiak et al. (2008), apenas 4% dos adolescentes observados em seu estudo consumiam menos de 1g/kg/dia, sendo que 63% dos atletas estudados consumiam >1,5g/kg/d e 33% consumiam entre 1,0 e 1,5g/kg/d. O consumo proteico, no entanto, parece ser maior em tenistas do sexo masculino. Um estudo que investigou o consumo proteico de quatro tenistas amadores do sexo feminino relatou um consumo proteico diário de 1,3 g/kg/d e 1,2 g/kg/d na temporada e fora da temporada, respectivamente (NUTTER, 1991).

Assim, não é difícil para o atleta alcançar as necessidades de proteína diárias uma vez que ele tenha uma ingestão calórica elevada condizente com o seu gasto energético. Quando isso não acontece, um consumo abaixo do recomendado pode ser encontrado, prejudicando o desempenho deste atleta.

Além da quantidade de proteína consumida, é importante considerar também o horário (antes ou após o treino ou jogo) e o tipo de proteína consumida (proteína animal, vegetal ou suplementos). A manipulação desses fatores (quantidade, horário e tipo de proteína) impactará na eficácia da proteína em estimular a síntese proteica e maximizar a recuperação.

Recomendações dietéticas de lipídios

Apesar do carboidrato ser a principal fonte de energia durante o jogo de tênis, os lipídios também contribuem para o fornecimento de energia, principalmente se levado em conta as longas durações dos jogos e sessões de treino.

Semelhante às necessidades proteicas, existe uma carência de estudos na literatura sobre o papel dos lipídios na prática do tênis. Apesar da quantidade sugerida de 2g/kg/dia para atletas de *endurance* que treinam mais que duas horas por dia, com o objetivo de manter as quantidades adequadas de triacilglicerol intramuscular (STELLINGWERFF et al., 2011), essa recomendação não deve ser aplicada diretamente ao tênis, onde as partidas envolvem muitos picos de alta intensidade com o carboidrato sendo a principal fonte energética.

Em relação à composição corporal, quanto maior o peso de massa não contrátil, maior o esforço do atleta para deslocar seu corpo. Assim, pode-se presumir que uma composição corporal com baixo percentual de gordura possibilita uma maior agilidade ao tenista. Todavia, não há evidências científicas mostrando que baixo índice de gordura corporal é necessário para se tornar um tenista de sucesso. Entretanto, o sucesso de tenistas magros e com ótima quantidade de massa muscular dão indícios de que pode haver uma vantagem em se ter uma baixa quantidade de gordura corporal. Claramente, não há necessidade aparente de que os tenistas tenham baixos níveis de gordura corporal, mas também não há nenhum benefício em carregar um excesso de gordura. De qualquer maneira, uma quantidade mínima de gordura na dieta deve ser incluída para permitir a absorção de vitaminas lipossolúveis, síntese de hormônios e função das membranas celulares (RANCHORDAS et al., 2013).

Recomendações dietéticas de vitaminas e minerais

O tenista, com um consumo energético elevado e saudável, muito provavelmente não apresentará deficiência de micronutrientes, salvo quando existe a necessidade de manipulação da composição corporal, especialmente para redução do peso corporal (ou seja, com uma dieta com restrição calórica). A suplementação de vitaminas e minerais faz-se necessária apenas quando a nutrição está comprometida, como, por exemplo, durante viagens e períodos intensos de treinamento e competição e em casos específicos após a avaliação individual de cada atleta.

Muito se discute sobre o consumo de vitaminas e minerais no exercício buscando os efeitos antioxidantes dos mesmos com o intuito de melhorar o desempenho. Os radicais livres produzidos em grandes quantidades durante o exercício têm sido associados com danos e prejuízos da função muscular. Melhorar o sistema de defesa endógena com doses orais de antioxidantes tem sido estudado como um método não invasivo para prevenir ou reduzir o estresse oxidativo, diminuir o dano muscular e melhorar o desempenho durante o exercício. Embora alguns estudos tenham demonstrado que a suplementação com antioxidantes atenua o estresse oxidativo induzido pelo exercício, a maioria dos estudos relata nenhum efeito sobre o desempenho e os danos musculares. Apesar dos radicais livres estarem associados com eventos biológicos nocivos, eles também são essenciais para o desenvolvimento e função de cada célula. Portanto, o carregamento das células com altas doses de antioxidantes leva a um enfraquecimento dos efeitos positivos do exercício físico e interfere nos processos fisiológicos importantes mediados pelos radicais livres, tais como a vasodilatação e a sinalização da insulina (PETERNELJ & COOMBES, 2011).

Assim, uma ingestão adequada de vitaminas e minerais através de uma dieta variada e equilibrada continua sendo a melhor forma de manter o status antioxidante em níveis ideais tanto em praticantes de atividade física como em atletas.

Hidratação

O tênis competitivo é tipicamente jogado em ambientes quentes e úmidos que favorecem a desidratação e, em caso de reposição hídrica inadequada, prejudicam o desempenho e aumentam o risco de lesão. Assim, o consumo adequado de fluidos faz-se necessário para evitar a desidratação e melhorar o desempenho.

Tippet et al. (2011) avaliaram a quantidade de suor e a ingestão de líquidos em sete tenistas profissionais do sexo feminino durante um torneio, e observaram que a taxa de sudorese foi de 2,0 ± 0,5 l/h e a ingestão de líquidos não ultrapassou 1,5 l/h (talvez por uma necessidade subconsciente de se evitar um desconforto gastrointestinal). De qualquer maneira, a não reposição hídrica nas quantidades adequadas para repor o que foi perdido no suor pode representar danos na performance. Uma perda de líquidos, mesmo que pequena, de 2% do peso corporal, já representa prejuízos no desempenho esportivo. Entre esses prejuízos podemos citar: aumento de fadiga, da incidência de câimbras e da glicogenólise (SALTIN & COSTILL, 1988).

Recomenda-se que os tenistas consumam no mínimo 200 ml de água ou bebidas esportivas a cada mudança de lado da quadra em temperaturas amenas (< 27°C) e quantidades superiores a 400 ml em ambientes quentes e úmidos (> 27°C). Bebidas acrescidas de carboidratos e eletrólitos são melhores absorvidas quando comparadas a água pura. Protocolos de hidratação individualizados são fortemente recomendados para se alcançar o ideal de cada tenista (KOVACS, 2006a).

Suplementação nutricional no tênis

Apesar do tênis ser um esporte profissional de alto rendimento, poucos estudos (citados a seguir neste capítulo) avaliaram os efeitos dos suplementos nutricionais na modalidade, dificultando a elaboração de um guia específico.

Efeitos ergogênicos da suplementação de creatina

A creatina tem se tornado um dos suplementos nutricionais mais populares entre atletas amadores e profissionais. Dois protocolos de suplementação têm sido utilizados: um protocolo de curta duração (aproximadamente cinco dias) e alta dosagem (aproximadamente 20g/dia ou 0,3g/kg/dia) (Harris et al., 1992) ou duração mais prolongada (aproximadamente 4 a 6 semanas) com uma dosagem menor (3g/dia ou 0,03g/kg/dia) (Hultman et al., 1996). Ambos os protocolos são efetivos em aumentar o conteúdo de creatina intramuscular em aproximadamente 20% e ambos os métodos têm demonstrado melhorar o desempenho durante diversos tipos de exercício (Bemben & Lamont, 2005).

Entre os mecanismos que esclarecem o efeito ergogênico da suplementação de creatina, podemos citar: concentração aumentada de glicogênio e creatina fosfato (CP) pré-exercício, ressíntese de creatina fosfato aumentada durante a recuperação, expressão aumentada de fatores de crescimento, redução da inflamação e danos musculares e subsequente aumento do volume de treinamento (Rawson & Persky, 2007).

O motivo para se usar a creatina com intuito de melhorar o desempenho no tênis tem importância considerando-se que o tênis consiste em esforços que requerem predominantemente o sistema de energia ATP – CP.

Somente dois estudos investigaram os efeitos da suplementação de creatina no tênis. Eijnde et al. (2001) avaliaram os efeitos da suplementação de creatina (4 x 5 g por dia durante 5 dias) na precisão e na potência dos golpes. Quando comparado ao grupo placebo, não houve melhora significativa na potência e na precisão dos golpes nos tenistas suplementados com creatina. Apesar dos resultados, os autores concluíram que os prováveis efeitos da creatina estaria na sua suplementação a longo prazo, gerando hipertrofia muscular e, consequentemente, o aumento da força. A partir disso, o tenista poderia melhorar sua velocidade de deslocamento em quadra e aumentar a potência dos golpes.

O segundo estudo avaliou os efeitos da suplementação de creatina não apenas após a fase de *loading* de creatina (0,3g/kg peso corporal/dia durante seis dias), mas também após a fase de manutenção (0,03g/kg peso corporal/dia durante 28 dias). Também não foi observada melhora no desempenho dos tenistas nas variáveis estudadas apesar da fase de manutenção. Neste estudo os autores relatam o fato de os tenistas não combinarem o tênis com um programa de treinamento de força, que poderia ter sido benéfico para se observar os efeitos da suplementação de creatina (Pluim et al., 2006).

Baseado nos dois estudos disponíveis, parece não haver benefício em se suplementar creatina em tenistas, entretanto apenas dois estudos não são suficientes para descartarmos um possível efeito ergogênico da creatina no tênis e faz-se necessário que novos estudos sejam desenvolvidos.

Efeitos ergogênicos da suplementação de cafeína

A cafeína é um alcaloide do grupo das xantinas e designado quimicamente como 1,3,7-trimetilxantina encontrado naturalmente ou adicionado a diversos tipos de alimentos ou bebidas. Aproximadamente 100% da ingestão oral da cafeína é absorvida pelo trato gastrointestinal, atingindo o pico plasmático após trinta/noventa minutos e uma meia-vida de aproximadamente cinco horas. A cafeína havia sido banida pelo Comitê Olímpico Internacional (COI), sendo concentrações urinárias superiores a 12mg/ consideradas *doping*. Entretanto, a Agência Mundial Antidoping (World Anti-Doping Agency, WADA) removeu a cafeína da lista de substâncias banidas em 2004. A razão pela qual a cafeína foi removida seria o fato de que mesmo em baixas doses, alcançadas facilmente com o consumo habitual de muitos alimentos (Tabela 2), a cafeína tem mostrado ação ergogênica (Tarnopolsky, 2010).

Alimento/bebida	Porção	Conteúdo de cafeína (mg)
Café expresso	30ml	50 - 110
Chá verde	250ml	25 - 40
Bebidas a base de cola	355ml	35 - 50
Bebidas energéticas	250ml	80 - 150
Chocolate amargo	50mg	20 - 40

Tabela 2. Conteúdo de cafeína em alguns alimentos.

Os efeitos ergogênicos da cafeína podem ser atribuídos às alterações no sistema nervoso central que levam a mudanças na percepção de esforço e fadiga, em vez do papel em mobilizar ácidos graxos livres e poupar glicogênio muscular como se acreditava previamente (STEAR et al., 2010). Portanto, essa substância tem sido empregada no tênis com o objetivo de reduzir a percepção de fadiga durante as longas partidas. No entanto, poucos estudos avaliaram os efeitos da cafeína no tênis.

Corroborando, Ferrauti et al. (1997) avaliaram 16 jogadores de tênis (8 homens e 8 mulheres) durante uma simulação de partida de 4 horas em que os atletas receberam bebidas contendo placebo ou carboidrato ou cafeína (260 mg para as mulheres e 364 mg para os homens) consumidas antes e durante a partida. Ao final das quatro horas, foram realizados testes de precisão dos golpes (*ball-machine test*) e velocidade de deslocamento (*tennis-sprint test*). A suplementação com cafeína não melhorou a velocidade de deslocamento em ambos homens e mulheres e não demonstrou efeito benéfico na precisão do golpe ou sucesso durante os jogos nos participantes do sexo masculino. Entretanto, as mulheres suplementadas com cafeína obtiveram mais sucesso nos jogos (ganharam mais *games* de maneira significativa).

Outro estudo avaliou o efeito da suplementação de cafeína em 12 atletas altamente treinados durante uma partida simulada de tênis. Os atletas suplementados com cafeína melhoraram significativamente a velocidade da bola no saque ao final da partida quando comparados ao grupo placebo e ao grupo suplementado com carboidrato. Os autores concluíram que a suplementação de cafeína em doses de 3mg/kg de peso corporal atenuam os efeitos da fadiga e aumentam a velocidade da bola no saque durante os estágios finais de uma partida de tênis prolongada (2 horas e 40 minutos) (HORNERY et al., 2007).

A cafeína também tem sido utilizada com o intuito de atenuar os efeitos nocivos da privação de sono, visto que atletas normalmente dormem mal na noite anterior a um campeonato. Reyner e Horne (2013), relatam que um sono inadequado prejudica a performance em modalidades como o tênis que envolvem não apenas força e velocidade, mas também o desempenho psicomotor necessitando de julgamento e precisão. Um sono adequado, portanto, é essencial para o desempenho. No entanto, a suplementação com cafeína (80 mg) não foi capaz de atenuar os efeitos nocivos da privação de sono, não sendo, portanto, um substituto para a falta de horas dormidas.

Apesar dos poucos estudos disponíveis e dos diferentes resultados, existe uma pequena evidência de que a suplementação de cafeína em doses de 3mg/kg possa melhorar o desempenho no tênis durante partidas de longa duração.

Efeitos ergogênicos da suplementação de carboidrato

A suplementação de carboidrato é uma prática nutricional popular no tênis que visa melhorar a capacidade física, a habilidade motora e retardar a fadiga. Entretanto, apesar do grande número de evidências indicando que a suplementação de carboidrato diminui a fadiga durante o exercício prolongado e melhora a performance, os efeitos da suplementação de carboidrato especificamente no tênis ainda são controversos (embora se deva levar em conta o número limitado de estudos).

A posição do American College of Sports Medicine e da Dieticians of Canada and the American Dietetic Association é de que sejam consumidos de 30 a 60 g de carboidrato por hora de exercício com o intuito de manter os níveis de glicose plasmática, especialmente em eventos com duração superior a uma hora e em ambientes extremos (frio, calor ou altas altitudes) (Acsm, 2009).

Gomes et al. (2014) investigaram a influência da suplementação de carboidrato (0,5g/kg/hora) durante uma partida de três horas de tênis entre tenistas bem treinados. Os autores observaram uma redução significativa na concentração de cortisol salivar nos atletas suplementados com carboidrato e uma melhora, porém não significativa, nos níveis de glicose e percepção ao esforço. Os autores concluíram que a manutenção da glicemia, mesmo de maneira não significativa, possa ter uma implicação prática no tênis. Em outro estudo de Gomes et al. (2013), foram avaliados os efeitos da suplementação de carboidrato durante a simulação de partidas de tênis. Nessa ocasião, ao comparar as situações com suplementação de carboidrato e placebo, não foram evidenciadas diferenças significativas entre elas para variáveis como *games* vencidos, duração dos ralis, número de golpes por rali, tempo efetivo de jogo (%), *aces*, duplas faltas, acerto do primeiro serviço, acerto do segundo serviço, acerto da primeira devolução e acerto da segunda devolução.

McRae e Galloway (2012) avaliaram os efeitos de uma bebida esportiva rica em carboidrato em testes de habilidade (precisão nos golpes de fundo e precisão e velocidade do saque) antes e após uma partida de tênis de duas horas. Não foram observadas diferenças entre os grupos (carboidrato x placebo). Entretanto, durante a partida de tênis, os jogadores que consumiram o carboidrato relataram sentir-se com mais energia. Além disso, esses tenistas melhoraram a porcentagem de sucesso nos saques e também nas devoluções desses durante a partida. Segundo os autores, não houve melhora nos testes de habilidade após a partida pelo fato de duas horas não terem sido suficientes para induzir a fadiga e afetar a performance.

A disparidade entre os resultados e a dificuldade em criar-se uma recomendação de carboidrato durante as partidas de tênis acontece, provavelmente, devido às condições experimentais dos estudos, tais como: a duração do treino/jogo/teste, os parâmetros utilizados para medir desempenho, o conteúdo inicial dos estoques de glicogênio e a análise/controle da dieta antes do experimento. Embora mais pesquisas sejam necessárias, existem evidências até o momento para defender a ingestão de 30 a 60 g de carboidrato por hora de jogo.

Estratégias nutricionais durante os torneios

O tênis apresenta características bastante particulares que tornam a quantificação do nível de esforço de uma partida bastante complexa, assim como as condutas nutricionais. Ademais, os torneios são realizados em diferentes países que muitas vezes apresentam padrões alimentares distintos do habitual, o que dificulta a manutenção de estratégias nutricionais eficazes. Essas alterações no padrão de alimentação podem comprometer os estoques de glicogênio durante a fase competitiva e, consequentemente, afetar o desempenho. Além disso, as partidas durante os torneios são separadas por curtos intervalos de descanso que podem inviabilizar a recuperação. Sendo assim, um programa estruturado de consumo de carboidrato é necessário para manter a disponibilidade de glicogênio e energia adequados durante os torneios. Nesse sentido, sugere-se o consumo diário de 7 a 10g/kg de carboidrato, 30 a 60 g por hora de jogo (priorizar bebidas esportivas ricas em carboidratos e eletrólitos, especialmente em ambientes quentes) e 1,5g/kg após o jogo para otimizar a recuperação (RANCHORDAS et al., 2013).

É importante que o carboidrato seja consumido logo após o término do jogo, sobretudo quando o tempo de recuperação entre as partidas for breve. Um atraso em fornecer o carboidrato pode levar a uma redução de 47% nos estoques de glicogênio muscular quando comparado com o consumo imediatamente após o exercício (IVY et al., 1988). A adição de proteínas insulinogênicas, tal qual a proteína do soro do leite (*whey protein*), pode promover os estoques de glicogênio muscular e aumentar a síntese proteica por induzir um estado de hiperinsulinemia e hiperaminoacidemia, permitindo uma recuperação mais efetiva após o exercício (MANNINEN, 2006).

Ao final dos torneios, os atletas estão mais suscetíveis à desidratação, perda de minerais e queda da performance. Sendo assim, manter-se bem hidratado durante as competições também é fundamental. Soluções de carboidrato e eletrólitos como as bebidas esportivas são melhores absorvidas que a água pura e apresentam vantagens na reposição hídrica.

Doping

Doping representa a utilização de substâncias ou métodos capazes de aumentar artificialmente o desempenho esportivo, e cuja utilização, de acordo com a Agência Mundial Antidoping (World Anti-Doping Agency - WADA) e o Comitê Olímpico Internacional (COI), caracterizam a infração de códigos éticos e disciplinares, podendo ocasionar sanção aos atletas, bem como aos seus técnicos, médicos e dirigentes. Atletas como Marin Cilic e Viktor Troicki, por exemplo, foram banidos por presença de substância proibida no teste antidoping e por recusar a se submeter ao teste, respectivamente.

A lista completa e atualizada das substâncias proibidas pode ser obtida diretamente no site da WADA (www.wada-ama.org), que publicou recentemente o Código Mundial Antidoping de 2015 (a última atualização do código havia sido em 2009). No site da Federação Internacional de Tênis (ITF), também está disponível o Programa Antidoping no Tênis, cujo objetivo é manter a integridade do tênis e proteger a saúde e os direitos dos tenistas que participam do circuito profissional (ITF, ATP, WTA).

Os atletas devem atentar-se ao fato de que até mesmo os suplementos nutricionais, que não estão listados entre as substâncias proibidas, podem ser fontes de contaminação e, portanto, apresentar um teste positivo para *doping*. Diversos estudos têm demonstrado que suplementos nutricionais disponíveis para venda na internet, farmácias e lojas de suplementos estão contaminados com substâncias proibidas (DE HON & COUMANS, 2007). Para certificar de que os tenistas estão consumindo suplementos com efeitos ergogênicos comprovados em evidências científicas e livres de contaminação, é aconselhável que se procure um profissional qualificado da área de nutrição esportiva. Ainda existem laboratórios que oferecem a facilidade de se testar suplementos nutricionais para os contaminantes que estão na lista de substâncias proibidas pela WADA. Assim, tenistas deveriam usar esses meios para assegurar-se de que os suplementos consumidos são seguros.

Considerações finais

O presente capítulo procurou apresentar os papéis dos macro e micronutrientes no organismo dos tenistas, além de discorrer sobre as recomendações dietéticas de cada um. Adicionalmente, foi discutido sobre a suplementação ergogênica de alguns suplementos, a nutrição durante as competições e, por fim, a precaução que se deve ter com o doping. Portanto, acredita-se que tais informações sejam fundamentais para maximizar o desempenho do atleta e também para a manutenção de sua saúde.

Referências bibliográficas

AMERICAN DIETETIC ASSOCIATION; DIETITIANS OF CANADA; AMERICAN COLLEGE OF SPORTS MEDICINE; RODRIGUEZ, N. R.; DI MARCO, N. M.; LANGLEY, S. American College of Sports Medicine position stand. Nutrition and athletic performance. *Medicine and science in sports and exercise*, v.41, n.3, pp. 709-31, 2009.

BEMBEN, M. G. & LAMONT, H. S. Creatine supplementation and exercise performance: recent findings. *Sports medicine*, v.35, n.2, pp. 107-25, 2005.

CAMPBELL, B. et al. International Society of Sports Nutrition position stand: protein and exercise. *Journal of the International Society of Sports Nutrition*, v.4, pp. 8, 2007.

DE HON, O. & COUMANS, B. The continuing story of nutritional supplements and doping infractions. *British journal of sports medicine*, v.41, n.11, pp. 800-05, 2007.

Eijnde, B. O.; Vergauwen, L.; Hespel, P. Creatine loading does not impact on stroke performance in tennis. *International journal of sports medicine*, v.22, n.1, pp. 76-80, 2001.

Ferrauti, A.; Weber, K.; Strüder, H. K. Metabolic and ergogenic effects of carbohydrate and caffeine beverages in tennis. *The Journal of sports medicine and physical fitness*, v.37, n.4, pp. 258-66, 1997.

Gomes, R. V.; Ribeiro, S. M. L.; Veibig, R. F.; Aoki, M. S. Consumo alimentar e perfil antropométrico de tenistas amadores e profissionais. *Revista Brasileira de Medicina do Esporte*, v.15, n.6, 2009.

_____. et al. Does carbohydrate supplementation enhance tennis match play performance? *Journal of the International Society of Sports Nutrition*, v.10, n.1, pp. 46, 2013.

_____.; Moreira, A.; Coutts, A. J.; Capitani, C. D.; Aoki, M. S. Effect of carbohydrate supplementation on the physiological and perceptual responses to prolonged tennis match play. *Journal of strength and conditioning research / National Strength & Conditioning Association*, v.28, n.3, pp. 735-41, 2014.

Harris, R. C.; Söderlund, K.; Hultman, E. Elevation of creatine in resting and exercised muscle of normal subjects by creatine supplementation. *Clinical science*, v.83, n.3, pp. 367-74, 1992.

Hornery, D. J.; Farrow, D.; Mujika, I.; Young, W. B. Caffeine, carbohydrate, and cooling use during prolonged simulated tennis. *International journal of sports physiology and performance*, v.2, n.4, pp. 423-38, 2007.

Hultman, E.; Söderlund, K.; Timmons, J. A.; Cederblad, G.; Greenhaff, P. L. Muscle creatine loading in men. *Journal of applied physiology*, v.81, n.1, pp. 232-7, 1996.

Ivy, J. L.; Lee, M. C.; Brozinick, J. T., Jr; Reed, M. J. Muscle glycogen storage after different amounts of carbohydrate ingestion. *Journal of applied physiology*, v.65, n.5, pp. 2018-23, 1988.

Juzwiak, C. R.; Amancio, O. M. S.; Vitalle, M. S. S.; Pinheiro, M. M.; Szejnfeld, V. L. Body composition and nutritional profile of male adolescent tennis players. *Journal of sports sciences*, v.26, n.11, pp.1209-17, 2008.

Kovacs, M. S. Hydration and Temperature in Tennis - A Practical Review. *Journal of sports science & medicine*, v.5, n.1, pp.1-9, 2006a.

_____. Carbohydrate intake and tennis: are there benefits? *British journal of sports medicine*, v.40, n.5, pp. e13, 2006b.

Lancha Jr, A. H.; Campos-Ferraz, P. L. DE; Rogeri, P. S. *Suplementação nutricional no esporte*. Rio de Janeiro: Guanabara Koogan, 2009.

Manninen, A. H. Hyperinsulinaemia, hyperaminoacidaemia and post-exercise muscle anabolism: the search for the optimal recovery drink. *British journal of sports medicine*, v.40, n.11, pp. 900-5, 2006.

Mcrae, K. A. & Galloway, S. D. R. Carbohydrate-electrolyte drink ingestion and skill performance during and after 2 hr of indoor tennis match play. *International journal of sport nutrition and exercise metabolism*, v.22, n.1, pp. 38-46, 2012.

Nutter, J. Seasonal changes in female athletes' diets. *International journal of sport nutrition*, v.1, n.4, pp. 395-407, 1991.

Peternelj, T. T.; Coombes, J. S. Antioxidant supplementation during exercise training: beneficial or detrimental? *Sports medicine*, v.41, n.12, pp. 1043-69, 2011.

Pluim, B. et al. The effects of creatine supplementation on selected factors of tennis specific training. *British journal of sports medicine*, v.40, n.6, pp. 507-11, 2006.

Ranchordas, M. K.; Rogersion, D.; Ruddock, A.; Killer, S. C.; Winter, E. M. Nutrition for Tennis: Practical Recommendations. *Journal of sports science & medicine*, v.12, n.2, pp. 211-24, 2013.

Rawson, E. S. & Persky, A. Mechanisms of muscular adaptations to creatine. *International Sport Medicine Journal*, v.8, pp. 43-53, 2007.

Reyner, L. A. & Horne, J. A. Sleep restriction and serving accuracy in performance tennis players, and effects of caffeine. *Physiology & behavior*, v.120, pp. 93-6, 2013.

Saltin, B. & Costill, D. L. Fluid and electrolyte balance during prolonged exercise. In: Horton, E. S.; Terjung, R. L. *Exercise, Nutrition and Metabolism*. New York: MacMillan,1988.

Stear, S. J.; Castell, L.; Burke, L.; Spriet, L. L. BJSM reviews: A-Z of nutritional supplements: dietary supplements, sports nutrition foods and ergogenic aids for health and performance Part 6. *British Journal of Sports Medicine*, v.44, n.4, pp. 297-8, 2010.

Stellingwerff, T.; Maughan, R. J.; Burke, L. M. Nutrition for power sports: middle-distance running, track cycling, rowing, canoeing/kayaking, and swimming. *Journal of sports sciences*, v.29, Suppl.1, pp. S79-89, 2011.

Tarnopolsky, M. A. Caffeine and creatine use in sport. *Annals of nutrition & metabolism*, v.57, Suppl.2, pp. 1-8, 2010.

Tippet, M. L.; Stofan, J. R.; Lacambra, M.; Horswill, C. A. Core temperature and sweat responses in professional women's tennis players during tournament play in the heat. *Journal of athletic training*, v.46, n.1, pp. 55-60, 2011.

Medicina esportiva e reabilitação

- Prof. Dr. Carlos Vicente Andreoli
- Prof. Me. Claudio Augusto Martins Zezza
- Dr. Eduardo Antônio de Figueiredo
- Prof. Dr. Paulo Santoro Belangero

Introdução

A medicina e a reabilitação esportiva fazem parte da equipe interdisciplinar envolvida no trabalho do tenista, estando as duas áreas relacionadas à avaliação pré-participação, diagnóstico, tratamento de afecções clínicas e ortopédicas, prevenção de lesões (principalmente), recuperação e acompanhamento dos atletas lesionados (Abrams et al., 2012).

O risco de uma lesão no tênis está relacionado à idade, tempo de prática por dia, equipamentos utilizados pelo tenista, superfícies de prática e exercícios preventivos. Portanto, o risco de possíveis lesões pode ser reduzido a partir de um trabalho que leve tais fatores em consideração (Abrams et al., 2012).

Nesse sentido, o presente capítulo tem como objetivo destacar a incidência de lesões no tênis, assim como apontar quais são as regiões acometidas. Adicionalmente, as lesões mais frequentes na modalidade foram relatadas, sendo destacadas possíveis maneiras de diagnosticar e tratar tais lesões.

Epidemiologia

As diferentes metodologias e populações utilizadas em estudos epidemiológicos dificultam identificar a exata incidência e prevalência das lesões causadas pelo tênis. Além disso, sabe-se que as incidências de lesões ortopédicas ocorrem de maneiras diferentes ao comparar tenistas competitivos com atletas recreacionais (Abrams et al., 2012). Por exemplo, em atletas de alto nível abaixo de 18 anos, a incidência de lesões é estimada em 2 a 20 lesões por 1000 horas de prática da modalidade (Beachy et al., 1997), ao passo que uma metanálise publicada por Pluim et al. (2006) com tenistas de todos os níveis competitivos reportam uma incidência que varia de 0,04 a 3,0 lesões por 1 000 horas praticadas.

De fato, as lesões decorrentes da prática do tênis podem ocorrer em qualquer local no sistema musculoesquelético. A maioria das lesões ocorre nos membros inferiores (31% - 67%), seguido dos membros superiores (20% - 49%) e, por fim, o tronco (3% - 21%). As lesões mais frequentes nos membros inferiores correspondem a lesão muscular da coxa e o entorse de tornozelo. Nos membros superiores, são mais acometidos a articulação do ombro e do cotovelo, sendo a afecção mais prevalente a epicondilite lateral do cotovelo (PLUIM et al., 2006).

A localização e a cronicidade da lesão pode variar: as lesões dos membros inferiores são, na maioria das vezes, agudas, enquanto que as lesões crônicas são mais frequentes nos membros superiores e tronco. No estudo de Backx et al. (1991), a prevalência de lesões foi de 21.1%, sendo a coluna lombar o local mais afetado, seguido da coxa, ombro e tornozelo. Por outro lado, foi relatado em um estudo com tenistas suecos que as entorses de tornozelo são as lesões agudas mais comuns, enquanto que a dor lombar é a queixa crônica mais comum (ABRAMS et al., 2012).

Silva et al. (2003) realizaram um estudo epidemiológico em 160 tenistas, que praticavam o esporte há 12,7 anos, sendo 60% do sexo masculino. O índice de lesões foi de 1,53 lesão por atleta. Em relação aos anos de prática, o índice foi de 0,15 lesão por atleta por ano. A lesão mais prevalente foi a lesão muscular na coxa com 23,8% de um total de 244 lesões, seguida de lesões de pé e tornozelo (19,7%), cotovelo (16,8%), ombro (14,8%), joelho (12,3%) e coluna (7,3%) (SILVA et al., 2003).

Lesões características da modalidade

Epicondilite lateral

A epicondilite lateral ("*tennis elbow*") ocorre inicialmente por conta de microlesões internas na origem do tendão do extensor radial curto do carpo. Por conta do grande número de repetições exigidas pela prática do tênis, essa lesão pode evoluir progressivamente em quatro estágios (NIRSCHL & ASHMAN, 2003):

1. Reação inflamatória sem alteração patológica com a cura do tendão;
2. Tendinose e degeneração angiofibroblástica;
3. Tendinose com falha estrutural do tendão;
4. Fibrose e calcificação.

Conforme descrito por Nirchl & Ashman (2003), os três elementos fundamentais da tendinose associado à epicondilite lateral são: hiperplasia fibroblástica, hiperplasia vascular e produção anormal de colágeno. A dor dessa lesão está relacionada ao processo nociceptivo, que ocorre por meio de substâncias relacionadas ao processo doloroso e não ao processo inflamatório.

No tênis, a epicondilite lateral está, comumente, relacionada ao movimento do golpe de *backhand* com apenas uma das mãos, principalmente em atletas recreacionais. Além disso, sabe-se que elevadas tensões de corda (estas aumentam a transmissão da vibração da raquete, principalmente para o cotovelo), empunhaduras da raquete com diâmetros pequenos, a utilização de bolas inadequadas (ou velhas) pode fazer com que o atleta tenha que realizar maior força para desempenhar o mesmo movimento, aumentando sua predisposição à lesões (PLUIM & SAFRAN, 2004) e raquetes leves parecem contribuir para o surgimento desse tipo de lesão.

A incidência média da epicondilite em atletas de tênis encontrada na literatura varia entre 35% a 51% (GRUCHOW & PELLETIER, 1979). Por exemplo, Gruchow e Pelletier (1979) encontraram a prevalência de 14,1% em mais de 500 atletas com idade variando entre 20 e 50 anos.

Ao exame físico, o paciente refere dor a palpação localizada no epicôndilo lateral. Movimentos de extensão do punho ou supinação resistidas podem exacerbar o incômodo. Dentre as principais manobras clínicas, estão: a manobra de Cozen (dorsiflexão do punho contra resistência com o cotovelo em 90° de flexão e o antebraço na posição de pronação), a manobra de Thosem ou Mill (dorsiflexão ativa do punho contra a resistência com o cotovelo estendido) e a manobra de Maudsley, que consiste em realizar a

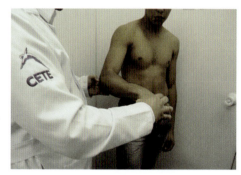

Foto 1. Manobra de Cozen.

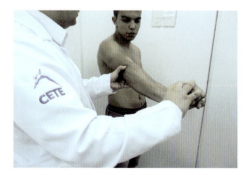

Foto 2. Manobra de Thorem e Mill.

manobra de extensão resistida do terceiro dedo (Ejnisman et al., 2003).

A história da epicondilite lateral mostra que no período de um ano ocorre a resolução dos sintomas em 70 a 80% dos casos. Sendo assim, o tratamento é essencialmente conservador. Os conceitos básicos do tratamento dessa lesão são: aliviar a dor, controlar o processo inflamatório, promover a cicatrização dos tecidos afetados e conter as forças envolvidas no movimento do cotovelo, punho e mão (Ejnisman et al., 2003; Greenbaum, 2001).

A radiografia simples raramente apresenta algum tipo de alteração na região lesionada. Por outro lado, a ultrassonografia evidencia alteração de tecidos moles ao redor do epicôndilo e a ressonância magnética apresenta maior especificidade e sensibilidade para evidenciar degeneração tendinosa e lesões parciais ou totais (Ejnisman et al., 2003; Greenbaum, 2001).

Para o controle da dor, o uso de anti-inflamatórios é controverso, sendo que os analgésicos auxiliam nos caso de dor aguda. Em casos de dor intensa, sugere-se a imobilização gessada axilo-palmar por 7 a 10 dias, com antebraço pronado e os músculos extensores relaxados. A acupuntura também pode ser utilizada no tratamento dessa lesão, pois promove o alívio da dor. Além disso, outra opção de tratamento é a injeção de corticosteroides, a qual demonstra benefícios a curto prazo, e que deve ser realizada com cautela, principalmente em casos crônicos (Ejnisman et al., 2003; Greenbaum, 2001; Gosens et al., 2011).

A fisioterapia apresenta melhorias no tratamento da lesão a curto e médio prazo, com 60 a 95% de resolução, seguindo as etapas de analgesia, alongamento e fortalecimento com ênfase no exercício excêntrico. Quando o atleta retorna à prática depois do tratamento, é necessário que haja a discussão entre a equipe interdisciplinar quanto a alguns fatores, tais como: relação à execução técnica correta dos golpes, o uso de tensão das cordas e a empunhadura adotada (Ejnisman et al., 2003; Greenbaum, 2001; Gosens et al., 2011).

Existem duas opções recentes para tratamento conservador e sem cirurgia da epicondilite lateral:

1. A terapia por ondas de choque extracorpórea (TOC);

2. Fatores de crescimento (Plasma rico em plaquetas – PRP), a partir do qual há o uso de sangue autólogo centrifugado, com injeção do plasma rico em plaquetas. A utilização de plasma rico em plaquetas apresenta ainda resultados preliminares e necessita de estudos com maiores evidências a respeito de sua eficácia (Gosens et al., 2011).

O tratamento cirúrgico é reservado para os casos de falha do tratamento conservador, com a persistência da dor e limitação funcional das atividades diárias e esportivas por 6 a 12 meses. Dentre as cirurgias que podem ser realizadas nesse caso, a cirurgia de Nirschl consiste na identificação e ressecção do tecido angiofibroblástico envolvendo o extensor radial curto do carpo, osteotomia do epicôndilo lateral, perfuração do epicôndilo com broca e reparo do extensor radial longo do carpo. Além da cirurgia de Nirschl, a cirurgia por via artroscópica também pode ser adotada, permitindo a visibilização direta da afecção, alterações intra-articulares e preservação do tecido normal, apresentando menor dor pós-operatória, melhor estética e reabilitação precoce (EJNISMAN et al., 2003).

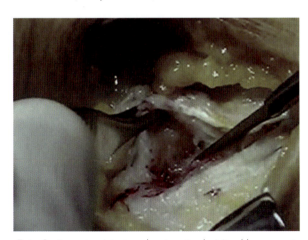

Foto 3. Aspecto cirúrgico da cirurgia de Nirschl para epicondilite do cotovelo.

Lesões do ombro

As dores no ombro afetam 24% dos tenistas de alto nível, com idades variando de 12 a 19 anos, sendo que a prevalência aumenta para 50% em atletas acima de 40 anos (ABRAMS et al., 2012). Tais dores podem ser explicadas por conta da alta sobrecarga que a articulação sofre em resposta aos movimentos realizados pelos membros superiores. No saque e nos movimentos de *forehand* e *backhand*, altas forças e grandes amplitudes de movimento são geradas no ombro, sendo que no saque, por exemplo, a velocidade está em torno de 1 500°/segundo (KIBLER, 1995).

O tempo de prática do tênis pode provocar uma alteração na amplitude de movimento da articulação glenoumeral no membro dominante, com aumento da rotação lateral com braço abduzido em 90° e diminuição da rotação medial. O déficit de rotação interna pode resultar no aumento do impacto interno do ombro, podendo provocar lesões labiais (KIBLER, 1995).

Os sintomas de dor no ombro estão associados à instabilidade glenoumeral, com lesões labiais e ligamentares, seja por trauma ou movimentos repetitivos. Tais lesões acometem principalmente atletas juvenis, enquanto que as lesões de ombro em atletas de maior faixa etária estão relacionadas às tendinopatias de manguito rotador e bíceps (KIBLER, 1995).

Nas tendinopatias, seja em atletas iniciantes ou juvenis, deve-se enfatizar os exercícios preventivos na articulação do ombro e escapulotorácica, com ênfase na prevenção da discinesia escapular e fortalecimento do manguito rotador. Nos casos das instabilidades gleno-umerais, principalmente a instabilidade anterior, e a lesão do bíceps tipo SLAP (labrum superior), o tratamento é de indicação cirúrgica, por meio da correção via artroscopia (NEUMAN et al., 2011).

No que se referem às lesões do tendão do manguito rotador, parcial ou completa, possuem caráter evolutivo e são também de tratamento cirúrgico, por via artroscópica, na maioria dos casos (NEUMAN et al., 2011).

Lesões da mão e punho

A dor do compartimento ulnar do punho é uma queixa frequente. No gesto esportivo do tênis, o movimento de *backhand* com as duas mãos, a mão do lado dominante está em posição de desvio ulnar exagerada no momento do impacto, e ainda o punho do lado não dominante se encontra em uma posição de extensão que pode gerar lesões por sobrecarga (RAYAN, 1983).

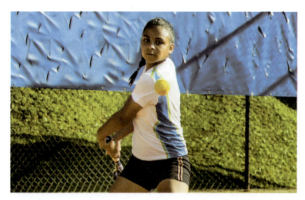

Foto 4. Desvio ulnar do punho durante *backhand* podendo ocasionar dor na região ulnar.

O diagnóstico diferencial da dor ulnar deve englobar várias doenças, entre as quais as tendinopatias do extensor ulnar do carpo e a lesão da fibrocartilagem triangular. Ainda pode haver nesse local trombose da artéria ulnar, decorrente de sua compressão no canal de Guyon, sendo afecções raras, mas que sempre devem ser lembradas. O tratamento dessas lesões acontece por meio de repouso, medicação anti-inflamatória e uso de órteses quando o sintoma álgico está acentuado. A cirurgia é indicada nos casos em que ocorre a persistência da dor (RAYAN, 1983).

Tendinopatias do compartimento radial também podem ocorrer, mas são mais raras. Dentre as mais relatadas, destaca-se a tenossinovite de De Quervain. O tratamento é por meio do repouso, medicação analgésica e fisioterapia. Eventualmente, há necessidade de infiltrar anestésicos para a melhora do quadro álgico. Com frequência, essa lesão acomete tenistas que aplicam muito efeito do tipo *topspin* no golpe de *forehand* (RAYAN, 1983).

Lesões da coluna

As dores lombares são referidas por mais de 85% dos tenistas. No estudo de Marks et al. (1988) foi relatado que, entre 148 atletas profissionais, 38% dos investigados já perderam um torneio devido a dor lombar, e 29% apresentavam dores lombares crônicas. Por sua vez, Silva et al. (2003) relataram que 50% dos tenistas de elite já sofreram um episódio de dor lombar por pelo menos uma semana de duração, sendo que 20% desses atletas classificaram a dor como severa.

O movimento de saque é o principal causador da dor lombar em tenistas. O grande número de repetições do movimento de flexo-extensão do tronco pode levar ao desenvolvimento de espondilólise lombar, principalmente entre as vértebras L5-S1 (fratura por estresse da pars interarticularis) (MARKS et al., 1988).

A espondilólise é de tratamento conservador e de longa duração (de 4 a 6 meses), com repouso, uso de colete de Putti para proteção da região lombar e fisioterapia. As hérnias agudas e crônicas da região cervical e lombar são incapacitantes para prática esportiva. Inicialmente o tratamento é conservador, com repouso, medicação analgésica e reabilitação. A persistência do quadro doloroso e a perda de força do membro afetado é de indicação cirúrgica (MARKS et al., 1988).

Lesões no quadril

As lesões no quadril são descritas como sendo prevalentes entre 1% a 27% das lesões em tenistas. O movimento de rotação do tronco sobre os membros inferiores durante a prática do tênis pode ocasionar graus variados de osteoartrose do quadril e do impacto femoroacetabular (pinçamento do quadril). Atualmente, na presença do impacto femoroacetabular sintomático, a artroscopia do quadril é uma opção com baixa morbidade e resolutiva (ABRAMS et al., 2012; PLUIM & SAFRAN, 2004).

A prevenção das lesões no quadril envolve postura e técnica adequadas para os movimentos do *forehand* e *backhand*, além da flexibilidade e força dos músculos adutores da coxa, quadríceps, isquiotibiais e glúteos. Adicionalmente, os exercícios funcionais e de estabilização do trono (*core training*) são importantes ferramentas para prevenção das lesões no quadril do tenista (ABRAMS et al., 2012; PLUIM & SAFRAN, 2004).

A pubalgia é uma queixa que aparece tanto em tenistas profissionais como amadores, sendo importante o diagnóstico diferencial com as hérnias inguinais. O tratamento inicial da pubalgia é por meio de repouso, reabilitação com alongamento e fortalecimento muscular (Pluim & Safran, 2004).

Lesões no joelho

A incidência das lesões na articulação do joelho varia de 10 a 40% dos casos. Dentre as lesões atraumáticas, a principal é a síndrome patelofemoral, ao passo que as principais lesões traumáticas são as lesões meniscais e do ligamento cruzado anterior (Pluim & Safran, 2004).

As síndromes patelofemorais são queixas comuns principalmente nas mulheres, sendo importante examinar o atleta devido aos diferentes diagnósticos: tendinopatias patelares e quadriciptal, condromalácia da patela, subluxação ou luxação de patela e rupturas musculares. O tratamento das síndromes patelofemorais é basicamente por meio da reabilitação com ênfase no alongamento e fortalecimento do músculo quadríceps e isquiotibiais (Pluim & Safran, 2004).

O quadro de osteoartrose, desgaste da cartilagem, principalmente da articulação patelofemoral, afeta principalmente atletas acima de 40 anos com vasta experiência. Atualmente, existem uma variedade de tratamentos específicos para o desgaste da cartilagem, sendo o principal deles a realização do alongamento e fortalecimento muscular dos membros inferiores como parte do condicionamento físico. Além disso, há medicamentos condroprotetores (glicosamina e condroitina, colágeno hidrolisado) que auxiliam na proteção da cartilagem. O uso da injeção de ácido hialurônico também apresenta resultados excelentes para o tratamento das lesões da cartilagem do joelho, à medida que a artroscopia é indicada na persistência do quadro doloroso e a artroplastia nos casos de artrose severa (Rajabi et al., 2012).

A lesão do menisco medial ou lateral do joelho é uma afecção comum que ocorre em tenistas devido aos movimentos rotacionais sobre o joelho. A lesão meniscal, quando sintomática, é de indicação cirúrgica. Em atletas jovens, sempre que possível realiza-se a sutura do menisco e a meniscectomia parcial para lesões radiais, degenerativas e complexas. No pós-operatório das meniscectomias parciais, o retorno ao esporte ocorre em torno de dois meses, e nas suturas meniscais em quatro meses (Abrams et al., 2012; Pluim & Safran, 2004).

A lesão de ligamento cruzado anterior provoca falseios e instabilidade articular, impossibilitando a prática do tênis. Nas lesões do ligamento cruzado anterior, é realizada a reconstrução ligamentar com enxerto do tendão patelar ou do tendão do músculo semitendíneo e grácil, sendo que o retorno ao esporte ocorre seis meses após a cirurgia (PLUIM & SAFRAN, 2004).

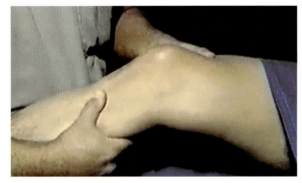

Foto 5. Teste de Lachman para lesão do ligamento cruzado anterior.

Lesões no pé e tornozelo

Roth (1973) usou pela primeira vez o termo *tennis toe* para descrever um achado frequente nos pés dos tenistas. Devido aos frequentes movimentos de paradas bruscas, ocorre um hematoma no hálux que pode acometer a região subungueal ou a região distal do hálux, causando bolhas. Trata-se de uma queixa frequente, em que o tratamento envolve a drenagem do hematoma da região subungueal com uma agulha. A principal maneira de prevenir essa lesão é através da utilização de um calçado adequado para a prática (Roth, 1973).

O entorse de tornozelo é a afecção mais prevalente no tênis, sendo que o mecanismo da lesão mais comum é a inversão com a flexão plantar do pé. O ligamento fibulotalar anterior é o mais lesionado, seguido dos ligamentos fibulocalcaneano e fibulotalar posterior (PLUIM & SAFRAN, 2004). A determinação do grau de entorse de tornozelo (I-leve; II-moderada; III-grave) é fundamental para a definição do tempo de tratamento e de afastamento da prática esportiva. Sendo assim, no exame físico pela inspeção, avalia-se o grau do edema e da equimose, e pela palpação os locais de pontos dolorosos. As manobras mais importantes para avaliar a lesão ligamentar são: a manobra da gaveta anterior (avalia a lesão do ligamento fibulotalar anterior), e a manobra do estresse em inversão positivo (avalia a lesão do ligamento fibulocalcâneo) (PLUIM & SAFRAN, 2004).

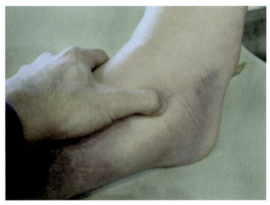

Foto 6. Edema e Hematoma acentuado do tornozelo com provável lesão completa dos ligamentos laterais.

Tem-se sugerido que tenistas realizem radiografias de rotina do tornozelo para avaliar possíveis fraturas ou lesões associadas (talo, osso trígono, avulsão da base do 5º metatarsal). Quando possível, as radiografias sob estresse auxiliam no diagnóstico da lesão ligamentar. Já a ressonância magnética, por ser indolor e apresentar alta especificidade e sensibilidade, tanto na fase aguda como crônica, pode confirmar a suspeita diagnóstica, evidenciando também possíveis lesões condrais ou contusões ósseas. No tratamento de urgência, coloca-se gelo no local até a imobilização ser realizada, e mantém-se a elevação do membro afetado. Além disso, o atleta deve ficar afastado dos treinos pelo período de uma a três semanas, dependendo do grau da entorse (Pluim & Safran, 2004).

A prevenção do entorse de tornozelo é indispensável para diminuir a reincidência da lesão, a partir de treinos sensório-motores e de fortalecimento dos músculos estabilizadores do tornozelo, além do uso dos estabilizadores da articulação. As instabilidades crônicas e sintomáticas do tornozelo, mesmo após treinamento sensório-motor e uso de estabilizadores, são de indicação cirúrgica, por meio da cirurgia de Bostrom (Pluim & Safran, 2004).

Dentre as fraturas agudas do pé, a da base do quinto metatarsal é a mais comum. O mecanismo de lesão é a inversão com o pé na posição de dorsiflexão ou neutro. As fraturas de Jones, na diáfise proximal do quinto metatarsal, também podem ser observadas com esse mecanismo. Uma maneira de prevenir essa lesão é a utilização de órteses para minimizar a inversão. No tratamento, utiliza-se gesso suropodálico, afastamento dos treinos por três a quatro semanas para a fratura da base do quinto metatarsal, e de quatro a seis semanas para as fraturas de Jones. Portanto, durante esse período, procura-se manter o condicionamento cardiorespiratório por meio de exercícios para os membros superiores, tronco e membro contralateral (Pluim & Safran, 2004).

Lesões musculares

As principais lesões musculares no tênis afetam os músculos do quadríceps, isquiotibiais e o gastrocnêmio. Dentre essas lesões, a mais frequente é conhecida como *tennis leg*. Esta é caracterizada pela ruptura muscular do gastrocnêmio medial na perna, e é conhecida como "sinal da pedrada", pois o atleta na ocasião da lesão refere a sensação de ter sido atingido por uma pedra na região da panturrilha. O mecanismo dessa lesão ocorre no início de um movimento abrupto de corrida durante um ponto (Pluim & Safran, 2004; Miller, 1979; Arner & Lindholm, 1985).

É fundamental nas lesões musculares o diagnóstico do grau da lesão: grau I (lesão de

5% do volume muscular), grau II (lesão parcial de 5 a 50% do volume muscular) e grau III (completa, maior que 50% do volume muscular). Tais diagnósticos podem ser evidenciados por meio do exame físico, ultrassonografia ou ressonância magnética (PLUIM & SAFRAN, 2004).

O tratamento inicial segue as mesmas recomendações para qualquer tipo de lesão muscular aguda, de modo que as lesões de grau I, a recuperação demora em torno de uma a duas semanas, a de grau II de duas a quatro semanas, e a de grau III de quatro a oito semanas. Para facilitar o entendimento das principais condutas no tratamento da lesão muscular, utiliza-se uma modificação da sigla em inglês PRICE: proteção adequada da articulação (**p**rotection), repouso (**r**est), gelo (**i**ce), compressão do local acometido e uso de muletas (**c**ompression/**c**rutches), além da reabilitação precoce e elevação do membro inferior acometido (**e**xercise/**e**levation). A utilização de antinflamatórios é questionável, devendo ser utilizado somente no dia da ocorrência da lesão. Depois disso, a dor deve ser controlada por meio de analgésicos por via oral. Adicionalmente, é importante destacar que a fisioterapia é de extrema importância para a reabilitação desse tipo de lesão e no retorno do atleta às atividades prévias (PLUIM & SAFRAN, 2004; MILLER, 1979; ARNER & LINDHOLM, 1985).

Fraturas por estresse

Em um estudo de Maquirriain e Ghisi (2006), no qual foi analisada a distribuição de fraturas por estresse em 139 tenistas de elite por um período de dois anos, foi observado que 15 desses atletas desenvolveram 18 fraturas por estresse, correspondendo a uma incidência de 12,9% dos casos. Dentre esses casos, a fratura por estresse do osso navicular foi a mais prevalente (27%), seguida pela fratura da pars interarticularis (16%), metatarsos (16%) e tíbia (11%). Nos membros superiores, as principais regiões acometidas foram os ossos do antebraço e os metacarpos.

As fraturas de estresse no membro superior do tenista, principalmente nos ossos do antebraço e metacarpos são de tratamento conservador, com repouso e proteção local com órtese, sendo que o tempo médio de resolução é de quatro semanas.

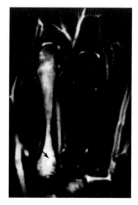

Figura 1. Ressonância magnética da fratura de estresse do segundo metacarpo.

Considerações finais

A medicina e a reabilitação esportiva são áreas de conhecimento que devem estar inseridas na equipe interdisciplinar que acompanha o tenista ao longo da sua carreira. Nesse sentido, cabe a essas áreas tratar as lesões abordadas nesse capítulo. Além disso, é importante que haja uma boa comunicação do médico e do fisioterapeuta com o treinador e o preparador físico da equipe, ao passo que o aparecimento de lesões por sobrecarga (por exemplo, tendinopatias e fraturas por estresse) é um sinal de que há necessidade de ajustes nos treinos técnico-táticos e na preparação física. Por fim, é importante ressaltar que as lesões por sobrecarga e traumáticas ocorrem com frequência, sendo a precisão do diagnóstico fundamental para o prognóstico de retorno ao esporte.

Referências bibliográficas

ABRAMS, G. D.; RENSTROM, P. A.; SAFRAN, M. R. Epidemiology of musculoskeletal injury in the tennis player. British Journal of Sports Medicine, v.46, n.7, p.492-8, 2012.

ARNER, O. &, LINDHOLM, A. What is tennis leg? Acta Chirurgica Scandinavica, v.116, n.1, pp. 73-77, 1958.

BACKX, F. J.; BEIJER, H. J.; BOL, E.;, ERICH, W. B. Injuries in high-risk persons and high-risk sports. A longitudinal study of 1818 school children. American Journal of Sports Medicine, v.19, n.2, pp. 124-30, 1991.

BEACHY, G.; AKAU, C. K.; MARTINSON, M., OLDERR, T. F. High school sports injuries. A longitudinal study at Punahou School: 1988 to 1996. American Journal of Sports Medicine, v.25, n.5, pp. 675-81, 1997.

Ejnisman, B.; Andreoli, C. V.; Carvalho, R. T.; Monteiro, G. C.; Carrera, E. F.; Abdalla, R. J.; Cohen, M. Achados artroscópicos no ombro do atleta. *Revista Brasileira de Medicina do Esporte*, v.9, n.1, pp. S-68-69, 2003.

Gosens, T.; Peerbooms, J. C.; Van Laar, W.; , Den Udsten, B. L. Ongoing positive effect of platelet-rich plasma versus corticosteroid injection in lateral epicondylitis: a double-blind randomized controlled trial with 2-year follow-up. *American Journal of Sports Medicine*, v.39, n.6, pp. 1200-8, 2011.

Greenbaum, B. The pathoanatomy and histopathology of tênis elbow. *Current Opinion in Orthopedics*, v.12, n.4, pp. 353-5, 2001.

Gruchow, H.W. & Pelletier, D. An epidemiologic study of tennis elbow. Incidence, recurrence, and effectiveness of prevention strategies. *American Journal of Sports Medicine*, v.7, n.4, pp. 234-8, 1979.

Kibler, W. B. Biomechanical analysis of the shoulder during tennis activities. *Clinics in Sport Medicine*, v.14, n.1, pp. 79-85, 1995.

Maquirriain, J.; Ghisi, J. P. *The incidence and distribution of stress fractures in elite tennis players.* British Journal of Sports Medicine, v.40, n.5, pp. 454-9, 2006.

Marks, M. R.; Haas, S. S.; Wiesel, S. W. Low back pain in the competitive tennis player. *Clinics in Sports Medicine*, v.7, n.2, pp. 277-87, 1988.

Miller, A. P. *Strains of the posterior calf musculature (tennis leg).* American Journal of Sports Medicine, v.7, n.3, pp. 172-4, 1979.

Neuman, B. J.; Boisvert, C. B.; Reiter, B.; Lawson, K.; Ciccotti, M. G.; Cohen, S. B. Results of arthroscopic repair of type II superior labral anterior posterior lesions in overhead athletes: assessment of return to preinjury playing level and satisfaction. *American Journal of Sports Medicine*, v.39, n.9, pp. 1883-8, 2011.

Nirschl, R. P. & Ashman, E. S. Elbow tendinopathy: tennis elbow. Clinincs in Sports Medicine, v.22, n.4, pp. 813-36, 2003.

Pluim, D. & Safran, M. *From breakpoint to advantage: a practical guide to optimal tennis health and performance*. Racquet Tech Publishing, 2004.

Pluim, B. M.; Staal, J.B.; Windler, G.E.; Jayanthi, N. Tennis injuries: occurrence, aetiology, and prevention. *British Journal of Sports Medicine*, v.40, n.5, pp. 415-23, 2006.

Rayan, G. M. Recurrent dislocation of the extensor carpi ulnaris in athletes. *American Journal of Sports Medicine*, v.11, n.3, pp. 183-4, 1983.

Rajabi, R.; Johnson, G.M.; Alizadeh, M. H.; Meghdadi, N. Radiographic knee osteoarthritis in ex-elite table tennis players. *BMC Musculoskeletal Disordder*, v.13, pp. 12, 2002.

Roth, H. V. Tennis Toe. *Journal of the American Podiatry Association*, v.63, n.2, pp. 76, 1973.

Silva, R. T.; Takahashi, R.; Berra, B.; Cohen, M.; Matsumoto, M. H. Medical assistance at the Brazilian juniors tennis circuit–a one-year prospective study. *Journal of Science and Medicine in Sport*. v.6, n.1, pp. 14-8, 2003.

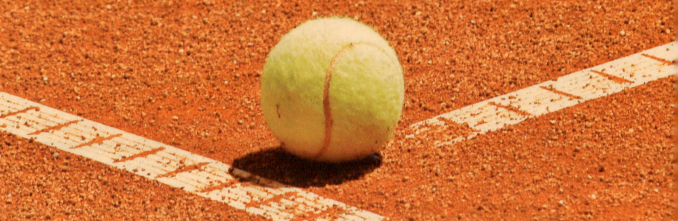

PARTE V

Aspectos psicológicos

Prof. Dr. Franco Noce

Introdução

A psicologia do esporte é uma das disciplinas que compõem o núcleo das ciências do esporte (Samulski, 2009). Para Samulski (2009), "a psicologia do esporte analisa as bases e os efeitos psíquicos das ações esportivas, considerando por um lado os processos psíquicos básicos (cognição, motivação, emoção) e, por outro lado, a realização de tarefas práticas do diagnóstico e da intervenção". A função da psicologia do esporte consiste na descrição, na explicação e no prognóstico de ações esportivas, com a finalidade de desenvolver e aplicar programas, cientificamente fundamentados, de intervenção, levando em consideração os princípios éticos (Samulsk, 2009). Segundo Becker Jr. (2000), a psicologia do esporte estuda de forma científica o comportamento das pessoas no contexto do esporte, bem como a aplicação desses conhecimentos.

Por sua vez, o tênis de campo é uma modalidade individual de habilidades abertas, em que o tenista depende de um raciocínio rápido e eficiente para cada contexto (Grabb, 2003). Além disso, o tênis, por exigir respostas muito rápidas, faz com que o atleta precise analisar, antecipar e decidir o rumo de seus atos de forma veloz e certeira, de modo a transformar as estratégias de jogo em ações técnico-táticas e obter sucesso na partida (Samulsk, 2009).

No tênis profissional atual, houve incremento significativo na velocidade do jogo em função de aspectos como a força física, melhoria da técnica e também pela evolução na tecnologia dos materiais. Por exemplo, os atletas de nível profissional têm conseguido efetuar o saque a mais de 200 km/h, o que torna muito difícil a devolução do mesmo. Brody (2006) relatou que o recorde mundial de velocidade no saque é de 240 km/h, executado, até então, por Andy Roddick. Entretanto, esse recorde já foi quebrado por Ivo Karlovic (251 km/h) e, posteriormente, pelo australiano Sam Groth (263 km/h). Portanto, esses dados parecem indicar que o jogo de tênis está se tornando cada vez mais rápido, exigindo dos tenistas um raciocínio ainda mais rápido e eficiente.

Em função da grande velocidade que o tênis profissional atual alcançou, Zawadzki e Balasch (2012) demonstraram a importância da percepção para melhorar a capacidade de antecipação do serviço de tenistas profissionais. A antecipação de sinais de percepção é uma capacidade fundamental na tomada de decisão de atletas de elite (Ericsson & Lehmann, 1996). Nesse sentido, Tenenbaum et al. (1996) demonstraram que a capacidade de percepção pode estar relacionada à experiência do atleta. Por sua vez, Noce et al. (2012) destacaram a contribuição do tempo de reação simples na detecção do talento no tênis de campo, e evidenciaram que a qualidade da percepção auxiliou de forma significativa no desempenho de jovens atletas. Em diversas modalidades, a capacidade de reagir rapidamente a um estímulo pode ser determinante para a vitória (Miyamoto & Meira Júnior, 2004). Nesse sentido, a partir desses estudos citados e de muitos outros já publicados, fica evidente a relevância dos aspectos psicológicos para o desempenho de alta performance dos tenistas.

Capacidades e habilidades psicológicas básicas aplicadas ao tênis

Para obter um bom desempenho na modalidade, o tenista necessita de um bom desenvolvimento dos aspectos físicos, técnicos e táticos. Entretanto, não se pode desconsiderar a importância dos aspectos psicológicos. A Figura 1 destaca algumas características psicológicas fundamentais para o sucesso do tenista. Tais características foram organizadas em cognitivas e comportamentais:

Cognitivas

Percepção: é um processo de recepção e seleção de informações captadas pelo sistema sensorial. No tênis a percepção visual (controle visual da bola) e a sensação cinestésica (sensação de movimento) são de grande importância para o sucesso do atleta.

Visualização: consistem em imaginar o movimento por meio de imagens mentais numa sequência dinâmica ou aspectos específicos de uma técnica/tática. O processo de visualização produz sensações cinestésicas que podem auxiliar a dinamizar e harmonizar o movimento. No tênis se pode trabalhar a visualização de técnicas básicas ou até mesmo táticas de jogo.

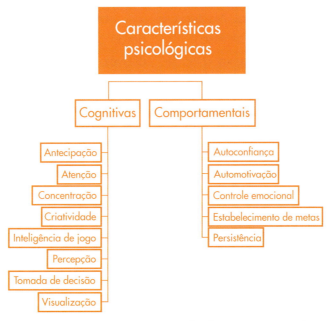

Figura 1. Características psicológicas fundamentais para o atleta vencedor (extraído de Samulski, 2009).

Antecipação: é a capacidade de prever objetivos, ações esportivas, resultados e consequências. No tênis o atleta precisa desenvolver essa habilidade principalmente em função da velocidade em que o jogo se encontra atualmente.

Atenção: é compreendida, de forma geral, como um estado seletivo, ativo, intensivo e dirigido da percepção. No tênis é fundamental que o atleta consiga manter um bom nível de atenção por toda a partida.

Concentração: é a capacidade de focalizar a atenção em um determinado objeto ou ação. No tênis é necessário que o atleta consiga se concentrar no momento atual e bloquear todos os estímulos externos e internos irrelevantes.

Criatividade: pode ser definida como a habilidade de produzir ações originais. No tênis, principalmente em momentos decisivos, a criatividade pode fornecer uma vantagem ao atleta tornando-o imprevisível ao seu adversário.

Inteligência de jogo: é a capacidade de perceber, analisar e solucionar as situações de jogo de forma inteligente e eficiente, procurando alternativas para cada situação específica. A base da inteligência de jogo é formada por uma boa percepção de situações e leitura, além de uma boa antecipação e estratégia. No tênis é uma capacidade decisiva para o sucesso.

Tomada de decisão: representa a habilidade mental de transformar as intenções e estratégias de jogo em ações concretas. Uma tomada de decisão eficiente envolve a velocidade de escolha e a precisão na execução da resposta. É uma habilidade que se destaca principalmente em situações de pressão.

Comportamentais

Autoconfiança: é a convicção de que o jogador pode conseguir um ótimo desempenho em qualquer situação e momento. Uma boa capacidade física e técnica são tão importantes quanto à força mental e persistência para se alcançar a autoconfiança.

Automotivação: é a capacidade de se motivar e reforçar positivamente. É fundamental para superar situações difíceis da partida. Pode ser alcançada através de técnicas cognitivas, motoras e emocionais.

Controle emocional: é a capacidade de atuar em equilíbrio e harmonia especialmente em momentos de decisão. Fundamental para manejar o pensamento e o comportamento em situações de pressão interna (excesso de autocobrança) e interna (cobrança de treinadores, torcedores e imprensa).

Estabelecimento de metas: é a capacidade de planejar e direcionar a carreira esportiva através de metas de curto, médio e longo prazo. No tênis também é fundamental para o desenvolvimento harmônico do atleta visando não queimar etapas ou desenvolver ansiedade.

Persistência: é a capacidade de manter o esforço máximo até que o objetivo seja alcançado. Talvez seja, no tênis, uma das capacidades que mais se destacam em jogadores de sucesso.

O treinamento psicológico aplicado ao tênis

O treinamento psicológico (Figura 2) tem como meta desenvolver, estabilizar e aplicar as capacidades e habilidades psíquicas em diferentes situações, de forma variada e flexível. Aborda, segundo Samulski (2009), os aspectos comportamentais (treinamento de autocontrole) e cognitivos (treinamento das capacidades psíquicas).

Aspectos comportamentais

Os aspectos comportamentais são informações importantes para o treinador no seu dia a dia de trabalho, sendo determinantes para o bom desempenho numa prática esportiva. Diver-

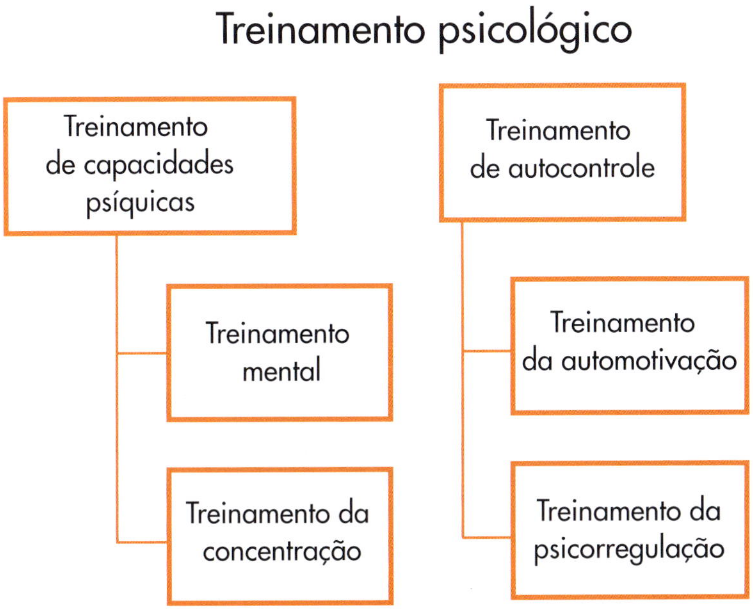

Treinamento psicológico

- Treinamento de capacidades psíquicas
  - Treinamento mental
  - Treinamento da concentração
- Treinamento de autocontrole
  - Treinamento da automotivação
  - Treinamento da psicorregulação

> O treinamento psicológico aborda, de uma forma geral, aspectos cognitivos (treinamento de capacidades psíquicas) e aspectos comportamentais (treinamento de autocontrole) em suas mais diversas possibilidades de acordo com o contexto em que o profissional está inserido.
>
> Dica para o treinador:
>
> Procure analisar as demandas (de ordem física, técnica, tática e emocional) aplicadas ao tenista nas competições e perceba os aspectos cognitivos e comportamentais que podem ser estimulados durante os treinos.

Figura 2. As formas de treinamento psicológico (SAMULSKI, 2009).

sos aspectos comportamentais são apresentados pela psicologia do esporte como meio de desenvolvimento de crianças e adolescentes nos diferentes meios de prática. Nesse tópico serão abordados dois aspectos fundamentais: a motivação (que é o combustível do tenista, responsável pela iniciação, manutenção e pelo abandono numa atividade esportiva) e o estresse (que é um dos elementos constantemente presentes no ambiente da prática esportiva).

Motivação

A motivação, segundo Samulski (2009), é um processo ativo, intencional e dirigido a uma meta que depende de fatores pessoais (intrínsecos) e ambientais (extrínsecos). A motivação pode ser considerada como o "combustível" que move as pessoas para a realização de suas metas e interesses pessoais (Figura 3).

Os motivos de participação no esporte, de acordo com Becker Jr. e Teloken (2000), foram investigados por diversos pesquisadores (KLINT & WEISS, 1987; JOHNS et al., 1990; BRODKIN &

Aspectos psicológicos

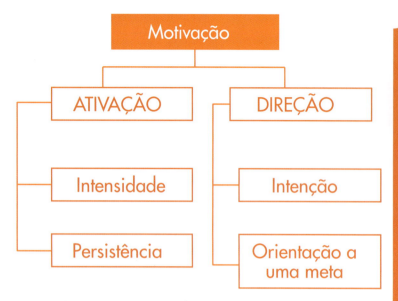

Figura 3. Determinantes da motivação (Samulski, 2009).

A motivação tem um componente de direção que orienta a criança/adolescente na escolha das atividades esportivas de interesse. Isso vai depender da intenção ou das metas do tenista.

O outro componente é energético, que vai determinar o nível de envolvimento da criança/adolescente na prática esportiva.

A combinação dos dois componentes (direção e ativação) será determinante para o desempenho e envolvimento bem-sucedido do tenista na modalidade.

Dica para o treinador:
Monitorar periodicamente os níveis de motivação para prática esportiva, verificando sempre se existe uma relação de consonância entre a meta do tenista e a energia empregada por ele.

Weiss, 1990). Foi observado que, para a maioria das crianças, o nível máximo de participação ocorre aos 12 anos, etapa que ingressarão na adolescência. Segundo Ewing & Seefeld (1989), há uma redução significativa do interesse a partir dos 13 anos em diante, sendo que aos 18 a redução atinge o ápice. A explicação desse fenômeno pode estar, de acordo com a teoria apresentada por Samulski (2009), centrada em aspectos intrínsecos (por exemplo, surgimento de outras atividades que competem pelo interesse do tenista) ou extrínsecos (como influência dos professores que fazem ou deixam de fazer algo que afetam a motivação do tenista para o esporte).

No estudo de Tappe et al. (1989), que teve como amostra adolescentes de ambos os sexos, foram encontradas nove barreiras que impedem ou dificultam a prática regular de atividade física/esportes:

1. Desejo de fazer outras coisas;
2. Perda de interesse;

3. Clima/condições ambientais desfavoráveis;
4. Falta de local para prática ou falta de equipamentos necessários;
5. Responsabilidades de trabalho;
6. Escola ou trabalho da escola;
7. Namoro;
8. Uso de álcool ou outras drogas;
9. Doença ou lesões.

O papel dos professores/treinadores na motivação da criança/adolescente também tem papel determinante. Segundo Noce et al. (2008), deve haver uma relação de compatibilidade entre a habilidade do tenista e os níveis de dificuldade das tarefas propostas pelos professores/treinadores (Figura 4).

Weinberg e Gould (2008) oferecem algumas recomendações para aumentar a motivação intrínseca que os professores/treinadores podem aplicar diariamente em suas atividades:

- Proporcionar experiências de sucesso;
- Dar recompensas de acordo com o desempenho;
- Usar elogios verbais e não verbais;
- Variar o conteúdo e a sequência dos exercícios;
- Envolver os participantes nas tomadas de decisão;
- Estabelecer metas reais de desempenho.

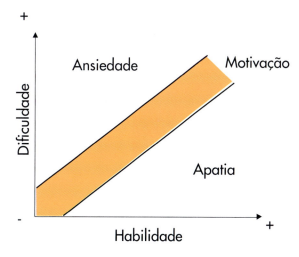

Figura 4. Relação entre os níveis de habilidade do tenista e dificuldade da tarefa (Noce et al., 2008).

O desequilíbrio entre os níveis de dificuldade de uma tarefa e o nível de habilidade do tenista pode provocar desmotivação para a prática do esporte.

Quando a habilidade do tenista é muito superior à dificuldade da tarefa, pode surgir um estado de apatia devido ao desinteresse.

Já quando ela é muito inferior, podem ser gerados sentimentos de ansiedade e frustração pela impossibilidade de concluir a tarefa.

Dica para o treinador:

Procure avaliar sempre a capacidade de cada tenista e oferte atividades desafiadoras para manter os níveis de motivação sempre em alta.

Estresse

O estresse é produto da interação do homem com o seu meio ambiente físico e sociocultural. De acordo com Samulski et al. (2009), existem fatores pessoais (processos psíquicos e somáticos) e ambientais (ambiente físico e social) que interagem no processo de surgimento e gerenciamento do estresse.

Segundo Thomas et al. (1988), o estresse ocorre quando o tenista percebe um desequilíbrio entre o seu nível de aptidão e as exigências do meio. Muitas dessas exigências têm origem no educador e na família. As cobranças provenientes de tais fontes podem provocar um incremento no nível de ansiedade dos tenistas com repercussões na autoestima e nos demais aspectos comportamentais, bem como na área sensório-motora.

Nem sempre o estresse será negativo. Quando as situações potencialmente críticas são avaliadas como desafio, ele poderá ser positivo. A falta completa do estresse numa dada situação poderá levar o tenista a se acomodar, entrando numa "zona de conforto". Consequentemente, o atleta não se preparará adequadamente para um "desafio" ou simplesmente reduzirá de forma significativa o seu desenvolvimento pessoal por se considerar no "ápice".

Noce et al. (2010) oferecem algumas recomendações para lidar com o estresse no cotidiano do ambiente de atividades esportivas com os tenistas:

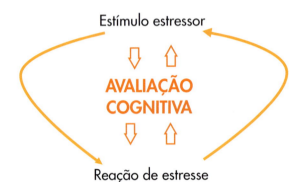

Figura 5. Modelo do estresse psicológico (Samulski et al., 2009).

O modelo do estresse psicológico indica que nem todo estímulo estressor (como jogar contra um adversário agressivo) levará necessariamente a uma reação de estresse (por exemplo, ansiedade) sem antes passar pelo componente intermediário que é a avaliação cognitiva.

Um estímulo que esteja provocando uma reação de estresse poderá ser "bloqueado" pela avaliação cognitiva impedindo que a reação se prolongue (como quando o tenista se sente incomodado com uma torcida hostil e avalia que a mesma não poderá fazer nada mais que o provocar durante o jogo).

Dica para o treinador:
Desenvolva em seus tenistas uma perspectiva de avaliação positiva em todas as situações.

- O treinador deve aprender técnicas de controle de estresse e ser um modelo positivo de comportamento para seus atletas;
- Simular nas atividades uma situação de competição introduzindo fatores de estresse e ensinando como os atletas podem lidar com estas situações;
- Evitar sobrecarga e excesso de atividades. Aplicar técnicas de relaxamento e recuperação durante e após a sessão;
- Transformar fatores negativos, antes e durante uma atividade, em fatores positivos através do pensamento otimista;
- O treinador deve desenvolver boas relações interpessoais com seus atletas e criar bom clima emocional.

Aspectos cognitivos

A abordagem da psicologia do esporte, ao tratar dos aspectos cognitivos, é muito rica. Durante as atividades, é possível utilizar do esporte como meio de estimulação e desenvolvimento de diversas capacidades. Neste tópico serão abordados dois aspectos básicos, os aspectos atencionais e os processos decisórios.

Aspectos atencionais

Segundo Samulski (2009), atenção é entendida, de modo geral, como um estado seletivo, intensivo e dirigido da percepção e exerce um papel decisivo no desempenho esportivo. Segundo Weinberg & Gould (2008), "a concentração é a capacidade de manter o foco de atenção sobre os estímulos relevantes do meio ambiente. Quando o ambiente muda rapidamente, consequentemente o foco de atenção precisa ser mudado também. Pensamentos sobre aspectos irrelevantes podem aumentar a frequência de erros durante a atividade". Três elementos são importantes para definir a concentração:

- Focalização de estímulos relevantes;
- Manutenção do nível de atenção durante determinado tempo;
- Conscientização da situação.

A prática esportiva pode ser tanto um meio de desenvolvimento quanto de estimulação dos processos atencionais em crianças e adolescentes. A prática de selecionar estímulos relevantes, de manter o foco na ação e de processar de forma rápida e eficaz a informação caracterizam esse aspecto.

Aspectos psicológicos

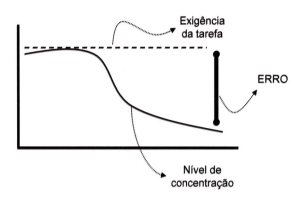

Figura 6. Influência de fatores psicológicos na ocorrência do erro (Samulski et al., 2005).

> Manter um nível de concentração elevado durante toda a prática esportiva é algo que exige preparação. Se a tarefa se prolongar, sustentar esse nível de concentração num ponto ótimo será praticamente impossível.
>
> Dica para o treinador:
> O treinador poderá auxiliar o atleta a se autoperceber, permitindo ajustar sua conduta no jogo (compatível com uma capacidade de concentração) a fim de minimizar provável erro.

Em diversas modalidades tais como o tênis, o erro pode ser decisivo na definição de uma partida. A Figura 6 faz considerações importantes sobre a relação nível de exigência técnica e nível de concentração. Essa figura mostra que o erro é ocasionado por uma relação entre o nível de exigência da tarefa e o nível de concentração incompatível com a mesma. O tenista deve ser capaz de perceber as oscilações em seu nível de concentração e ajustar a execução técnica/tática, a fim de tornar a exigência da tarefa compatível com os níveis atencionais necessários para a realização dela e, desta forma, minimizar as possibilidades de erro.

Por fim, a psicorregulação é um tipo de rotina que tem a finalidade de sustentar o tenista em seu nível ótimo de rendimento. Pode-se observar na Figura 7 que existe, para o melhor desempenho, uma concentração de energia de ativação ótima, sendo que tanto abaixo quanto acima deste nível o desempenho do tenista cai. A área cinza representa a região de ótima ativação. Quando o nível energético flutua, para mais ou para menos em relação a esta região, o tenista deve aplicar técnicas de psicorregulação.

Para efetuar a psicorregulação (Tabela 1), trabalha-se com quatro indicadores básicos (respiração, linguagem, pensamento e movimento) e manipula-os de acordo com a necessidade (ativar ou relaxar):

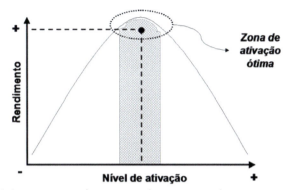

Figura 7. A importância da psicorregulação - curva de concentração energética da relação rendimento e nível de ativação (NOCE & SAMULSKI, 2001).

> Cada atividade possui um nível de ativação ótimo. Cada pessoa também possui traços de personalidade específicos que determinam sua conduta ótima numa atividade.
>
> Dica para o treinador:
> Ensine seus tenistas as técnicas básicas de psicorregulação e, na prática, trabalhe diferentes situações que exijam a capacidade de modulação/adaptação. Isso permitirá ao tenista ajustar-se às diferentes exigências de uma atividade.

a) para ativar	b) para relaxar
Respiração: aumentar a frequência respiratória	Respiração: diminuir a frequência respiratória (inspirar profundamente e expirar lentamente)
Linguagem: verbalizar palavras ou frases de força ("garra!", "vamos!", ...)	Linguagem: verbalizar palavras ou frases tranquilizantes ("calma!", "relaxe!",...)
Pensamento: visualizar imagens de velocidade, força e estímulo	Pensamento: visualizar imagens tranquilas (um lago, o mar, as montanhas...)
Movimento: movimentar-se mais rapidamente	Movimento: movimentar-se mais lentamente

Tabela 1. Diretrizes para aumentar/diminuir a energia de ativação (SAMULSKI et al., 2009).

Tomada de decisão

A tomada de decisão é um processo complexo que possui diversas variáveis intervenientes (GRECO & BENDA, 2001). No tênis a falha no processo decisório pode levar ao erro e à piora do desempenho (NOCE & SAMULSKI, 1996; NOCE, 1999).

O procedimento de tomada de decisão do tenista inicia-se, na verdade, bem antes da ação motora (Figura 8). Existe um período de preparação da resposta que se inicia com a percepção de um estímulo de alerta que ativa o sistema decisório. O próximo passo seria a seleção do estímulo relevante que norteia a tomada de decisão e dispara a resposta (ação motora). O feedback é um mecanismo inerente ao processo decisório que informa ao executor sobre a qualidade e eficácia de sua ação.

Naturalmente, o processo decisório pode sofrer diversas interferências que resultam no erro (UGRINOWITSCH, 2003). Dentre as interferências mais comuns, destacam-se a fadiga, a distração e a incompatibilidade na relação concentração e exigência da tarefa.

Sabe-se que, de acordo com Noce e Samulski (2001), é muito difícil o tenista manter-se concentrado em um alto nível durante toda a atividade (dependendo de fatores como a duração da tarefa). O nível de concentração deve ser adequado para manter a qualidade da execução técnica demandada em cada ação. Neste caso, a ocorrência do erro processa-se no momento em que o tenista não percebe que o seu ní-

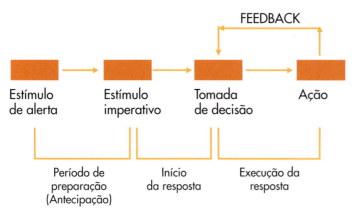

Figura 8. Procedimentos cognitivos de resposta (TANENBAUM, 2001).

> Diversos componentes fazem parte do processo decisório de um atleta que vai da preparação para a ação até a resposta motora propriamente dita.
>
> Dica para o treinador:
> Analise as respostas do atleta e perceba onde ele pode melhorar (percepção, escolha da resposta ou execução do movimento).

vel de concentração declina e sustenta-se o nível de exigência da tarefa (Figura 6).

A seguir, são apresentadas algumas recomendações para melhor desenvolver/estimular os aspectos cognitivos no dia a dia das atividades esportivas com os tenistas:

- O treinador deve compreender os aspectos cognitivos inseridos em cada atividade a fim de otimizar o processo de ensino-aprendizagem;
- O treinador deve estimular o desenvolvimento da tomada de decisão ofertando ao atleta "situações problema" para que o mesmo possa resolver (evitar situações padronizadas);
- As atividades elencadas pelo treinador devem ser compatíveis com o nível de habilidade dos atletas a fim de proporcionar desafio, interesse e aumentar os níveis de atenção na tarefa.

As rotinas para o treino e competição no tênis

Segundo Samulski (2009), as rotinas representam uma combinação de diferentes técnicas fisiológicas e psicológicas com o fim de estabilizar o comportamento emocional de atletas na competição e de ajudá-los a dirigir sua atenção aos estímulos relevantes da tarefa a ser realizada. Elas podem ser aplicadas antes, durante e após o jogo/treino e ter duração e execução variadas.

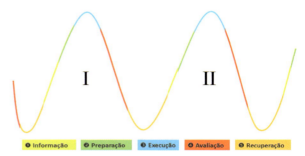

Figura 9. Rotinas para treino/competição. Um processo cíclico.

Apesar de treinos e jogos terem uma longa duração (podendo chegar a mais de duas horas), dificilmente o atleta terá condições de se manter em altíssimo nível de atenção durante todo o tempo. Nesse sentido, as rotinas poderão auxiliá-lo a administrar melhor essa "energia atencional". A Figura 9 mostra como o atleta pode executar a rotina aproveitando o momento entre uma ação e outra. A ideia geral é organizar o treino/jogo em diferentes ciclos a fim de que o atleta possa estar focado na ação presente e executá-la da melhor forma possível. Nesse sentido, o treino/jogo pode ser dividido em diversos ciclos.

Cada ciclo pode ser compreendido em cinco diferentes momentos (Figura 10). Um ciclo sempre será iniciado com a busca/elaboração de informações (**Informação**). Essa informação poderá ser proveniente de uma fonte externa, como o treinador (por exemplo, durante a explicação de uma atividade no treino) ou de uma fonte interna, ou seja, o próprio atleta (como ao se lembrar das características do adversário antes do jogo ou como o ponto anterior foi jogado).

Após a tomada de informações, o atleta não deve ir diretamente para a ação. Tem que previamente elaborar uma estratégia para melhor desempenhar a ação vindoura (**Preparação**). O estabelecimento da estratégia (Figura 11) normalmente leva em consideração quatro componentes principais: uma autoavaliação do **eu** (como o próprio atleta se avalia: "Estou ansioso ou apático?", "Estou confiante ou inseguro?", "Devo ser mais agressivo ou mais conservador?") considerando a condição atual e atitudes; uma avaliação do **adversário** levando em consideração a condição física e emocional, bem como a tática empregada e os aspectos positivos e negativos apresentados; uma verificação do **ambiente** (calor/frio, início/final do **game**, comportamento da torcida e da influência gerada nos atletas); e, por fim, uma análise da **situação** (favorável/desfavorável). Esses componentes permitirão estabelecer uma estratégia ótima para o próximo momento ("Como deverei atuar", "Qual será minha conduta?", "O que esperar do meu adversário?").

A terceira etapa do ciclo é a **Execução** propriamente dita (Figura 10). Nela, o atleta será demandado quanto ao aspecto comportamental (adotar uma atitude de acordo com o que foi planejado, sendo mais agressivo ou mais conservador, por exemplo) e cognitivo (principalmente manter-se focado na ação e com o plano de ação que foi previamente planejado

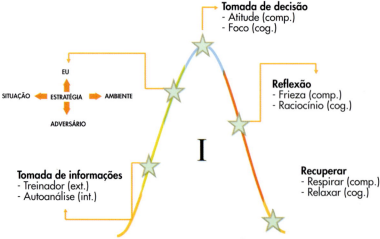

Figura 10. Rotina para treino/competição.

em estado de prontidão para efetuar algum ajuste se necessário).

A quarta etapa do ciclo é o momento de **Reflexão**, que ocorre logo após o término de um ponto/**game**/set ou mesmo após uma atividade no treino. Os aspectos cognitivos e comportamentais mais uma vez serão requeridos, sendo o comportamental no sentido da "frieza" requerida para analisar a ação desempenhada, e o aspecto cognitivo em função do "raciocínio". Essa é uma etapa importante que poderá gerar informações que nortearão as ações futuras do atleta.

A quinta e última etapa do ciclo é a **Recuperação**. Esta é fundamental para permitir ao atleta iniciar um novo ciclo em condições ótimas. A recuperação deve ocorrer tanto a nível físico (respiração, relaxamento físico) quanto mental (utilizar técnicas de distração com a finalidade de "desligar" a mente por alguns momentos).

A aplicação da rotina no formato de ciclos aumentará a probabilidade do atleta se manter focado na ação presente e administrar de forma mais eficiente a sua energia psicofísica. Abaixo estão apresentados alguns exemplos de rotinas para serem aplicados na competição (SAMULSKI, 2009).

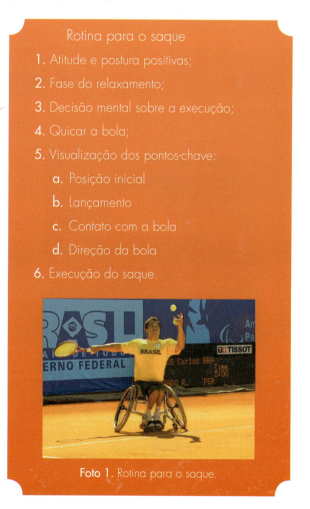

Rotina para o saque
1. Atitude e postura positivas;
2. Fase do relaxamento;
3. Decisão mental sobre a execução;
4. Quicar a bola;
5. Visualização dos pontos-chave:
   a. Posição inicial
   b. Lançamento
   c. Contato com a bola
   d. Direção da bola
6. Execução do saque.

Foto 1. Rotina para o saque.

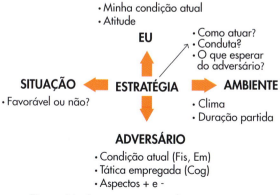

Figura 11. Rotina para treino/competição. O desenvolvimento da estratégia.

Aspectos psicológicos

Rotina para a devolução

1. Postura positiva e ativa;
2. Estratégia mental (exemplo: 1º saque: devolução defensiva; 2º saque: devolução agressiva, arriscando mais);
3. Leitura corporal do sacador;
4. Antecipação do saque:
    a. Direção
    b. Efeito da bola
    c. Velocidade
5. Execução da devolução.

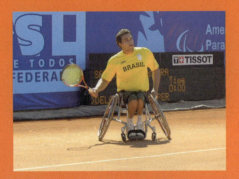

Foto 2. Rotina para a devolução.

Considerações finais

O tênis é, com certeza, um dos esportes em que o aspecto mental é determinante para um bom desempenho. As constantes mudanças de ritmo, as pausas, a possibilidade de uma partida se prolongar por horas, as condições climáticas, a pressão de disputar diversos pontos decisivos são apenas algumas das situações em que o aspecto mental do tenista é colocado à prova. Desta forma, conhecer e desenvolver as capacidades psíquicas inerentes ao rendimento esportivo do tenista pode se tornar um diferencial para todos aqueles que buscam o alto rendimento.

Referências bibliográficas

Becker Jr, B. *Manual de psicologia do esporte e exercício*. Porto Alegre: Nova Prova, 2000.

_____. & Teloken, E. A criança no esporte. In: Becker Jr., B. *Psicologia aplicada à criança no esporte*. Novo Hamburgo: Feevale, 2000.

Brodkin, P. & Weiss, M. Developmental differences in motivation for participation in competitive swimming. *Journal of Sport and Exercise Psychology*. n.12, pp. 248-63, 1990.

Brody, H. Unforced errors and error reduction in tennis. *British Journal of Sports Medicine*, v.40, n.5, pp. 397-400, 2006.

Ericsson, K. A. & Lehmann, A. C. Expert and exceptional performance: Evidence on maximal adaptations on task constraints. *Annual Review of Psychology*, v.47, pp. 273-305, 1996.

Ewing, M. E. & Seefeld, V. *Participation and attrition patterns in American agency sponsored and interscholastic sports:* An executive summary. North Palm Beach, Fl: Sporting Goods Manufactures´s Association, 1989.

Grabb, J. Fully Prepared. *Tennis*, v.5, n.2, pp. 70-1, 2003.

Greco, P. & Benda, R. *Iniciação esportiva universal*. Belo Horizonte: Health, 2001.

Johns, D.; Lindner, K.; Wilko, K. Dropping in an dropping out: Participation motives of current and former youth gymnast. *Canadian Journal of Applied Sport Science*, v.11, n.2, p.106-14, 1990.

Klint, K. & Weiss, M. Perceived competence and motives for participation in youth sports: a test of Harter´s competence motivation theory. *Journal of Sport Psychology*. v.9, n.1, pp. 55-65, 1987.

MIYAMOTO, R. J. & MEIRA JÚNIOR, C. M. *Tempo de reação e tempo das provas de 50 e 100 metros rasos do atletismo em federados e não federados. Revista portuguesa de ciências do desporto*, v.4, n.3, pp. 42-8, 2004.

NOCE, F. & SAMULSKI, D. Equilíbrio psicológico pode definir equipe vencedora. *Revista Vôlei Técnico*, n.7, pp. 19-27, 1996.

_____. *Análise do estresse psíquico em atletas de voleibol de alto nível: um estudo comparativo entre gêneros*. Belo Horizonte: Escola de Educação Física da UFMG. (Dissertação de mestrado em Educação Física / Treinamento Esportivo), 1999.

_____. & SAMULSKI, D. Atenção e performance atlética. In: LEMOS, K. & SILAMI-GARCIA, E. *Temas atuais em EF e esportes VI*. Belo Horizonte: UFMG, 2001.

_____.; SAMULSKI, D. M.; MELLO, M. T. Psicologia do Esporte e Psicobiologia no Esporte de Alto Rendimento e na Reabilitação. In: COHEN, M. *Medicina do Esporte*. Barueri: Manole, 2008.

_____.; COSTA, V. T.; SAMULSKI, D. M.; MELLO, M. T. "Estresse em atletas de voleibol de alto nível". In: BRANDÃO, M. R. F. *Coleção psicologia do esporte e do exercício: o voleibol e a psicologia do esporte*. São Paulo: Atheneu, 2010.

_____.; FERREIRA, T. S.; MOREIRA, C. Z.; ANDRADE, A. G. P.; MELLO, M. T.; COSTA, V. T. Influência do tempo de reação simples na seleção de jovens talentos no tênis. *Revista da Educação Física UEM*, v.23, n.3, pp. 369-77, 2012.

SAMULSKI, D.; NOCE, F.; RABONI, M. Apoio Psicológico aos atletas Brasileiros durante as Paraolimpíadas em Atenas 2004: um relato de experiência prática. In: SILAMI-GARCIA, E. & LEMOS, K. *Temas atuais X em Educação Física e Esportes*. Belo Horizonte: Saúde, 2005.

_____. *Psicologia do esporte:* um manual para educação física, psicologia e fisioterapia. Barueri: Manole, 2009.

_____.; NOCE, F.; CHAGAS, M. H. *"Estresse"*. In: SAMULSKI, D. *Psicologia do esporte:* Conceitos e novas perspectivas. Barueri: Manole, 2009.

TAPPE, M. K.; DUDA, J. L.; EHRNWALD, P. M. *Perceived barriers to exercise among adolescents. Journal of School Health*, v.59, pp. 153-5, 1989.

TENENBAUM, G. *"Cognition and expertise in Sport"*. In: *IX Congresso Brasileiro de Psicologia do Esporte*. Belo Horizonte: Escola de Educação Física, 2001.

_____.; LEVY-KOLKER, N.; SADE, S.; LIEBERMANN, D. G.; LIDOR, R. *Anticipation and confidence of decisions related to skilled performance.* International Journal of Sport Psychology, v.27, n.3, pp. 293-307, 1996.

THOMAS, J. R.; LEE, A.; THOMAS, K. *Psychosocial factors and children´s movement.* In: Thomas, J. R.; THOMAS, K. *Physical education for children.* Champaign: Human Kinetics, 1988.

UGRINOWITSCH, H. *Efeito do nível de estabilização do desempenho e do tipo de perturbação no processo adaptativo em aprendizagem motora.* [Tese de Doutorado]. São Paulo (SP): Universidade de São Paulo; 2003.

WEINBERG, R. S. & GOULD, D. *Fundamentos da psicologia do esporte e do exercício.* Porto Alegre: Artmed, 2008.

ZAWADZKI, P. & BALASCH, J. R. *Descripción de Indicios Perceptivos de Velocidad para la Anticipación del Servicio de Tenistas Profesionales.* Revista Iberoamericana de Psicología del Ejercicio y el Deporte, v.7, n.2, 2012.

PARTE VI

Ambiente de formação do talento no tênis e o treinamento a longo prazo

- Prof. Rafael Paciaroni
- Prof. Dr. Marcelo Massa

Introdução

Como bem apresentado no capítulo introdutório do livro, o tênis possui atualmente mais de 75 milhões de praticantes no mundo inteiro, sendo boa parte desses praticantes jovens tenistas que treinam diariamente em microssistemas que possuem como objetivo principal a busca pela promoção de atletas de alto rendimento.

Entende-se que para o atleta jovem alcançar o esporte de alto rendimento faz-se necessário sua participação no treinamento realizado de forma sistemática e planejada a longo prazo, no qual a elaboração e o planejamento de programas para o desenvolvimento das potencialidades observadas podem garantir no futuro um melhor desempenho (COLANTONIO, 2007).

Isto posto, o presente capítulo abordará aspectos inerentes ao processo de detecção, seleção e promoção de tenistas a longo prazo.

Idade de iniciação, tempo de prática e fatores ambientais

Um estudo apresentado por Pacharoni et al., (2009) a respeito do ambiente da iniciação e tempo de prática de tenistas brasileiros que alcançaram o profissionalismo, comprovou a proposta do treinamento a longo prazo (TLP) discutido em outras modalidades esportivas, no qual todos os tenistas profissionais investigados praticavam tênis a mais de dez anos. Além disso, o mesmo estudo provou que todos os atletas iniciaram na modalidade com idades entre 5 e 10 anos (ver Tabela 1), com a média de idade sendo $7 \pm 2,5$ anos.

Com qual idade iniciou a praticar tênis?	
Ideia Central (IC)	%
A. Início com 5 anos ou 6 de idade	60
B. Início com 10 anos	20
C. Início com 8 anos	20

Tabela 1. Idade em que tenistas profissionais iniciaram a prática da modalidade (adaptado de Pacharoni et al., 2009).

Idade de iniciação e tempo de prática de tenistas brasileiros talentosos		
	Idade de iniciação (anos)	Tempo de prática (anos)
S1	5	18
S2	10	20
S3	8	14
S4	6	12
S5	6	16
Média	7	16
DP	2,5	4

Tabela 2. Idade de iniciação e tempo de prática de tenistas profissionais brasileiros (adaptado de Pacharoni et al., 2009).

Noutras palavras, nota-se a importância do tempo de prática desportiva e o cuidado que devemos ter com o período entre a iniciação desportiva e o desporto de alto rendimento, para que, futuramente, o atleta tenha a possibilidade de alcançar e se estabelecer como profissional.

Entretanto, vale ressaltar que, os casos de iniciação em idades muito precoces, ou seja, entre cinco e seis anos de idade, devem ser vistos com cautela se associados a uma especialização esportiva unilateral precoce. Nesse sentido, a iniciação precoce aparece como fundamental para o posterior alcance do sucesso esportivo (ver Tabela 2). Por sua vez, a especialização precoce mostra-se um elemento limitante e comprometedor da vida útil do futuro talento, fazendo com que este muitas vezes nem sequer alcance o alto nível. Desta forma, estando a criança disposta a ingressar no tênis, é preciso compreender e respeitar algumas características correspondentes a cada fase da sua maturação, a fim de propor um ensino condizente com a sua realidade e sem correr o risco de torná-lo um "mini adulto", e tão pouco menosprezá-lo quanto as suas capacidades (Balbinotti, 2009).

Portanto, deve-se destacar e enfatizar a importância de não apenas saber identificar com exatidão os melhores talentos para o tênis, mas principalmente buscar conhecimentos que permitam assegurar, de forma fundamentada, o crescimento e desenvolvimento desses talentos para que os mesmos, através do TLP, tenham condições de exibir o seu mais alto desempenho (Massa, 2006).

Concomitantemente, outro aspecto de fundamental discussão é o ambiente de iniciação do jogador. No caso de tenistas brasileiros, assim como em outras modalidades (judô, voleibol, futebol etcs.), observa-se que o impacto positivo que a estrutura familiar pode provocar na adesão da criança ao processo de iniciação na modalidade é de aproximadamente 80% (Pacharoni et al., 2009). E em muitos casos, a presença de um irmão mais velho que já praticava a modalidade vem mostrar-se uma significativa estrutura neste processo de iniciação, uma vez que o simples fato de encontrar reforço familiar dando apoio adequado e até participando como praticantes da modalidade parece ser fundamental.

Assim, o apoio da família pela prática do tênis pode exercer papel fundamental não somente na aproximação da criança com a modalidade, mas sobretudo na geração de um sentimento de prazer pela prática (gostar) e, quando há prazer envolvido, pode-se inferir sobre o alto grau de probabilidade de a criança continuar na atividade. No sentido figurado, quando uma família apresenta o paladar alimentar da carne de fígado na dieta da criança e esta não possui o reforço adequado, ou seja, a família prepara o alimento mas nenhum membro consome e/ou esboça expressões e comportamentos verdadeiramente positivos sobre este alimento colocado à mesa, a chance da mesma incorporar a carne de fígado na sua prática alimentar cotidiana é provavelmente menor do que uma família que apresenta, adere e a consome com verdadeiro prazer (Massa, 2006).

Também acerca do ambiente de promoção do jovem tenista, a pesquisa apresentada por Pacharoni et al., (2009) demonstra que a maioria dos tenistas profissionais brasileiros (80%) iniciaram a prática do tênis em clubes. Pode-se notar que o clube aparece como grande ferramenta no processo de desenvolvimento do talento esportivo, pois, além de ser um agente formador de vínculos sociais, possui, em sua maioria, uma estrutura favorável à iniciação esportiva geral, fornecendo ao atleta a possibilidade de experimentar as mais diversas modalidades, para que em um segundo momento ele possa participar de um treinamento específico e sistematizado.

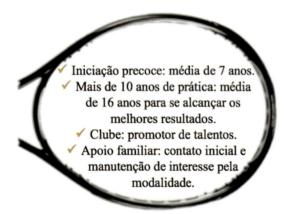

Figura 1. Aspectos ambientais sobre a formação de tenistas.

Um bom juvenil será, com certeza, um bom profissional?

Pesquisas demonstram que o sucesso nas primeiras etapas do treinamento não está relacionado ao êxito posterior; em outras palavras, o caminho até o profissionalismo é longo e árduo, tendo como resultado a quantidade de ótimos tenistas juvenis que não alcançam o profissionalismo (Bergamo, 2004; Brito et al., 2004; Cafruni et al., 2006).

Neste sentido, Bergamo (2004) e Colantonio (2007) ressaltam os diferentes momentos de maturação entre os atletas, no qual se pode perder um talento esportivo por desconsiderar as relações entre o desempenho esportivo e a idade biológica deste. Um exemplo dessa falta de conhecimento acerca dos processos de formação e desenvolvimento de um talento esportivo parece ocorrer em maior parte pelo ceticismo apresentado por aqueles que passam mais tempo dentro de quadra, que podem acabar tomando decisões, geralmente, embasadas apenas na consciência empírica.

Ademais, o indivíduo que apresenta os melhores resultados naquele determinado momento, não garante necessariamente a manutenção deste mesmo posto durante o período da vida, quando comparados aos indivíduos da mesma faixa etária, especialmente se estiverem em momentos diferentes de maturação (Pacharoni & Massa, 2012). Com isso, poder-se-ia estar perdendo um talento esportivo por desconsiderar-se as relações entre o desempenho esportivo e a idade biológica do atleta (Bergamo, 2004; Massa, 2006).

Por sua vez, algumas investigações demonstram que, no ambiente de treinamento destes jovens atletas, devem estar inseridos os objetivos e as competições que tenham como finalidade despertar o interesse estável e o conhecimento da modalidade esportiva escolhida por parte do praticante (Böhme, 2004; Massa, 2006). Desta forma, a integração de jovens nas formas de competição adulta deve ser gradativa, de maneira que sejam consideradas, simultaneamente, a capacidade de realização e a predisposição para a participação, em uma perspectiva de formação a longo prazo (Massa, 2006). Em suma, o desempenho esportivo se relaciona profundamente com o processo de treinamento esportivo e com a competição (Böhme, 1999).

A respeito do ambiente de formação de tenistas profissionais brasileiros foi constatado que a maioria deles apenas se destacaram em competições com o passar do tempo (60%), corroborando com o pressuposto de que o resultado em competições foi progressivo e de acordo com a evolução do processo de TLP. Ou seja, quanto maior a dedicação aos treinamentos, maior a evolução nas competições (Pacharoni & Massa, 2012).

Portanto, o processo de detecção e seleção de talentos esportivos deve ser cada vez mais inclusivo, onde o imediatismo ou resultados atuais podem não ser fidedignos ao fato de representar o alcance do rendimento na fase adulta. Logo, o papel dos treinadores é de extrema importância neste processo, uma vez que, a observação e a orientação adequada destes poderão resultar no sucesso posterior.

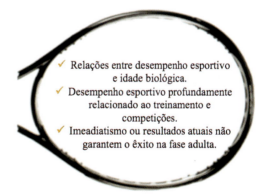

Figura 2. Relações entre o desempenho esportivo.

Destaque no circuito juvenil e profissional	
Ideia Central (IC)	%
A. Destaque com o tempo	60
B. Destaque desde cedo	20
C. Oscilações nos períodos de destaque	20

Tabela 3. Destaque no circuito juvenil e profissional (adaptado de Pacharoni & Massa, 2012).

Capacidade profissional

Para que o atleta talentoso possa manifestar seu potencial, faz-se necessário a sua inclusão em um sistema que lhe seja capaz de oferecer um ambiente favorável de desenvolvimento. Assim, a importância do treinador, ou do profissional em questão e seus saberes, tais como estabelecer objetivos, conteúdos, metodologia, além de aplicar avaliações com o intuito de obter informações a respeito da aptidão físico-motora, valores antropométricos, entre outros itens, relacionam-se diretamente com tal processo formativo (Ramos & Neves, 2008).

De acordo com o estudo de Pacharoni & Massa (2012), 80% dos atletas profissionais na fase de iniciação afirmaram que os professores lhes ensinaram a gostar de jogar tênis. Assim sendo, o professor aparece como força de apoio essencial para gerar o prazer pela prática, fornecer reforços afetivos positivos às necessidades inerentes ao período da infância e, consequentemente, contribuir para a permanência do atleta na modalidade. Concomitantemente, o mesmo estudo revelou a fundamental importância que os treinadores possuem nas fases posteriores e finais da aprendizagem, em que foi possível visualizar ao longo dos discursos as mais diferentes atribuições de valores, como "ajudou-me a melhorar a técnica, a tática, mostrou-me os caminhos e as diferenças entre o circuito juvenil e profissional". Além disso, o apoio dos treinadores capacitados no sono decorrer de todo o processo é fundamental para que os atletas não desistam da modalidade no desenrolar de seus confrontos, fortalecendo assim os valores que regem o esporte.

A importância dos treinadores	
Ideia Central (IC)	%
A. Iniciação	80
B. Treinamento	100

Tabela 4. A importância dos treinadores segundo tenistas brasileiros profissionais (adaptado de Pacharoni & Massa, 2012).

Dentro de um processo sistêmico, conduzido por profissionais capacitados, os atletas talentosos passam a ter acesso a treinamentos e a ambientes competitivos que promovem desafios crescentes, permitindo assim, o desenvolvimento destes para que se obtenha o sucesso futuro. Sendo assim, o treinador apresenta-se principalmente como um direcionador, ajudando os atletas a enfrentar de maneira menos desgastante os embates inerentes ao longo caminho esportivo.

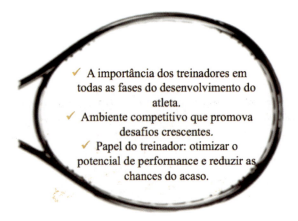

Figura 3. Capacidade profissional.

Desta forma, o papel fundamental de professores e treinadores capacitados passa a ser a maximização do potencial de desempenho do talento esportivo.

Planejamento e controle

A falta de padrão ou qualquer procedimento fundamentado faz com que o processo de formação desses tenistas talentosos esteja relacionado à consciência empírica de cada técnico, resultando naqueles que são chamados de "*expert*", possuidores de um grande conhecimento sobre a modalidade esportiva que atuam, ou então, naqueles que realizam intervenções simples, com um fim em si próprio e consequentemente perigoso, pois é suscetível a interpretações equivocadas (MASSA, 2006).

Nesse sentido, Pacharoni & Massa (2012) mostraram que a maioria dos tenistas profissionais brasileiros (80%) não tiveram seu treinamento planejado nas idades iniciais de treinamento, e apenas o passaram a ter posteriormente, já no profissional (100%).

A primeira constatação pode ser ratificada através dos discursos dos atletas como: "o planejamento era o horário do treino" e "se o físico seria antes ou depois". Já a discussão acerca do possuir planejamento dos treinos apenas nas fases posteriores, é explicada pelo fato dos tenistas terem transitado para sistemas melhores de treinamento, onde encontraram um ambiente favorável para o desenvolvimento do seu talento (PACHARONI & MASSA, 2012).

Neste mesmo estudo, o tenista profissional de maior destaque entre os entrevistado, foi um dos poucos jogadores (20%) que sempre treinou com planejamento. Tal fato confirma diversas outras análises apresentadas na literatura, em que um treinamento sistemático e planejado, por profissionais capacitados dado desde idades iniciais corroboram para o alcance do êxito posterior.

Não obstante, com os programas de capacitação profissional oferecidos pelas entidades máximas do tênis, a perspectiva é que tenham, em um curto período de tempo, mais sistemas capacitados espalhados por todo território nacional. Sendo assim, com o conhecimento difundido, metodologias atualizadas, registros científicos, a boa formação do profissional de educação física e esporte e profissionalismo, as

Planejamento e controle	
Ideia Central (IC)	%
A. Não era planejado	80
B. Atualmente sim	100
C. Era planejado	20

Tabela 5. Planejamento e controle de treinos de tenistas profissionais (adaptado de PACHARONI & MASSA, 2012).

chances de possuir mais jogadores inseridos em um processo de TLP aumenta, e, consequentemente, a chance de ter mais tenistas manifestando seus talentos também. Sendo assim, o resultado será fruto de um processo explicado (MAIA, 1996).

Considerações finais

A discussão apresentada através dos tópicos relacionados ao ambiente de formação dos tenistas, as relações entre o desempenho esportivo, a capacidade profissional e a necessidade de um treinamento sistêmico e planejado, visa compreender os aspectos inerentes ao processo de detecção, seleção e promoção de tenistas a longo prazo; os quais possuem como objetivo garantir, no futuro, um melhor desempenho.

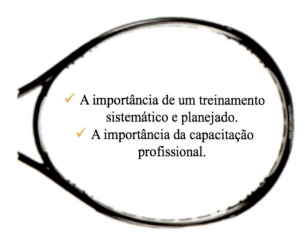

Figura 4. Treinamento sistêmico e planejado.

Referências bibliográficas

BALBINOTTI, C. (2009) *A iniciação ao tênis*: Tênis Show: Brasil; Disponível em: <http://tenisshow.clicrbs.com.br/colunistas_det.php?colunista=32>. Acesso em: 22 set. 2013.

BERGAMO, V. R. *Estabilidade: aspecto significativo na previsão do talento no basquetebol feminino*. Revista Brasileira de Ciência e Movimento, v.12, n.2, pp. 51-6, 2004.

BÖHME, M. T. S. *Aptidão física de jovens atletas do sexo feminino analisada em relação a determinados aspectos biológicos, idade cronológica e tipo de modalidade esportiva praticada*. [Tese de Livre Docência]. São Paulo (SP): Universidade de São Paulo; 1999.

BÖHME, M. T. S. "Talento esportivo". In: GAYA, A.; MARQUES, A.; TANI, G. *Desporto para crianças e jovens: razões e finalidades*. Porto Alegre: UFRGS, 2004.

BRITO, N.; FONSECA, A.; ROLIM, R. Os melhores atletas nos escalões de formação serão igualmente os melhores atletas no escalão sénior? Análise centrada nos rankings femininos das diferentes disciplinas do Atletismo ao longo das últimas duas décadas em Portugal. *Revista Portuguesa de Ciências do Desporto*, v.4, n.1, pp. 17-28, 2004.

CAFRUNI, C.; MARQUES, A.; GAYA, A. Análise da carreira desportiva de atletas das regiões sul e sudeste do Brasil. Estudo dos resultados desportivos nas etapas de formação. *Revista Portuguesa de Ciências do Desporto*, v.6, n.1, pp. 55-64, 2006.

COLANTONIO, E. Detecção, Seleção e Promoção de Talento Esportivo: Considerações sobre a natação. *Revista Brasileira de Ciência e Movimento*, v.15, n.1, pp. 127-35, 2007.

MAIA, J. A. R. O prognóstico de desempenho do talento esportivo: uma análise crítica. *Revista Paulista de Educação Física*, v.10, n.2, pp. 179-93, 1996.

MASSA. M. *Desenvolvimento de judocas brasileiros talentosos*. [Tese de Doutorado – Programa de Pós-Graduação em Biodinâmica do Movimento Humano]. São Paulo (SP): Universidade de São Paulo; 2006.

PACHARONI, R. & MASSA, M. Processo de formação de tenistas talentosos. *Motriz: Revista de Educação Física*, v.18, p.253-61, 2012.

_____.; UEZU, R; MASSA, M. Seleção de tenistas brasileiros talentosos. *Revista Brasileira de Ciência e Movimento*, v.17, pp. 55-63, 2009.

RAMOS, A. M.; NEVES, R. L. R. A iniciação esportiva e a especialização precoce à luz da teoria da complexidade – notas introdutórias. *Revista Pensar a prática*, v.11, n.1, pp. 1-8, 2008.

Efeito da idade relativa no tênis

- Prof. Rafael Paciaroni
- Prof. Dr. Marcelo Saldanha Aoki
- Prof. Dr. Marcelo Massa

Introdução

A maioria das modalidades esportivas utiliza a idade cronológica, a qual é medida pelo tempo de vida do indivíduo a partir de sua data de nascimento, para categorizar os atletas infantis e juvenis, utilizando o ano de nascimento como escala (CARLI et al., 2009).

Nesse sentido, o mês de nascimento (início versus final do ano) poderia propiciar algum tipo de vantagem entre crianças nascidas no mesmo ano (EDGAR & O'DONOGHUE, 2005; MUJIKA et al., 2009). Tal ocorrência pode induzir a equívocos no processo de seleção e promoção de talentos, superestimando e favorecendo os jovens que nasceram nos primeiros meses do ano, que em média tendem a apresentar estágios mais avançados de desenvolvimento biológico (ex.: maturação biológica, surto de crescimento, hormônios e desenvolvimento muscular), bem como de experiências adquiridas (que podem contribuir com: i. um repertório motor mais amplo; ii. uma maior capacidade de resolução de problemas, tomada de decisão e criatividade), em detrimento de jovens nascidos nos últimos meses do ano, que tendem a ser subestimados por apresentarem, em média, menores índices de maturação e experiências adquiridas, repercutindo no desempenho esportivo (HELSEN et al., 2005; HIROSE, 2009). Esse fenômeno é descrito na literatura como, o efeito da idade relativa (EIR) (EDGAR & O'DONOGHUE, 2005; MUJIKA et al., 2009).

Efeito da idade relativa no tênis

Edgar e O'Donoghue (2005) pesquisaram a data de nascimento de 448 tenistas profissionais e 476 juvenis de elite, de ambos os sexos, de diferentes regiões do mundo, e descobriram que a maioria dos tenistas profissionais (58,9%), assim como os juvenis (59,5%), nasceu nos primeiros seis meses do ano.

Não obstante, Pacharoni et al., (2014) investigaram uma amostra de 800 tenistas, todos do gênero masculino, classificados entre os 100 melhores jogadores no *ranking* de suas respectivas categorias, entre os dias 01/11/2012 e 12/11/2012, em diferentes entidades que regem o tênis mundial, tais como: Confederação Brasileira de Tênis (CBT), Confederação Sul-Americana de Tênis (COSAT), Federação Internacional de Tênis (ITF) e a Associação dos Tenistas Profissionais (ATP). Sendo assim, e no sentido de constituir os respectivos grupos de análise, as datas de nascimento dos jogadores foram agrupadas em trimestres: entre janeiro e março para o 1° trimestre; entre abril e junho para o 2° trimestre; entre julho e setembro para o 3° trimestre e entre outubro e dezembro para o 4° trimestre. Por fim, a Tabela 2 compara a distribuição trimestral quase que igualitária dos nascidos vivos do estado de São Paulo, com os tenistas analisados.

Categorias	n	Trimestre de nascimento			
		1°	2°	3°	4°
Sub 18 (ITF)	100	36 (36)	40 (40)	13 (13)	11 (11)
Sub 18 (CBT)	100	33 (33)	23 (23)	20 (20)	24 (24)
Sub 16 (COSAT)	100	37 (37)	30 (30)	20 (20)	13 (13)
Sub 16 (CBT)	100	33 (33)	30 (30)	19 (19)	18 (18)
Sub 14 (COSAT)	100	37 (37)	30 (30)	19 (19)	14 (14)
Sub 14 (CBT)	100	36 (36)	27 (27)	22 (22)	15 (15)
Sub 12 (CBT)	100	41 (41)	24 (24)	23 (23)	12 (12)

1° trimestre = janeiro a março; 2° trimestre = abril a junho; 3° trimestre = julho a setembro; 4° trimestre = outubro a dezembro

Tabela 1. Distribuição trimestral de datas de nascimento dos atletas de tênis por categoria. Frequência absoluta e relativa (%) (adaptado de Pacharoni et al., 2014).

	n	x^2				
		1°	2°	3°	4°	
Estado SP	1.433.945	370.975 (25,97%)	370.001 (25,84%)	356.358 (24,83%)	336.611 (23,36%)	58,61%*
Atletas	700	253 (36,1%)	204 (29,1%)	136 (19,4%)	107 (15,4%)	

1° trimestre = janeiro a março; 2° trimestre = abril a junho; 3° trimestre = julho a setembro; 4° trimestre = outubro a dezembro, x^2 = teste qui-quadrado; * = diferença estatisticamente significativa ($p<0,05$). As informações sobre as datas de nascimento de 1994 e 1996 não foram incluídas (dados não disponíveis). Fonte: Fundação Seade.

Tabela 2. Distribuição trimestral dos nascidos vivos do estado de São Paulo nos anos de 1998 e 2000 e dos atletas de Tênis amadores analisados (categorias sub 12, 14, 16 e 18). Frequência absoluta e relativa (%) (adaptado de Pacharoni et al., 2014).

Os resultados obtidos por tal estudo sugerem a ocorrência do EIR considerando todas as categorias investigadas, incluindo tenistas brasileiros. Além disso, os resultados indicam que o fenômeno do EIR é mais evidente nas categorias mais suscetíveis à influência da maturação biológica. Estudos têm destacado o papel dos atributos físicos sobre a seleção do talento nas mais diversas modalidades esportivas, principalmente, nas quais a força e a velocidade, por exemplo, são fundamentais para o desempenho esportivo (Helsen et al., 2000). A vantagem do jovem atleta nascido no primeiro ou segundo semestre sobre seus pares que nasceram no segundo, particularmente no último trimestre, pode estar associada ao maior desenvolvimento desses atributos e, ainda, a maior experiência na modalidade, levando-o à superioridade no desempenho (Pacharoni et al., 2014).

Dessa forma, cabe ressaltar que o EIR pode implicar em um nível superior de maturação física, determinando a seleção do talento esportivo, assim como o acesso ao melhor processo de promoção do talento, tanto no que se refere aos recursos humanos (treinadores) quanto aos recursos materiais (equipamentos, instalações, clubes), fazendo com que esses atletas escolhidos aumentem o tempo de prática da modalidade, essencial para atingir o alto nível de rendimento (Baker, 2005). Assim, este sistema de seleção, enviesado pelo EIR, torna-se cíclico, favorecendo o desenvolvimento dos atletas que se beneficiam desses fatores (Hirose, 2009).

Adicionalmente, além da maturação biológica, o EIR pode estar associado a outras vantagens competitivas. É importante mencionar que os benefícios psicológicos representam uma variável importante que, em última instância, podem auxiliar o atleta a alcançar o seu nível máximo de desempenho (PENNA & MORAES, 2010). Ademais, quanto mais alto for o nível de percepção de competência da criança, maior será a sua motivação intrínseca e o seu prazer pela prática (MUSCH & GRONDIN, 2001). Logo, as crianças nascidas no início do ano de seleção poderiam apresentar desempenho inicial melhor, maximizando a motivação para permanecerem na modalidade e continuarem a se desenvolver técnica e taticamente (HELSEN et al., 2005). O inverso seria válido para as crianças nascidas no final do ano de seleção, uma vez que a possibilidade da desistência e abandono da modalidade – drop-out – por parte daqueles jogadores que nasceram no segundo semestre é maior que nos indivíduos nascidos no início do ano (VAEYENS, 2005).

Não obstante, é importante destacar que a ocorrência do EIR indica que tenistas com diferentes níveis de experiência e diferentes estágios de maturação estão competindo entre si. Portanto, se há algum tipo de vantagem por parte dos tenistas que nascem no início do ano, ela pode se manifestar nas suas respectivas colocações no ranking, como demonstrou a Tabela 1, em que a maior parte dos 100 primeiros colocados de todas as categorias é nascida no primeiro semestre do ano (PACHARONI et al., 2014).

Esses dados também levantam o importante questionamento sobre a forma bienal de divisão do ranking, com acesso à categoria pelo ano de nascimento, e como isso contribui para a ocorrência do EIR. Adotada por vários países, entre eles o Brasil, para representarem seu ranking nacional, a forma bienal também está presente em competições sul-americanas e internacionais, normalmente, através das categorias sub14 e sub16 anos. Cabe observar a possibilidade de alguns jovens tenistas talentosos, que reconheçam essa grande variação etária/maturacional nas mais diversas categorias e que tenham dificuldade de custear os altos investimentos desses torneios, optarem por participar das principais competições internacionais apenas no seu segundo ano da categoria. Entretanto, mesmo com a vantagem etária, essa estratégia os tornaria menos experientes (PACHARONI et al., 2014).

Ademais, ao considerar um jogador juvenil que nasceu em fevereiro de 1988 e outro jogador juvenil que nasceu em novembro de 1988, em fevereiro de 2003 o primeiro jogador, respectivamente, faria 15 anos, enquanto o segundo teria 14 anos e 3 meses; isso representaria 5,3% de experiência de vida e desenvolvimento geral a mais para o jogador que nasceu em fevereiro de 1988 (EDGAR & O'DONOGHUE, 2005). Nesse sentido, o EIR também ocorre no tênis devido ao *pygmalion effect* (EDGAR & O'DONOGHUE, 2005), que pressupõe que jogadores com maturação precoce ou biologicamente mais velhos, mesmo limitados, são considerados mais talentosos pelos pais, pelos treinadores e até mesmo pelo próprio jogador. Dessa forma, tais atletas sempre treinarão com jogadores melhores, serão acompanhados pelos melhores treinadores e terão mais acesso aos patrocínios/oportunidades que promovem o desenvolvimento do jogador por completo.

Já na categoria profissional. o EIR parece ser atenuado. É possível visualizar, a partir da Tabela 3, uma distribuição mais equilibrada, a qual indica que, quando adultos, os jovens nascidos no 2º semestre e que não foram descartados do processo podem ter as mesmas chances de desenvolvimento e sucesso através do treinamento em longo prazo – desde que não sejam desmerecidos, desmotivados e desacreditados pelo viés do EIR (PACHARONI et al., 2014).

Corroborando, é possível levantar a hipótese de que jovens melhor ranqueados na base podem não ter o mesmo sucesso quando profissionais, sobretudo se o desempenho precoce era produto apenas da vantagem física e da experiência momentânea decorrentes do EIR.

Assim, sendo o treinador uma figura central no processo de desenvolvimento de jovens atletas, cabe-lhe a compreensão de que essas desvantagens físicas e psicológicas podem ser temporárias, possibilitando-lhes uma futura disputa pelo espaço, em equipes de elite, mais justa e eficaz (PENNA & MORAES, 2010).

Ademais, o conhecimento sobre a existência do EIR no tênis pode auxiliar treinadores na elaboração e organização apropriada dos conteúdos e da avaliação do treinamento, considerando esse importante fenômeno e suas implicações no desenvolvimento do processo de promoção de talentos, bem como no que diz respeito ao monitoramento do treinamento a longo prazo.

Categoria	n	Trimestre de nascimento			
		1º	2º	3º	4º
Profissional	100	20 (20)	32 (32)	22 (22)	26 (26)
1º trimestre = janeiro a março; 2º trimestre = abril a junho; 3º trimestre = julho a setembro; 4º trimestre = outubro a dezembro					

Tabela 3. Distribuição trimestral de datas de nascimento dos atletas de tênis profissionais. Frequência absoluta e relativa (%) (adaptado de PACHARONI et al., 2014).

Essa conscientização das partes envolvidas no processo de formação do talento esportivo pode exercer influência positiva sobre o ambiente de desenvolvimento dos jovens atletas (PACHARONI et al., 2014).

Considerações finais

Parte dos dados apresentados neste capítulo mostram que na categoria profissional o EIR é atenuado, indicando que, quando adultos, jovens nascidos no segundo semestre e que não foram descartados do processo de formação de um atleta podem ter as mesmas chances de desenvolvimento e sucesso. Por sua vez, a partir dos dados apresentados com jovens tenistas, torna-se importante considerar a influência do EIR no processo de seleção e promoção deles, em que se pode desperdiçar talentos em potencial por não considerar a relação entre o desempenho esportivo e o tempo de desenvolvimento do atleta.

Referências bibliográficas

BAKER, J. Early Specialization in Youth Sport: a requirement for adult expertise. *High Ability Studies*, v.14, pp. 85-94, 2005.

CARLI, G. C.; LUGUETTI, C. N.; RÉ, A. H. N.; BÖHME, M. T. S. Efeito da idade relativa no futebol. *Revista Brasileira de Ciência e Movimento*, v.17, n.3, pp. 25-31, 2009.

EDGAR, S. & O'DONOGHUE, P. Season of birth distribution of elite tennis players. *Journal of Sports Sciences*, v.23, n.10, pp. 1013-20, 2005.

HELSEN, W. F.; STARKES, J. L.; VAN WINCKEL, J. Effect of a change in selection year on success in male soccer players. *American Journal of Human Biology*, v.12, pp. 729-35, 2000.

Helsen, W. F.; Van Winckel, J.; Williams, A. M. The relative age effect in youth soccer across Europe. *Journal of Sports Sciences*, v.23, pp. 629-36, 2005.

Hirose, N. Relationships among birth-month distribution, skeletal age and anthropometric characteristics in adolescent elite soccer players. *Journal of Sports Sciences*, v.27, n.11, pp. 1159-66, 2009.

Mujika, I.; Vaeyens, R.; Matthys, S. P. J.; Santisteban, J.; Goiriena, J.; Philippaerts, R. The relative age effect in a professional football club setting. *Journal of Sports Science*, v.27, n.11, pp. 1153-8, 2009.

Musch, J. & Grondin, S. Unequal Competition As An Impediment to Personal Development: A Review of the Relative Age Effect in Sport. *Developmental Review*, v.21, pp. 147-67, 2001.

Pacharoni, R.; Aoki, M. S; Costa, E. C.; Moreira, A.; Massa, M. Efeito da idade relativa no tênis. *Revista Brasileira de Ciência e Movimento* [artigo aprovado para publicação em 2014].

Penna, E. M. & Moraes, L. C. C. A. Efeito relativo da idade em atletas brasileiros de futsal de alto nível. *Motriz*, v.16, n.3, pp. 658-63, 2010.

Schorer, J.; Baker, J.; Büsch, D.; Wilhelm, A.; Pabst, J. Relative age, talent identification and youth skill development : Do relatively younger athletes have superior technical skills? *International Research Association for Talent Development and Excellence*, v.1, n.1, pp. 45-56, 2009.

Vaeyens, R.; Philippaerts, R. M.; Malina, R. M. The relative age effect in soccer: A match-related perspective. *Journal of Sports Science*, v.23, n.7, pp. 747-56, 2005.

Periodização no tênis

- Prof. Me. Flavio da Rosa Junior
- Prof. Rafael Paciaroni

Introdução

O termo "periodização" vem sendo muito discutido no âmbito do tênis competitivo, embora com muitas dúvidas e contradições. Boa parte dos treinadores já percebeu que as antigas práticas sem embasamento teórico não são mais suficientes para o ótimo desenvolvimento dos tenistas e que o planejamento de todas as fases do treinamento é fundamental para atingir os objetivos esperados a curto, médio e longo prazo.

Por sua vez, a periodização do treinamento a longo prazo envolve inúmeros fatores, desde a maturação biológica a planos de carreira e objetivos específicos para tenistas profissionais (exemplo: a conquista de um Grand Slam). Tal assunto merece muita atenção e estudo, tornando-se impossível esgotar a temática em apenas um capítulo. Sendo assim, neste capítulo serão abordados alguns conceitos básicos da periodização e do planejamento do treinamento esportivo com o objetivo de embasar a elaboração do plano anual do tenista competitivo.

Periodização do treinamento esportivo

De maneira geral, a periodização consiste em promover o melhor desempenho possível, no momento previamente estabelecido, assim como preservar a integridade dos atletas ao longo de toda a carreira esportiva (Lacordia et al., 2006), criando um sistema de planos para diferentes períodos que visam um conjunto de objetivos interligados, através da sistematização dos conteúdos do treinamento (Gomes, 2002), de maneira que a progressão e adaptação sigam os princípios básicos do treinamento esportivo: especificidade, sobrecarga, individualidade biológica, adaptação, continuidade, reversibilidade. Além disso, o planejamento deve contemplar a sincronia entre as diversas áreas que interferem no desempenho esportivo (física, técnica, tática, psicológica, nutricional, fisiológica, entre outras) para o melhor desenvolvimento do trabalho interdisciplinar.

Sendo assim, o planejamento anual envolve duas etapas fundamentais e diretamente interligadas para o seu desenvolvimento: a definição do calendário competitivo e o estabelecimento dos objetivos para cada fase do ciclo anual. Fundamentais, porque determinarão os picos de desempenho, a quantidade e a especificidade dos ciclos; e interligadas, pois os objetivos podem envolver tanto o desenvolvimento de algum aspecto do jogo e da preparação física quanto a obtenção de pontos ou ranking para classificação em determinado torneio de maior relevância.

Com isso, é possível definir em quais fases será dada ênfase ao desenvolvimento/treinamento de pontos específicos do tenista – na parte física, técnica, tática ou psicológica –, aos resultados competitivos (pico de desempenho) e à recuperação. Vale notar que é extremamente importante ter ciência que os atletas de qualquer modalidade não conseguem manter seu desempenho nos mais altos níveis durante o ano todo e que a diminuição das cargas é necessária após um período competitivo para recuperação (Bompa, 2002).

Fases da periodização

A divisão das fases da periodização do treinamento é um tanto confusa na literatura, principalmente quanto às nomenclaturas. De modo geral, o ciclo anual de treinamento é dividido em macrociclos, ou seja, grandes períodos de tempo (meses, por exemplo) de treinamento, sendo que o pico de desempenho é previsto para o período da competição-alvo ao final de cada macrociclo.

O ciclo anual de treinamento, usualmente, é definido com um, dois ou três picos de desempenho ao longo do ano, sendo que cada um dos macrociclos tem sua estrutura específica que assegura o aperfeiçoamento gradativo durante o ano e a combinação efetiva dos objetivos do treinamento e da competição (Platonov, 2001). Tal caso pode se aplicar aos tenistas infantojuvenis brasileiros de nível intermediário que, comumente, possuem os picos de desempenho previstos para o período de férias escolares (Figura 1). Neste caso, o planejamento pode ser dividido em dois macrociclos, de agosto a março (1) e de abril a agosto (2), em que as competições-alvo são nos meses de janeiro, fevereiro, março e julho.

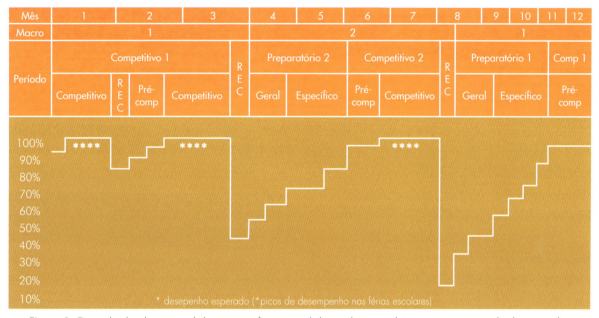

Figura 1. Exemplo de plano anual de tenista infantojuvenil de nível intermediário, com os picos de desempenho previstos para o período de férias escolares.

Por sua vez, cada macrociclo é composto por três períodos: preparatório, competitivo e de transição/recuperação (Gomes, 2002).

O período **preparatório** destaca-se pela construção da base funcional que assegurará um volume alto de trabalho específico do atleta na temporada de competições. O treinamento dirige-se para a preparação direta das esferas neuromusculares e para a atividade efetiva na competição, além de desenvolver as qualidades físicas, realização da preparação tática, psicológica e aperfeiçoamento de habilidades motoras (Platonov, 2001; Gomes, 2002).

Esse período ainda é dividido em geral e específico (também chamados de mesociclos), no qual o primeiro é direcionado aos fundamentos que determinam o rendimento de uma atividade esportiva e o segundo período (específico), por sua vez, visa às necessidades e solicitações características da modalidade, ou seja, busca-se a especialização das ações e o aumento na intensidade do treinamento (Barbanti, 1997). Ademais, os atletas profissionais comumente realizam uma preparação geral mais curta e uma preparação específica prolongada, ao passo que nos atletas de menor nível observa-se a relação inversa.

Já o **período competitivo** visa o desempenho individual e a sua estabilização (WEINECK, 2003). Tal período é dividido em dois mesociclos: pré-competitivo e competitivo. A fase pré-competitiva visa assegurar o estado de treinamento atual e o preparo para as competições mais importantes (BARBANTI, 1997). Já a fase competitiva objetiva garantir a obtenção do resultado esportivo nas principais competições do macrociclo (GOMES, 2002).

Entre as particularidades do tênis, está a necessidade de constância nos resultados e, portanto, de desempenho durante uma temporada esportiva. Assim, é comum observarmos períodos competitivos de grande duração no circuito profissional, ou então do planejamento de cinco ou mais macrociclos em um ano. Como exemplo, na Figura 2 é demonstrada uma sugestão de plano anual de um *top player*, com os picos de desempenho esperados para os Grand Slams e desempenhos de 80-90% em torneios ATP 1000.

Pode-se notar que a dinâmica do desempenho esperado varia pouco ao longo do ano, diferentemente do apresentado na Figura 1, em que se espera um desempenho crescente. No profissional, faz-se necessário a obtenção de resultados expressivos em diversas competições ao longo do ano com o objetivo de garantir um ranking suficiente para entrar nos principais

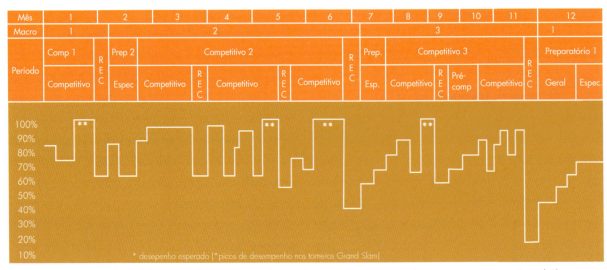

Figura 2. Exemplo de plano anual de tenista profissional com os picos esperados para os torneios *Grand Slams*.

torneios, ou até mesmo alcançar a condição de cabeça de chave, por exemplo.

Vale ressaltar que a ocorrência de eventuais variantes no período competitivo dificulta a elaboração dinâmica de cargas de treinamento (volume x intensidade). Um exemplo corrente disso se caracteriza quando o jogador perde em rodadas iniciais de um torneio e, para que não fique um longo período sem competir, inscreve-se ("assina") no *qualifying* de outro torneio que não estava na programação inicial. Por esse e diversos outros motivos, o plano anual deve ser passível de mudanças e adaptações, e não uma carta fechada sem novas possibilidades.

Por fim, o **período de transição/recuperação** busca proporcionar ao atleta uma recuperação física e mental após os extremos esforços a que se submeteu nas competições que ocorreram no período competitivo (DANTAS, 1998). Nessa fase há uma redução significativa das cargas de treinamento, sendo que alguns especialistas dão preferência ao descanso passivo, pois consideram primordial a tarefa de recuperação psíquica. Outros consideram que a parada por completo do treinamento influi de forma negativa, pois perturba o ritmo habitual da vida dos atletas, optando, assim, pela recuperação ativa, em que, apesar da redução do volume total das cargas de treinamento, o atleta não para os treinos completamente.

Características das atividades técnico-táticas nos diferentes períodos de treinamento

Em grande parte dos livros didáticos sobre treinamento esportivo, a caracterização das fases de treinamento se baseia principalmente nas qualidades do treinamento físico em função de seu volume, intensidade e especificidade. No caso dos tenistas, o desenvolvimento técnico-tático é de extrema importância para atingir o desempenho esperado e, portanto, deve ser considerado como fator determinante também no planejamento das fases de treinamento. Para isso, caracterizamos a seguir as formas de desenvolvimento técnico-tático das atividades quanto a sua natureza, complexidade estrutural das tarefas e critérios de êxito.

No que diz respeito à **natureza das atividades**, podemos dividi-las em: *fechadas*, com todas as variáveis intervenientes controladas e previamente conhecidas (exemplo: sequência de *forehands* cruzados a partir do lançamento do professor); *semiabertas*, em que parte da atividade é previamente conhecida e outra dependente de uma ação externa (exemplo: o ponto deve começar com um *forehand inside-out* e depois jogar o ponto "livremente"); e *abertas*, no caso de situações de jogo em que as tomadas de decisão não são predefinidas.

Neste sentido, as atividades fechadas devem ser realizadas preferencialmente nos períodos de preparação. Assim, à medida que a competição se aproxima, a natureza das atividades predominantes da sessão de treinamento passa a ser semiaberta e aberta. Isso não significa que, em um período competitivo, não será realizada alguma atividade fechada (exemplo: repetições de saques com a direção predefinida), mas sim que a predominância das atividades de cada período segue essa descrição, com o objetivo de facilitar o desenvolvimento do tenista.

No caso da **complexidade estrutural das tarefas**, podemos identificar inicialmente a função da tarefa enquanto *aquisição global da técnica* (visa a obtenção da ideia do movimento e a elaboração do plano motor); *fixação/diversificação da técnica* (procura focar aspectos particulares da execução técnica, referenciados aos pontos críticos de sua realização); *aplicação da técnica em situação tática* (objetiva aplicar as habilidades técnicas em situações específicas que se aproximam do jogo, mas que facilitam a ocorrência do êxito; desenvolvimento tático); e *competição* (visa a aplicação de todas as habilidades em situações que retratam as exigências da competição oficial; jogo) (COLLET et al., 2007).

E diretamente relacionados com a complexidade estrutural estão os **critérios de êxito das tarefas**, nos quais podemos verificar a incidência na *realização correta do movimento* (eficiência, técnica correta); no *resultado da ação* (eficácia, incidência dos golpes); e na *aplicação em situação* (tática/adaptação) (MESQUITA, 2007; COLLET et al., 2007).

Com isso, as atividades de aquisição da técnica normalmente são relacionadas com critérios de êxito direcionados para a execução correta do movimento (ROSA JR. et al., 2006) (exemplo: sequência de *forehands* cruzados a partir do lançamento do professor, com ênfase na mudança do ponto de contato) e, portanto, mais apropriadas para períodos de preparação geral. Já as atividades de fixação ou diversificação da técnica são mais relacionadas com critérios de êxito para o resultado do movimento (exemplo: sequência de *forehands* cruzados longos e cruzados angulados a partir do lançamento do professor), logo são realizadas com frequência nos períodos de preparação geral e específico. E as atividades de aplicação em situação de jogo e competição são usualmente empregadas em períodos específicos de treinamento, tanto de preparação quanto de competição, em que os critérios de êxito são estabelecidos sobre o resultado da ação e a aplicação em situação de jogo (ROSA JR. et al., 2006) (exemplo: troca de bolas de *forehands* cruzados, quando o tenista conseguir acertar um *forehand* cruzado angulado, ou seja, deslocar o adversário para além da linha de duplas, começa o ponto).

Em virtude dessas considerações, são demonstradas no Tabela 1 as características predominantes das atividades técnico-táticas de acordo com o período de treinamento.

Período		Natureza das atividades	Classificação das tarefas	Critérios de êxito
Preparatório	Geral	Fechada	Aquisição da técnica	Realização correta do movimento
		Semiaberta	Fixação/ diversificação da técnica	Resultado do movimento
	Específico	Fechada	Fixação/ diversificação da técnica	Resultado do movimento
		Semiaberta	Aplicação da técnica (tática)	Aplicação em situação (tática/ adaptação)
		Aberta	Competição (jogo)	
Competitivo	Pré-competitivo	Semiaberta	Aplicação da técnica (tática)	Resultado do movimento
		Aberta	Competição (jogo)	Aplicação em situação (tática/ adaptação)
	Competitivo	Semiaberta	Aplicação da técnica (tática)	Aplicação em situação (tática/ adaptação)
		Aberta	Competição (jogo)	

Tabela 1. Características das atividades técnico-táticas predominantes nas sessões de treinamento nos diferentes períodos.

Tipos de microciclos e suas aplicações no treinamento de tênis

Os microciclos representam uma das estruturas mais importantes do circuito de treinamento, pois seus propósitos são determinados especificamente para cumprir os objetivos gerais desse período. Com isso, tornam-se ferramentas determinantes para o dia a dia do atleta. Em geral, são períodos com duração de 3 a 14 dias (Gomes, 2002), entretanto, na prática, tem se utilizado microciclos com duração de uma semana para facilitar a distribuição dos treinos (Tabela 2).

Diversos autores utilizam descrições das mais variadas para os diferentes tipos de microciclos, que basicamente se diferem pela dinâmica das cargas empregadas nos treinamentos. Por outro lado, o tênis é um esporte em que a parte técnico-tática é fundamental e os microciclos, portanto, devem considerar esse fator. De forma objetiva, descrevemos a seguir seis tipos básicos de microciclos aplicados ao planejamento de tenistas competitivos.

Microciclo ordinário

É um microciclo com cargas moderadas e constantes, cerca de 60 a 80% com relação às máximas, que representa a forma básica do período de treinamento (Gomes, 2002). O conteúdo desenvolvido nesse microciclo é relacionado com os objetivos principais da fase de treinamento em que o tenista se encontra.

Como exemplo, em um microciclo ordinário dentro do período de preparação geral de um tenista infantojuvenil, os treinos físicos poderiam ser enfatizados no desenvolvimento da resistência aeróbia, da força ou da velocidade, que são capacidades básicas para o posterior trabalho de conteúdos físicos específicos no tênis, como a agilidade. Da mesma forma, do ponto de vista técnico-tático, nesse mesmo período de preparação poderiam ser realizados ajustes técnicos com atividades fechadas para *fixação ou diversificação da técnica*, com critérios de êxito focados na *execução correta do movimento*. Quanto ao treino mental, é aconselhado desenvolver habilidades cognitivas básicas, como visualização, concentração e ativação, para posterior integração das habilidades com situações de jogo.

Microciclo de choque

Caracteriza-se pela aplicação de cargas máximas ou próximas das máximas nos treinamentos (Gomes, 2002), com um ou dois picos na semana, que representam repentinas

	Seg	Ter	Qua	Qui	Sex	Macrociclo	Período		Microciclo	Competições
Mar	3	4	5	6	7	1	PREP	Geral	Controle	
	10	11	12	13	14				Ordinário	
	17	18	19	20	21				CHOQUE	
	24	25	26	27	28				Recuperativo	
Abr	31	1	2	3	4			Espec	Ordinário	
	7	8	9	10	11				CHOQUE	
	14	15	16	17	18				CHOQUE	
	21	22	23	24	25				Recuperativo	
Mai	28	29	30	1	2				CHOQUE	
	5	6	7	8	9				Ordinário	
	12	13	14	15	16				Ordinário	
	19	20	21	22	23				Controle	Competição teste
	26	27	28	29	30				Recuperativo	
Jun	2	3	4	5	6		COMP	PRÉ-COMP	Ordinário	
	9	10	11	12	13				CHOQUE	
	16	17	18	19	20				Pré-competitivo	
	23	24	25	23	27				Pré-competitivo	
Jul	30	1	2	3	4			COMP	Competitivo	Competição A
	7	8	9	10	11				Competitivo	Competição B
	14	15	16	17	18				Competitivo	Competição C
	21	22	23	24	25				Competitivo	Competição D
Ago	28	29	30	31	1		TRANSIÇÃO		Recuperativo	
	4	5	6	7	8				Controle	

Tabela 2. Distribuição dos microciclos dentro de um macrociclo com pico de desempenho previsto para as férias escolares.

elevações das intensidades acima daquelas normalmente utilizadas (BOMPA, 2002). Esses picos de intensidade resultam numa sobrecarga fisiológica e psicológica para posterior adaptação, portanto não se deve planejar esse tipo de microciclo imediatamente antes de competições ou testes (BOMPA, 2002), podendo resultar em lesões durante esses ou quedas no desempenho.

Se aplicado um microciclo de choque antes de competições, são necessárias aproximadamente duas semanas para alcançar o máximo das adaptações no desempenho (BOSQUET et al., 2007), sendo que os treinos nesse período devem ter redução no seu volume, sem ter, necessariamente, alterações na intensidade ou frequência dos treinamentos (BOSQUET et al., 2007; MUJIKA, 2010). Por outro lado, quando planejado para um período de preparação geral ou específica – como nos casos de pré-temporadas – o microciclo de choque deve ser seguido por um de recuperação (BOMPA, 2002).

Quanto aos aspectos técnicos e táticos, deve-se levar em consideração que um microciclo de choque resulta em alto nível de fadiga física, portanto há uma redução no desempenho, menor precisão nos golpes (DAVEY et al., 2002) e também maior dificuldade de aprendizado de um novo gesto motor. Se planejado para um período de preparação geral, o treino técnico pode ser enfatizado no volume e regularidade de trocas de bola, em que também se estaria trabalhando a resistência específica da modalidade. Por outro lado, quando em período preparatório específico, o objetivo do treino pode ser direcionado para situações de defesa – com deslocamentos rápidos em alta intensidade –, aumento da potência dos golpes de ataque e saque, ou outras situações nas quais a intensidade pode ser relacionada com ações específicas do jogo. Já nos aspectos mentais, devido ao estresse físico elevado, faz-se necessária a utilização de técnicas de relaxamento que posteriormente poderão ser incluídas na rotina do tenista, como exercícios de respiração e relaxamento progressivo.

Microciclo pré-competitivo

Tem como objetivo garantir o ótimo estado de competição (GOMES, 2002) e adaptação dos conteúdos dos períodos de preparação para o período competitivo. Esse microciclo normalmente é planejado para uma ou duas semanas anteriores à competição e tem cargas de trabalho que respeitam a supercompensação do organismo, com redução do volume e manutenção da intensidade e frequência dos treinamentos (BOSQUET et al., 2007; MUJIKA, 2010).

Os aspectos técnico-táticos deste período devem levar em consideração a consolidação do plano de jogo e táticas específicas para a competição a seguir (como adaptação ao piso, bolinhas e outros fatores), principalmente com atividades semiabertas e abertas, de aplicação da técnica e competição, com critérios de êxito direcionados para o resultado do movimento e adaptação. Na parte mental, é um momento propício para elevar a confiança e consolidar as rotinas de jogo.

Microciclo competitivo

Esse é o microciclo do treinamento do tenista que mais necessita de adaptações durante sua execução. De modo geral, o objetivo é manter o estado competitivo do tenista em seu máximo em todas as esferas (física, técnico-tática, mental). No entanto, são muitos os fatores que podem intervir na determinação dos conteúdos de treinamento, como: viagens, dia de início da competição, rodada em *bye*, duração do jogo anterior, intervalo até o próximo jogo, tempo e espaço disponível para treinamento, entre outros. Para isso, faz-se necessário o bom senso do treinador quanto ao emprego dos conceitos do treinamento e o conhecimento de seus atletas para evitar o desgaste exagerado.

Nesta fase, a recuperação pós-jogo deve ser respeitada com repouso e alimentação adequados. Da mesma forma, as sessões de treinamento devem ter características similares ao período pré-competitivo, com ênfase em aspectos específicos do esporte na preparação física, na consolidação de padrões de jogo necessários e na estimulação da confiança.

Microciclo recuperativo

Esse microciclo tem como característica principal a diminuição das cargas de treinamento para assegurar a recuperação completa do atleta (Gomes, 2002). Normalmente, é empregado após períodos de choque ou de competição, e previnem lesões e sintomas de supertreinamento (*overtraining*) (Bompa, 2002).

Do ponto de vista técnico-tático, em um microciclo de recuperação no período de transição após um período competitivo, podem-se incluir ajustes técnicos de algum golpe específico juntamente com a recuperação orgânica necessária pós-período de torneios. Entretanto, se esse microciclo de recuperação for após dois microciclos de choque, durante um período preparatório específico ou pré-competitivo, e o início do período competitivo acontecesse em duas semanas, ajustes no gesto técnico não seriam eficientes pelo curto tempo de assimilação antes da competição. Portanto, seria mais adequado dar ênfase na consolidação de planos de jogo, porém com redução nas cargas de trabalho. Quanto ao treino de habilidades cognitivas, em períodos de transição, podem ser empregados exercícios de meditação e relaxamento, enquanto no período pré-competitivo, respiração controlada e concentração.

Microciclo de controle

Muitas vezes deixado de lado nos planejamentos, o microciclo de controle é normalmente realizado ao final das etapas de treinamento e inclui uma série de testes e avaliações (GOMES, 2002). Nessa semana, combina-se o treinamento com cargas moderadas (60-80%) e a realização de exames médicos, testes físicos, técnicos e de toda natureza que a equipe profissional pode realizar, além de competições de controle – sem objetivo no resultado propriamente dito, mas, por exemplo, na aplicação de algum padrão estratégico específico ou fixação de algum golpe. Com isso, as cargas e objetivos das fases seguintes podem ser adaptados de acordo com os resultados das avaliações ou desempenho na competição teste.

Aspectos acerca do planejamento do jovem tenista

A periodização técnico/tática, em conjunto com as periodizações das outras áreas interdisciplinares, visa um planejamento sistemático, o qual possibilita que o atleta otimize o desenvolvimento máximo de suas capacidades motoras e cognitivas. Dessa forma, faz-se importante a reflexão sobre alguns aspectos inerentes aos tenistas e à modalidade em questão.

Treinamento técnico/tático equilibrado

Em um treinamento eficiente, é importante a realização do treinamento equilibrado de todas as jogadas que compõem os golpes de preparação e golpes de definição para a formação integral da técnica desportiva dos jovens tenistas (BALBINOTTI et al., 2005).

Nas competições infantojuvenis nacionais, por exemplo, o tenista vencedor é, geralmente, aquele que comete menos erros (os golpes de preparação conseguem através da regularidade conduzir os adversários ao erro). Já nas competições adultas, os vencedores, em sua maioria, são aqueles tenistas com uma maior eficiência nos golpes de definição.

Nesse sentido, a falta de treinamento nos golpes de definição faz com que os tenistas juvenis, quando se tornam profissionais, apresentem deficiência técnica desses golpes em competições adultas. Assim sendo, faz-se necessário considerar o desenvolvimento a longo prazo do jovem tenista, e não priorizar resultados imediatistas que culminam, comumente, na formação de jogadores limitados.

Particularidades do organismo feminino

O treinamento aplicado às atletas, muitas vezes, não leva em consideração o ciclo ovulatório – menstrual, particularidade do organismo feminino. Sabe-se, porém, que as mulheres são diferentes dos homens, merecendo atenção diferenciada, tanto na periodização quanto nas intensidades das cargas de treinamento.

Diante disso, verifica-se que é necessário dar atenção especial nas variações individuais do estado funcional das atletas. Com isso, a estruturação dos treinos (meso e microciclos) aplicados a elas relaciona-se de acordo com as características de cada fase do ciclo menstrual. Nesse caso, convém que a dinâmica de alterações nas cargas de treinamento corresponda às oscilações ondulatórias rítmicas da capacidade de trabalho durante o ciclo menstrual, conforme mostra a Tabela abaixo:

Dia	Fase	Características da carga	Microciclo
1º ao 3º dia	Menstrual	Média	Ordinário
4º ao 12º dia	Pós-menstrual	Média	Choque
13º ao 14º dia	Ovulatória	Média	Ordinário
15º ao 25º dia	Pós-ovulatória	Alta	Choque
26º ao 28º dia	Pré-menstrual	Baixa	Recuperativo

Tabela 3. Variação da carga considerando as fases do ciclo menstrual (Adaptado de Gomes, 2002).

Sendo assim, o planejamento e a estruturação das cargas de trabalho, no treinamento desportivo para mulheres, devem levar em consideração o ciclo menstrual para que a atleta assimile e se adapte ao treinamento, otimizando o desempenho, tanto em aspectos físicos como em competições, uma vez que os principais sintomas do ciclo menstrual podem ter interferência no desempenho das atletas. Não obstante, relacionar as cargas de treino às fases do ciclo menstrual faz-se necessário, principalmente com jovens atletas, a fim de minimizar os riscos de desordens menstruais (amenorreia e oligorreia), e também com o objetivo de potencializar o desempenho motor e competitivo das atletas (Moraes et al., 2008).

Sistema 3:2

Comumente é possível observar em diversos centros de treinamento ao redor do mundo que a quantidade de atletas por treinador dificulta, em vários momentos, o trabalho realizado ser individualizado. Assim, a maioria dos estímulos são aplicados da mesma forma a todos os jogadores, o que dificulta a otimização do desempenho máximo de cada um.

Dessa forma, nestes centros, onde o número de jogadores é maior do que o número de treinadores (até 5 vezes mais), uma proposta a ser adotada seria a do planejamento 3:2, que consiste em três dias na semana de estímulos igualitários, respeitando obrigatoriamente a homogeneidade definida por grupos/categorias (exemplo: jogadores do circuito ITF, com idades entre 15 - 18 anos), e dois dias na semana de estímulos individualizados.

Os estímulos igualitários visam exercícios básicos de golpes preparatórios e de definição, como, por exemplo, exercícios de consistência e controle dos golpes. Já os estímulos individualizados priorizam as necessidades específicas de cada jogador, em que, por exemplo, um atleta necessita trabalhar o *approach* com o seu *forehand* na paralela, ao passo que o outro necessita melhorar seu *passing shot* de *backhand*, e, a partir desse planejamento, consegue-se criar uma situação em que se trabalha as duas individualidades.

Sugestões de modelos para estruturação de conteúdos

Com o objetivo de facilitar a visualização dos conteúdos do treinamento, a seguir estão alguns modelos de mesociclo, microciclo e visão geral dos conteúdos de um macrociclo.

Dia	Objetivo	8:30 am - 10:30 am	14 pm - 15:30 pm	Obs:
24/11	Sensibilização e automatização da técnica dos golpes de base, saque, devolução e rede. Vídeo: filme de superação	F/B	S/D/R	Situações fechadas; baixa intensidade e baixo volume
25/11	Sensibilização e automatização da técnica dos golpes de base, saque, devolução e rede.	F/B/S	S/D/R	Situações fechadas; baixa intensidade e baixo volume
26/11	Sensibilização e automatização da técnica dos golpes de base, saque, devolução e rede.	Off	S/D/R/B/F	Situações fechadas; baixa intensidade e baixo volume
27/11	Sensibilização e automatização da técnica dos golpes de base, saque, devolução e rede.	S/D/F	S/D/R	Situações fechadas; baixa intensidade e baixo volume
28/11	Sensibilização e automatização da técnica dos golpes de base, saque, devolução e rede.	S/D/F/B	S/D/R	Situações fechadas; baixa intensidade e baixo volume

S=Saque D=Devolução R=Rede F=*Forehand* B=*Backhand* T=Todos

Tabela 4. Modelo de planejamento técnico/tático: conteúdos de um microciclo.

Conteúdo de treino Pré temporada 2016 - 14 F

	PERÍODO: 2015/2016			DATA INICIAL: 03/11/2015			
SEMANA	DOMINGO	SEGUNDA-FEIRA	TERÇA-FEIRA	QUARTA-FEIRA	QUINTA-FEIRA	SEXTA-FEIRA	SÁBADO
	01/11/2015	02/11/2015	03/11/2015	04/11/2015	05/11/2015	06/11/2015	07/11/2015
1	Day Off	OFF - Feriado	Filmagem dos golpes	Mostra dos vídeos Aquecimento: Fut-tennis. Técnico: 1) forehand individualidades estações (buzu, disco, grade, acelerador) 2)backhand individualidades estações (buzu, disco, grade, acelerador) 3) Saque: educativo de toss na grade; ombro sobre ombro + quadril + acelerador; progredir para o salto por cima do obstáculo (linha); lançamento da bola e queda no "coice" 4) devolução com o cinto de tração + spaguetti; mais exercício na porta 5) Rede: Passo cruzado + agarrar com a mão + raquete; bola de feltro e spaguetti; bola pesada; passo de abertura.	Aquecimento: Fut-tennis. Técnico: 1) forehand individualidades estações, todos com bola; mais passos de ajuste lateral e diagonal para frente; 2) backhand individualidades estações, todos com bola; mais passos de ajuste lateral e diagonal para frente; 3) Saque: educativo de toss na grade; ombro sobre ombro + quadril + acelerador; progredir para o salto por cima do obstáculo (linha); lançamento da bola e queda no "coice"; pé cruzado 'T', 3/4, fundo ; educativo do tchau 4) devolução com o cinto de tração + spaguetti; mais exercício na porta + bola; 5) Rede: Passo cruzado + agarrar com a mão + raquete; bola de feltro e spaguetti; bola pesada; passo de abertura e bola + educativo da base do smash + posição troféu + squeeze.	Aquecimento: Tennis volley. Técnico: 1) forehand individualidades estações, todos com bola; mais passos de ajuste lateral e diagonal para frente e para trás; 2)backhand individualidades estações, todos com bola; mais passos de ajuste lateral e diagonal para frente e para trás; 3) Saque: educativo de toss na grade; ombro sobre ombro + quadril + acelerador; progredir para o salto por cima do obstáculo (linha); lançamento da bola e queda no "coice"; saque normal progredindo do 'T', 3/4 e fundo; educativo slice 4) devolução com o cinto de tração + spaguetti; mais exercício na porta mais bola; mais exercício tradicional 5) Rede: Passo cruzado + agarrar com a mão + raquete; bola de feltro e spaguetti; bola pesada; passo de abertura e bola + educativo da base do smash + posição troféu + squeeze.	Day Off
	08/11/2015	09/11/2015	10/11/2015	11/11/2015	12/11/2015	13/11/2015	14/11/2015
2	Day Off	Aquecimento: boludinho. Técnico: 1) forehand e backhand: rosa dos ventos parcial e completo; mais varrendo a quadra para frente e para trás 2) voleios na cruzada lançando com a mão; 3) educativo de smash saindo do T lançando com a mão; 4) progredindo saque flat do T, 3/4, fundo. 5) exercício tradicional de devolução	Aquecimento: bundão. Técnico: 1)forehand e backhand: rosa dos ventos parcial e completo; mov. de forehand inside-out /; varrendo a quadra 2) vindo de trás e aproximando da rede; voleios na cruzada lançando ; 3) educativo de smash saindo do T lançando 4) Drills de swing volley	Aquecimento: bola de espuma. Técnico: 1) Saque com topspin visando consistência (ex: passar por cima do varal); jogo do gasparzinho; 2) Exercício tradicional com 5 dev. Seguidas na quadra. 3) Sequência de Drills de forehand e backhand visando consistência. 4) drills (rede) de aproximação visando consistência + passo de abertura. 5) lançando a bola do fundo até o T e se ajusta para o golpe.	Aquecimento: slice x slice. Técnico: 1) forehand e backhand: drills progredindo do T pro fundo visando movimentação e consistência; bola viva com bola verde no quadradinho e depois fundo visando consistência; 2) no quadradinho, uma realiza o voleio e a outra controla visando consistência; progredir (com bola verde) 3) Saque com topspin visando consistência (ex: passar por cima do varal); jogo do gasparzinho; introduzir saque slice	Aquecimento: quadradinho. Técnico:1) Saque com topspin visando consistência (ex: passar por cima do varal); jogo do gasparzinho; + saque slice; 2) Exercício tradicional com 5 dev. Seguidas na quadra com o coach sacando. 3) Bola viva de forehand e backhand com o varal + movimentação 4) no quadradinho, uma realiza o voleio e a outra controla visando consistência; progredir (bola normal).	Day Off

Tabela 5. Modelo de mesociclo técnico/tático.

Profissional			
Programação Técnico-tática			
Atleta:			
Microciclo corresponde aos dias:			
Sessão 1			
Etapa:			
Objetivo principal:			
Objetivos secundários:			
Prioridade:			
Fase:			
Encadeamento (exercícios)	Série	Repetição	Total
1)			
1.1)			
2)			
2.1)			
2.2)			
2.3)			
3)			
4)			
5)			
6)			
7)			
8)			
9)			
10)			
Observação:			

Tabela 6. Modelo de sessão de treinamento técnico/tático.

Considerações finais

O presente capítulo teve como objetivo abordar alguns conceitos básicos da periodização e do planejamento esportivo. Assim, espera-se que as informações acima embasem um planejamento sistemático, proporcionando a otimização do desenvolvimento do tenista. Por fim, planejar é um hábito que nos permite visualizar possíveis futuros erros e, desse modo, potencializar o desenvolvimento do tenista, diminuindo as chances do acaso (estímulos sem objetivos claros que podem ou não funcionar).

Referências bibliográficas

BALBINOTTI, M. A. A.; BALBINOTTI, C. A. A.; MARQUES, A. T.; GAYA, A. C. Estudo descritivo do inventário do treino técnico-desportivo do tenista: resultados parciais segundo o ranking. *Revista Portuguesa de Ciências do Desporto*. v.5, n.1, 2005.

BARBANTI, V. J. *Teoria e prática do treinamento esportivo*. São Paulo: Edgard Biucher, 1997.

BOMPA, T. O. *Periodização:* teoria e metodologia do treinamento. São Paulo: Phorte, 2002.

BOSQUET, L.; MONTPETIT, J.; ARVISAIS, D.; MUJIKA, I. Effects of Tapering on Performance: A Meta-Analysis. *Medicine and Science in Sports Exercise*, v.39, n.8, pp. 1358-65, 2007.

COLLET, C.; NASCIMENTO, J. V.; RAMOS, M. H. K. P.; DONEGA, A. L. Processo de ensino-aprendizagem-treinamento no voleibol infantil masculino em Santa Catarina. *Revista da Educação Física*, v.18, pp. 147-59, 2007.

DANTAS, E. H. M. *A prática da preparação física*. Rio de Janeiro: Shape, 1998.

DAVEY, P. R.; THORPE, R. D.; WILLIAMS, C. Fatigue decreases skilled tennis performance. *Journal of Sports Science*, v.20, pp. 311-8, 2002.

GOMES, A. C. *Treinamento desportivo:* estruturação e periodização. Porto Alegre: Artmed, 2002.

LACORDIA, C. R.; MIRANDA, R.; DANTAS, E. M. Propostas de modelos de periodização de treinamento para níveis de aprendizado em ginástica olímpica feminina. *Arquivos em Movimento*, v.2, n.2, 2006.

MESQUITA, I. *Pedagogia do treino:* a formação em jogos desportivos colectivos. Lisboa: Livros Horizontes, 2007.

MORAES, A. C. F.; OLIVEIRA, H. G.; FERNANDES, C. A. M.; FULAZ, C. S. Relação entre ciclo menstrual e planejamento dos treinos: um estudo de caso. *Acta Scientiarum Health Sciences*, v.30, n.1, pp. 7-11, 2008.

MUJIKA, I. Intense training: the key to optimal performance before and during the taper. *Scandinavian Journal of Medicine and Science Sports*, v.20, n.2, pp. 24-31, 2010.

PLATONOV, V. *Teoria geral do treinamento desportivo olímpico*. Porto Alegre: Artmed 2001.

ROSA JR, F.; COLLET, C.; NASCIMENTO, J. V.; SILVA, T. J.; DONEGA, A. L.; RAMOS, M. H. K. P. *Estruturação das Sessões de Treinamento Técnico-Tático no Voleibol Mirim Masculino: Um Estudo de Caso*. In: VII Simpósio Nordestino de Atividade Física e Saúde, 2006, João Pessoa – PB. Anais do VII Simpósio Nordestino de Atividade Física e Saúde, 2006.

WEINECK, J. *Treinamento ideal*. São Paulo: Manole, 2003.

Intervenção multi e interdisciplinar

- Prof. Rafael Paciaroni
- Prof. Me. Rodrigo Poles Urso

Introdução

Ao realizar um trabalho visando o alto rendimento e profissionalismo, faz-se necessário um planejamento, o qual deve ser elaborado em conjunto com todas as áreas inerentes ao treinamento esportivo (treinador, preparador físico, fisioterapeuta, nutricionista, psicólogo, médico, entre outros). Este planejamento tem o objetivo de maximizar a probabilidade de desenvolver mais tenistas com possibilidade de atingir a excelência na modalidade.

Intervenção multidisciplinar

É comum se deparar no dia a dia com expressões como "o tênis é muito difícil de se jogar". Porém, na verdade, tal modalidade não é difícil de se aprender, tampouco de se praticar; ainda mais com os avanços metodológicos como, por exemplo, a implantação do *play and stay* e *le petit tennis*. O tênis é, sim, uma modalidade complexa, na qual, para se obter um alto nível de desempenho, exige-se um ótimo desenvolvimento nas quatro áreas inerentes à modalidade: técnica, tática, física e psicológica (KOVACS, 2007). Nesse sentido, a formação de um atleta de alto nível requer um trabalho qualitativo e cuidadoso, que culmine na evolução dessas áreas. A partir disso, destaca-se o papel da equipe multidisciplinar, uma vez que não se pode esperar que apenas um profissional tenha conhecimento suficiente para fazer com que seu atleta atinja a excelência em todas essas áreas (ROGERSON & STREAN, 2006).

Por ser uma modalidade complexa, na qual se aplicam vários conhecimentos humanos, existe por consequência a necessidade de que a equipe multidisciplinar seja composta por profissionais especializados capazes de atender o desenvolvimento de cada uma dessas áreas. O treinador de quadra, por exemplo, que é o responsável pelo desenvolvimento das áreas técnica e tática, precisa ser um conhecedor da biomecânica e da pedagogia, a fim de ter boas condições de corrigir as técnicas dos golpes e saber criar exercícios que estimulem o jogador a solucionar problemas durante o jogo (desenvolvimento tático). A parte física, por sua vez, fica encarregada ao preparador físico, fisioterapeuta, nutricionista e médico, os quais devem garantir ao atleta boas condições de saúde e um ótimo condicionamento físico para realizar os esforços da melhor forma possível. Já a área psicológica fica por responsabilidade principalmente da psicóloga do esporte, que deve ser capaz de compreender os fatores emocionais e mentais que interferem no desempenho do tenista, com a finalidade de auxiliá-lo na melhora do seu comportamento em torneios e treinos.

No entanto, é preciso estar claro que um atleta infantojuvenil talvez consiga suprir a necessidade em uma das áreas com a potencialização de outra. Por exemplo, um jogador que fisicamente não está tão bem preparado talvez consiga, através da técnica, tática e força psicológica continuar a vencer. Porém, ao pensar em alto-rendimento e profissionalismo, deve-se buscar sempre a excelência, ou seja, o ótimo desempenho em todas as áreas.

Assim, o trabalho com esportistas de alto rendimento transita de uma abordagem mais singular (multidisciplinar), para um trabalho em conjunto (interdisciplinar), que compartilha as informações com o objetivo de criar novos conhecimentos (Rogerson & Strean, 2006).

Intervenção interdisciplinar

A evolução do jogo de tênis nos últimos vinte anos culminou no aumento do número de pesquisas científicas e de grupos de estudos/trabalho que visam compreender as exigências dessa atividade a partir de um ponto de vista interdisciplinar (Fernandez-Fernandez, 2013). Na interdisciplinaridade propõe-se que os trabalhos, entre as diferentes áreas do esporte, ocorram de maneira conjunta, sem perder a especificidade de cada uma, possibilitando aos atletas a aquisição de conhecimentos cada vez mais amplos e aprofundados (Barbieri et al., 2008). Nesse sentido, é essencial que haja a colaboração entre todos os membros da equipe, tomadas de decisão em equipe, funções de cada integrante bem especificadas e um forte relacionamento entre todos eles (Rogerson & Strean, 2006).

Com essa caracterização, é possível concluir que, para ocorrer o desenvolvimento máximo de um atleta de alto-rendimento, é necessário que haja um trabalho entre todas as áreas envolvidas, de modo a maximizar a probabilidade de desenvolver mais tenistas com possibilidade em atingir a excelência nesta modalidade.

Ademais, a maioria dos clubes e centros de alto rendimento possuem, atualmente, os mais diversos profissionais, tais como psicólogo, nutricionista, técnico, preparador físico e fisioterapeuta em seu *staff*, formando uma equipe multidisciplinar. Porém, como ocorre a comunicação entre esses profissionais? Ou seja, existe de fato o trabalho interdisciplinar?

Não obstante, ao falar em alto rendimento, faz-se necessário um trabalho bem planejado. Porém, esse planejamento deve ser elaborado em conjunto com todas as áreas, de modo que o desenvolvimento de uma área influencie positivamente o desenvolvimento de outra, e não o contrário. Isso posto, é comum ocorrer em um mesmo dia ou período de treinamento o trabalho conjunto das diversas áreas com o jogador; em que o trabalho técnico-tático, por exemplo, poderá sofrer interferência da parte de preparação física, ao mesmo tempo que do nutricionista e das outras áreas.

Para ilustrar a necessidade de um trabalho interdisciplinar, cita-se o exemplo de um preparador físico que realizou um trabalho bastante intenso de agilidade composto por *sprints* e mudanças de direção no período da manhã. Ao término desse, o atleta é encaminhado ao treinador de quadra que planejou para aquele dia um trabalho intenso com longas trocas de bolas e muita movimentação durante o período de duas horas. Não satisfeito com o desempenho matutino e ao imaginar que o jogador não está se dedicando como deveria, decide aumentar a carga do seu treinamento, exigindo ainda mais da movimentação de seu atleta. No dia seguinte, o tenista dificilmente conseguirá se locomover eficientemente dentro de quadra, devido ao cansaço físico, acompanhado de dores musculares, que progressivamente pode resultar em uma lesão muscular pela falta de controle das cargas de treinamento.

Desse modo, tal problema ocorreu por não haver comunicação entre o treinador de quadra e o preparador físico, e mais, pela falta de um planejamento interdisciplinar. Sendo assim, um trabalho interdisciplinar não só permite que tais problemas sejam evitados como favorece também para que haja o aumento do uso dos diferentes membros da equipe para atender as necessidades do atleta e um melhor direcionamento das tarefas para alcançar as metas de desempenho do jogador (Rogerson & Strean, 2006).

Por sua vez, Davids et al. (1994) afirmam que diferenças significativas na filosofia de trabalho dentro de uma mesma equipe, serão percebidas e reconhecidas, mas o apoio para uma abordagem intregrada é fundamental. A partir disso, vale ressaltar que é comum se deparar com situações limitantes para o desenvolvimento interdisciplinar dentro dos centros de tênis, tais como:

- Trabalho realizado e centralizado em apenas um profissional da equipe, normalmente caracterizado pelo head coach;
- Insegurança profissional ao compartilhar o conhecimento específico ou ao delegar determinada atividade a outro membro da equipe interdisciplinar;
- Diferentes níveis de comprometimento entre os membros da equipe;
- Vaidade, ego.

Sendo assim, a Figura abaixo visa ilustrar a intervenção interdisciplinar no âmbito do tênis.

Considerações finais

Dessa forma, o tênis é uma modalidade complexa, na qual, para se formar um jogador de alto rendimento, busca-se o desenvolvimento máximo em todos os aspectos inerentes a tal modalidade, tais como técnico, tático, físico e psicológico. Além disso, faz-se necessária uma comunicação clara e constante entre toda a equipe multidisciplinar, onde o cenário atual precisa passar por um processo de descentralização, a qual consiste no compartilhamento dos conteúdos de trabalho entre os profissionais das diferentes áreas que integram a equipe interdisciplinar.

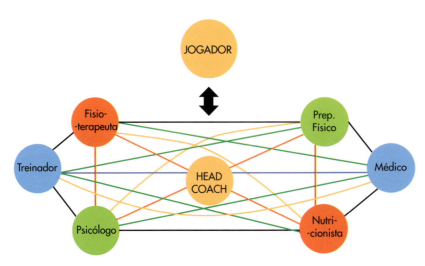

Figura 1. Intervenção interdisciplinar no tênis (adaptado de Pacharoni et al., 2014).

Referências bibliográficas

BARBBIERI, A.; REIMBERG, A. E. C.; DIPICOLI, M. A.; CARON, R. S.; PRODÓCIMO, E. Interdisciplinarity, social inclusion and evaluation in physical education: contributions of the theory of multiple intelligences. *Revista Mackenzie de Educação Física e Esporte*, v.7, n.2, pp. 119-27, 2008.

DAVIDS, K.; HANDFORD, C.; WILLIAMS, M. The natural physical alternative to cognitive theories of motor behaviour: An invitation for interdisciplinary research in sports science? *Journal of Sports Science*, v.12, n.6, pp. 495-528, 1994.

FERNANDEZ-FERNANDEZ, J. Special issue on tennis. *Journal of Sports Science and Medicine*, v.12, n.2, 2013.

KOVACS, M. S. Tennis Physiology: Training the Competitive Athlete. *Sports Medicine*, v.37, n.3, pp. 189-98, 2007.

PACHARONI, R.; URSO, R. P.; NETO, L. B.; Massa, M. Multi and interdisciplinary intervention in tennis. *ITF Coaching and Sport Science Review*, n.62, pp. 12-13, 2014.

ROGERSON, L. J. & STREAN, W. B. (2006). Examining Collaboration on Interdisciplinary Sport Science Teams. Disponível em: <https://secure.sirc.ca/documents/LisaRogerson.pdf>. Acesso em: 09 nov. 2014.

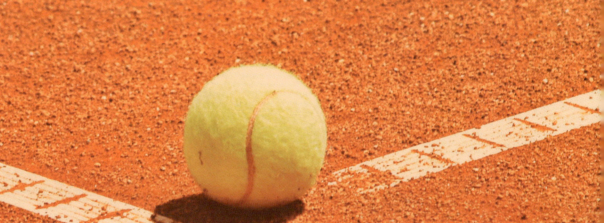

PARTE VII

Tênis para pessoas com deficiências

Prof. Dra. Maria Teresa Krähenbühl Leitão

Introdução

Ainda não existem, principalmente na literatura nacional, dados e materiais suficientes que abordem as características e os procedimentos de ensino do tênis para pessoas com deficiências. Inclusive, vale ressaltar que a Federação Internacional de Tênis (ITF) possui um departamento específico para o tênis em cadeira de rodas, mas ainda sem nenhuma menção sobre o esporte para as outras deficiências, exceto pela abertura que houve para a inclusão de conceitos sobre o tênis para pessoas com deficiência intelectual, em parceria com a Special Olympics International (SOI), que, contudo, não foram até então inseridos no site.

O tênis como uma possibilidade para todos

Assim como no tênis praticado por pessoas sem deficiência, um programa individualizado ou para um grupo de características similares (pessoas com a mesma deficiência), deve ser preparado para cada jogador, levando em consideração suas características físicas, técnicas, psicológicas, além do calendário de competições em função do esporte, não em função das anomalias que apresentam. Alves et al. (2013) afirmam que todas as pessoas com deficiência (física, intelectual, auditiva, visual e múltipla), salvo restrições raras, são capazes de participar de atividades esportivas (competitivas ou não) e de lazer. Nesse sentido, os efeitos positivos para a saúde, tanto em termos físicos quanto mentais, além do bem-estar social, são inestimáveis. É possível ainda haver a reversão do estigma, pois as pessoas com deficiência são vistas como hábeis e capazes de participação como as outras.

Quanto à terminologia utilizada para designar os atletas/tenistas com alguma deficiência, é importante ressaltar que o correto é "pessoa com deficiência" e não: "portador de deficiência"; "o (a) deficiente"; "com necessidades especiais"; "aquele aluno especial"; "anormal"; "retardado"; "imbecil"; "incapaz"; 'manquinho", "coitado"... dentre outros termos pejorativos que ainda são utilizados por muitas pessoas.

Tênis para pessoas com deficiência intelectual

Dentre as deficiências, a normalmente menos compreendida é a intelectual, pois existem inúmeras causas para que ocorra, com consequências também variáveis e de difícil avaliação. No entanto, atualmente, há uma visão mais otimista e positiva em relação às pessoas com DI.

A maioria delas apresenta características em comum. Na área cognitiva, demonstram lentidão para a aprendizagem e possuem um menor êxito academicamente. No que se refere à área social/emocional, essas pessoas, com frequência, exibem respostas inapropriadas e muitas vezes não compreendem completamente o que é esperado deles. Por sua vez, em relação ao aspecto físico/motor, há muitas vezes um atraso de desenvolvimento de habilidades físicas, e geralmente estão acima do peso pelo nível menor de atividade (Alves et al., 2013).

Isso posto, para que as pessoas com DI possam participar de treinamentos, poderá ser necessário, em alguns momentos, realizar algumas adaptações. Estas estarão ligadas diretamente ao nível de habilidade motora e de compreensão de cada indivíduo, independentemente da deficiência em questão.

É importante contudo, segundo Brotto (2002), que sejam realizadas atividades que envolvam grupos (tanto em jogos cooperativos quanto competitivos), a participação em equipe e as tomadas de decisão que enfatizem aspectos de difícil assimilação (como regras). Além disso, deve-se utilizar ainda uma forma de comunicação que ressalte a instrução verbal, a demonstração, a mobilização e a assistência física, e um vocabulário consistente e eficiente.

As pessoas com DI podem participar de eventos competitivos em 3 modelos diferentes (porém um não exclui o outro), podendo estar inseridas:

1. Em ligas, clubes, federações, confederações regulares (sem nenhuma adaptação a nenhuma regra ou condição);

2. Na International Sports Federation for People with Intellectual Disability (INAS-FID), que

está filiada ao Comitê Paralímpico Internacional (CPI) e organiza suas próprias competições mundiais; nesses casos, para ser registrado, deve-se apresentar um atestado de Quociente de Inteligência (Q.I.) de 75 ou menos;

3. Na Special Olympics International (SOI), que organiza suas próprias competições mundiais. Em competições organizadas por essa instituição, o atleta deverá ser identificado por um profissional da saúde e apresentar uma das seguintes condições: atraso mental; atrasos cognitivos ou atraso de aprendizagem significante devido a déficit cognitivo; impedimento intelectual e não unicamente incapacidade física; dificuldades emocionais ou de comportamento; alterações específicas de aprendizagem; ter sido cadastrado (gratuito) e ter treinado (com um profissional capacitado e credenciado pela SOI) por pelo menos de 8 a 12 semanas (www.specialolympics.com).

O que difere a SOI de outros programas de modalidades esportivas existentes é que cada atleta compete em grupos de no mínimo três e no máximo oito competidores, ou em duplas, respeitando a idade, o sexo e o nível de habilidades. Tal divisão é realizada a partir de dados enviados pelos técnicos no ato da inscrição da competição ou a partir de resultados obtidos nas provas preliminares. Estas sempre antecedem as finais e, para formar um novo grupo ou confirmar o resultado das séries preliminares, não pode haver diferença de habilidades em mais de 15% entre os competidores de mesma série.

Para todos os casos, as partidas são realizadas no sistema *round robin* (todos contra todos) ou dupla eliminatória, sendo importante ressaltar que as chaves de um evento nunca devem ser elaboradas fazendo que o atleta dispute apenas uma partida.

Nesse sentido, as possibilidades de participação são:

- Tênis "regular": somente para pessoas com DI, baseado no *play and stay* e demais regras da ITF, ou seja, cada atleta participa de acordo com sua habilidade nos níveis correspondentes. As provas são: simples e/ou duplas e/ou duplas unificadas (um atleta tem DI e o parceiro não, sendo que ambos possuem idades e níveis de habilidade aproximados). O sistema de disputas é de até 3 sets curtos (4 games), sem vantagem no empate em 40x40 (*no ad*), com *tiebreak* de 12 pontos, jogado quando há o empate em *games* 4x4 e em sets 1x1;

- Habilidades individuais ou provas adaptadas: para todos os atletas que não dominam as habilidades necessárias para disputar uma partida regular na divisão do *play and stay*. No total são 7 provas, sendo que aquele que somar o maior número de pontos em todas elas se tornará o vencedor. As provas são: direita (*forehand*); esquerda (*backhand*);

voleio de *forehand*; voleio de *backhand*; serviço lado direito (*deuce*); serviço lado esquerdo (*advantage*); *forehand* e *backhand* alternados. Para cada prova, com exceção de *forehand* e *backhand* alternados que possuem 10 tentativas, o jogador possuirá 5, de modo que serão somados 5 pontos quando a bola for rebatida dentro da área de serviço do lado onde o professor lançará a bola.

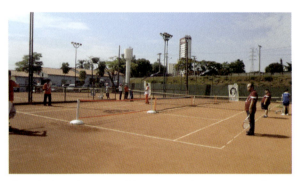

Foto 1. Jogadores com DI participando em prova adaptada com a utilização da bola vermelha, quadra com tamanho reduzido e rede mais baixa.

Tênis para pessoas com transtorno mental

Segundo dados da Organização Mundial da Saúde (2009), 38% da população algum dia na vida vai passar por um transtorno mental, também conhecido como doença mental. Os transtornos mais conhecidos são: esquizofrenia; transtorno bipolar (psicose maníaco-depressiva); depressão; ansiedade; mal-estar psicológico ou stress continuado; dependência de álcool e outras drogas; atraso mental; demências; transtorno obsessivo-compulsivo, entre outros. Nesses casos, as pessoas não participam de eventos de organizações específicas para pessoas com deficiência, pois não há uma categoria específica para eles; porém, podem competir na Special Olympics, no esporte unificado, sendo parceiros nas equipes ou duplas.

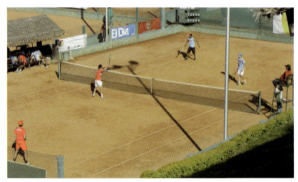

Foto 2. Jogadores com transtorno mental participando de torneio de duplas unificadas.

Tênis para pessoas com deficiência física/motora

Também chamada de deficiência motora, é definida como "toda e qualquer alteração no corpo humano, resultado de um problema ortopédico, neurológico ou de má formação, que leva o indivíduo a uma limitação ou dificuldade no desenvolvimento de alguma tarefa motora" (Gorgatti & Costa, 2005); ou seja, refere-se ao comprometimento do aparelho locomotor (sistema ósteo-articular, o sistema muscular e o sistema nervoso).

A deficiência pode ocorrer por diferentes causas, tais como: lesão cerebral (paralisia cerebral); hemiplegias por acidente vascular cerebral; aneurisma cerebral; tumor cerebral; lesão medular (tetraplegias, paraplegias); miopatias (distrofias musculares); patologias degenerativas do sistema nervoso central (esclerose múltipla, esclerose lateral amiotrófica); lesões nervosas periféricas; amputações; sequelas de politraumatismos; malformações congênitas; distúrbios posturais da coluna; sequelas de patologias da coluna; distúrbios dolorosos da coluna vertebral e das articulações dos membros; artropatias; reumatismos inflamatórios da coluna e das articulações; lesões por esforços repetitivos (LER); sequelas de queimaduras; dentre outras causadas por diferentes fatores cujas classificações funcionais (graus ou níveis) dependem do tipo de lesão.

A pessoa com deficiência física pode participar do tênis em cadeira de rodas em simples e duplas que, por sua vez, faz parte dos esportes oferecidos pelo International Paralympic Committee e Comitê Paralímpico Brasileiro, como as Paralimpíadas que acontecem a cada quatro anos. O único requisito é que essa pessoa tenha sido medicamente diagnosticada com uma deficiência relacionada com a locomoção, ao passo que ela deve ter total ou substancial perda funcional de uma ou mais extremidades do corpo. Se, como resultado dessa limitação funcional, ela não for capaz de se deslocar na quadra com velocidade para rebater as bolas em jogo, estará credenciada para participar dos torneios sancionados pela ITF.

O jogador da Divisão Tetraplégicos é aquele que não tem mobilidade ou força em pelo menos três membros, fazendo parte dessa parcela os tetraplégicos andantes, os usuários de cadeira de rodas motorizada e os amputados de três membros. Os jogadores que forem incapazes de usar ambos os braços para movimentar a cadeira de rodas podem usar as pernas.

O jogo de tênis em cadeira de rodas segue as mesmas regras do tênis adotadas pela ITF, exceto quanto à possibilidade do tenista cadeirante poder deixar a bola quicar duas vezes. Nos casos de jogadores que possuem apenas um braço, esse poderá utilizar sua raquete para projetar a bola.

De maneira geral, todas as cadeiras de rodas podem ser usadas. Entretanto, é extremamente recomendável o uso de cadeiras esportivas, pois, como o tênis exige muita agilidade do atleta, é importante que ela seja leve, resistente e estável, além de projetada para proporcionar manobras rápidas. Adicionalmente, em alguns casos os tenistas podem precisar usar faixas para prendê-los à cadeira.

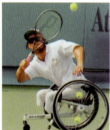

Foto 3. Tenista com pernas amputadas jogando tênis em cadeira de rodas (Fonte: www.cbtenis.com.br).

Tênis para pessoas com deficiência visual

Segundo Munster e Almeida (2005), a deficiência visual (DV) é caracterizada por perdas parciais ou totais da visão que, após a melhor correção ótica ou cirúrgica, limitem seu desempenho normal. Portanto, o termo deficiente visual é utilizado tanto para cegos totais, como para pessoas de baixa visão.

Porém, para a pessoa ser considerada com DV, deve haver comprometimento na visão em ambos os olhos e, mesmo após a melhor correção óptica ou cirúrgica, o desenvolvimento do indivíduo estará prejudicado se não houver intervenção específica. Além disso, existem as classificações baseadas em parâmetros médicos, educacionais ou esportivos: B1, B2 ou B3.

O tênis para as pessoas com deficiência visual é chamado de *short tennis*. No entanto, esse tipo de prática ainda é pouco divulgado, além de não ser considerado um esporte paralímpico. Ademais, o jogo oficial pode ser disputado em simples (entre duas pessoas com DV) ou em duplas mistas (com um parceiro vidente). Para dar início ao ponto, o serviço deve ser executado em até 5 segundos depois que o sacador diz "vou" e o recebedor responder "*ok*". As classes para a competição são baseadas no grau de lesão de acordo com a classificação da IBSA, sendo:

Classe	Critério	Número de quiques válidos
B1	Usar máscaras (vendas)	Até 3 quiques
B2		Até 2 quiques
B3		Até 2 quiques
B4	Pessoas com deficiência visual ou funções visuais comprometidas	1 quique

Tabela 1. Classificação do tênis praticado por pessoas com DV.

A quadra utilizada tem 13,40 m de comprimento e 6,10 m de largura (uma possibilidade é utilizar as demarcações da quadra de badminton); a rede possui 80 cm de altura no centro e 85 cm de altura nos postes. A raquete a ser utilizada deve ser de minitênis ou de até 22 polegadas (raquetes com medidas superiores a essa não são aprovadas). Já a bola é padronizada especificamente para esse jogo e pode ser de duas cores: vermelha ou preta, com guizo dentro, de espuma, e com uma fita que deve ser *kinesio-tape* de 2,5 cm de largura.

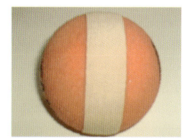

Foto 4. Bola com guizo utilizado pelas pessoas com DV.

Já o sistema de pontuação se caracteriza pela disputa de três sets de 6 *games*, ou uma partida de 11 pontos. Se ambos empatam em 10 pontos, continuam até alguém conseguir 2 pontos consecutivos. Não obstante, é possível realizar também uma partida de 9 pontos em vez de partidas de 11, assim como para a classe B1, o *tiebreak* deve ser usado preferencialmente em caso de empate. Ademais, o sacador e o recebedor se alternam a cada 2 pontos, e a troca de lado de quadra ocorre no múltiplo de 8. Por fim, em jogos de duplas utilizam-se as mesmas dimensões da quadra de simples.

Classe	Combinação com parceiros	Número de quiques válidos
D1	Um jogador da classe B1 (usando vendas) e um parceiro vidente	Pessoa com DV: até 3 quiques Parceiro: somente 2 quiques O jogador vidente só pode rebater a bola até duas vezes em um rally, com exceção do serviço.
D2	Um jogador da classe B2, B3 ou B4 (não uso de vendas) e um parceiro.	Pessoa com DV: até 2 quiques Parceiro: somente 1 quique não há Na classe D2, não há restrição do número de rebatidas que o jogador vidente pode executar consecutivamente. Contudo, voleios são proibidos.

Tabela 2. Classificações do tênis de duplas praticado por pessoas com DV.

Tênis para pessoas com deficiência auditiva

É considerado surdo todo indivíduo cuja audição não é funcional no dia a dia, e considerado parcialmente surdo todo aquele cuja capacidade de ouvir, ainda que deficiente, é funcional com ou sem prótese auditiva (CASTRO et al., 2008). Ou seja, a "surdez" é designada às pessoas que já nascem surdas, não sendo capaz de ouvir nenhum tipo de som. Nesse caso, elas podem ter como consequência vários problemas no desenvolvimento da linguagem e da comunicação.

Para a prática do tênis, não existe nenhuma adaptação, nem de regras, nem de espaços físicos, para as pessoas com deficiência auditiva (DA). Além disso, o esporte não possui uma categoria própria que faz parte das Paralimpíadas. Porém, elas podem participar de competições nos Jogos Mundiais dos Surdos, os *Deaflympics Games*, que acontecem a cada quatro anos.

O tênis é um esporte do *Deaflympics* desde 1924, sendo que, para competir, os jogadores devem ter pelo menos 14 anos de idade. Além disso, devem ser surdos, caracterizado com perda auditiva de pelo menos 55 decibéis (dB) no melhor ouvido. Vale ressaltar que não é permitido o uso de qualquer aparelho auditivo ou implante coclear externo na área de jogo (desde o momento que o atleta entra na quadra até o término do jogo).

Nesses casos, os jogos podem ser de simples, duplas e duplas mistas, seguindo as regras da ITF em melhor de 3 sets, exceto para as finais de simples e duplas masculinas, que podem ser jogadas em melhor de 5 sets. Em partidas que haja empate em sets (1 x 1), joga-se um *tiebreak* de 7 pontos.

Considerações finais

Existem muitos exercícios, jogos recreativos ou situações que podem ser adaptadas ou criadas especificamente para as pessoas com algum tipo de deficiência. Porém, o mais importante, é que aqueles que forem trabalhar com essa modalidade e público conheçam as características e as necessidades de seus alunos (o que deve sempre acontecer, mesmo com os alunos sem deficiências), que respeitem cada um de acordo com suas possibilidades e deem a oportunidade para que todos possam se divertir com o jogo.

A prática competitiva nessas diferentes categorias também permite que os jogadores possam mostrar que o tênis é possível para qualquer pessoa e que pode ser uma ferramenta de inclusão, de uma participação mais ativa na sociedade, de satisfação pessoal, de reconhecimento das potencialidades dos tenistas e de respeito entre os pares.

Referências bibliográficas

Alves, M. L. T.; Mollar, T. H.; Duarte, E. *Educação física escolar:* atividades inclusivas. São Paulo: Phorte, 2013.

Brotto, F. O. *Jogos cooperativos:* o jogo e o esporte como um exercício de convivência. Santos: Projeto Cooperação, 2002.

Castro, S. S.; César, C. L. V.; Carandina, L.; Barros, M. B. A.; Alves, M. C. G. P.; Goldbaum, M. Deficiência visual, auditiva e física: prevalência e fatores associados em estudo de base populacional. *Caderno de Saúde Pública*, v.24, n.8, pp. 1773-82, 2008.

Gorgatti, M. G. & Costa R. F. *Atividade física adaptada.* São Paulo: Manole, 2005.

Munster, M. A. V. & Almeida, J. J. G. Atividade Física e Deficiência Visual. In: Gorgatti, M. G. & Costa, R. F. *Atividade Física Adaptada: Qualidade de Vida para pessoas com necessidades Especiais.* Barueri: Manole, 2005.

World Health Organization (2009). Disponível em: <http://www.who.int/en/>. Acesso em: 17 out. 2009.

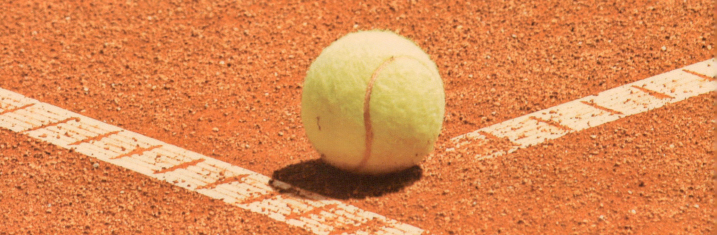

PARTE VIII

A presença do marketing no tênis de campo

- Prof. Roberto Pagliotto
- Prof. Renato Colaço

Introdução

O consumo esportivo seja ele participando seja assistindo é uma das funções de lazer mais difundidas da sociedade moderna. Ele invade todos os aspectos da vida humana e possui apelo mundial. De fato, o esporte atinge pessoas de todas as idades, atravessando as fronteiras culturais e nacionais (Morgan & Summers, 2008). Nesse sentido, cada vez mais se mostram necessários estudos e análises desse mercado o qual cresce consideravelmente a cada ano, atingindo milhões de pessoas ao redor do mundo inteiro e movimentando bilhões de dólares.

Por sua vez, o marketing esportivo envolve a aplicação dos quatro Ps (preço, produto, promoção e ponto de venda) de forma específica em um contexto esportivo, todo concebido para atender às necessidades dos clientes do esporte, sejam eles consumidores individuais, praticantes de esportes ou jogadores e investidores corporativos (Morgan & Summers, 2008).

Neste capítulo será tratada a presença do marketing no tênis, tanto pelo lado dos jogadores profissionais como pelo dos grandes torneios ou dos consumidores e praticantes. Por fim, não menos importante, o cenário atual do marketing do tênis no Brasil será analisado.

A indústria do tênis mundial

Segundo uma pesquisa de Badenhausen (2013), os 10 tenistas mais bem pagos entre junho de 2012 e junho de 2013 movimentaram U$ 220 milhões. Na liderança desse ranking, estava o suíço Roger Federer que faturou U$ 71,5 milhões, sendo U$ 6,5 milhões em premiações e U$ 65 milhões de patrocínios com empresas como Nike, Rolex, Wilson e Credit Suisse, o que demonstra e reforça a importância do marketing esportivo.

Corroborando outros dados apresentados pela mesma pesquisa indicaram que das 10 atletas mais bem pagas do mundo entre 2012 e 2013, 7 eram tenistas, lideradas pela russa Maria Sharapova que no período de 12 meses faturou U$ 66,7 milhões de dólares.

Além disso, segundo Dalcim (2013), o torneio US Open de tênis, considerado o maior evento esportivo anual de Nova York, pagou aos atletas a quantia de U$ 34,3 milhões em premiações no ano de 2013 (Tabela 1), o que representa apenas 17% dos cerca de U$ 200 milhões que o torneio fatura por edição. Estimasse que o evento gere um impacto de U$756 milhões na economia de Nova York nas 2 semanas em que é realizado, além de vender cerca de 700 mil ingressos, gerar uma audiência de 85 milhões de espectadores nos Estados Unidos e proporcionar 41 mil horas de transmissão para 188 países. Na Tabela 2, pode-se observar que todos os 4 torneios de Grand Slams pagam excelentes premiações para os jogadores.

Campeão	2,6 milhões de dólares
Vice-campeão	1,3 milhão de dólares
Semifinalistas	650 000 dólares
Quartas de finais	325 000 dólares
Oitavas de final	165 000 dólares
Terceira rodada	93 000 dólares
Segunda rodada	53 000 dólares
Primeira rodada	32 000 dólares

Tabela 1. Valores da premiação do US Open de 2013 de acordo com a rodada alcançada pelo tenista.

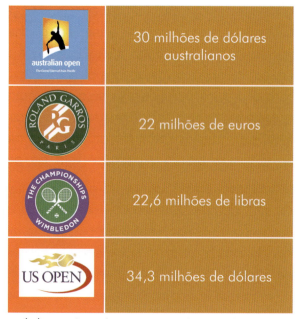

australian open	30 milhões de dólares australianos
ROLAND GARROS	22 milhões de euros
THE CHAMPIONSHIPS WIMBLEDON	22,6 milhões de libras
US OPEN	34,3 milhões de dólares

Tabela 2. Valores das premiações dos Grand Slams em 2013.

Entretanto, conforme mencionado anteriormente no caso de Roger Federer, percebe-se que os principais jogadores faturam muito mais com acordos de patrocínios do que com as premiações. Segundo Badenhausen (2013), os 10 melhores tenistas do ranking mundial faturaram 60 milhões de dólares em premiações e ganharam mais do que três vezes esse valor em acordos comerciais fora da quadra.

Atletas profissionais e patrocinadores

Para o jornalista Badenhausen (2013), o jogador Roger Federer é um sonho para toda empresa, pois tem estado no topo do esporte por uma década, tem boa aparência, é elegante e não possui nenhuma polêmica durante sua carreira. Não só, embora seja suíço, fala inglês (e vários outros idiomas) fluentemente. Além disso, o tênis é um esporte que possui uma temporada de torneios que dura quase o ano inteiro, ajudando a manter o seu nome e a sua imagem na mente de muitos consumidores. Dessa forma, isso é justamente o que as empresas procuram para associar a sua respectiva marca, visando serem reconhecidas no mundo inteiro e, consequentemente, aumentarem as vendas.

Assim sendo, as empresas gostam de patrocinar jogadores de tênis devido à natureza global do esporte. Tenistas cruzam o mundo durante a temporada dando exposição aos patrocinadores em dezenas de países; diferentemente, por exemplo, dos melhores jogadores de beisebol ou de basquetebol, que são em sua maioria americanos e jogam nas ligas locais. Adicionalmente, o que as empresas também buscam ao se associarem ao tênis e aos tenistas são os valores do esporte, como, por exemplo, as histórias sobre conquistas, superações, reviravoltas e surpresas.

Porém, vale ressaltar que existe outra realidade no mundo do tênis: os tenistas não ranqueados entre os 100 melhores e fora da grande mídia, além dos milhares de jovens que sonham alcançar o topo do tênis mundial. Essa dificuldade se torna ainda maior em países sem grande tradição no tênis e com baixos investimentos. O Brasil é um exemplo disso como mostra a reportagem de Turco (2013), que relata a situação da brasileira Teliana Pereira, melhor tenista do país, que mesmo no auge da carreia sofre para arcar as suas despesas e, em diversos momentos, não consegue viajar acompanhada do seu treinador devido a falta de apoio e patrocinadores.

Ademais, Linhares (2012) relata todos os lados da profissão de tenista, chegando a conclusão de que somente os cem melhores colocados do ranking mundial conseguem ter um bom lucro com a carreira, e devido aos seus grandes custos com viagens, hospedagens e treinamentos se faz necessário ter bons resultados para alcançar os torneios mais importantes e assim as melhores premiações.

A importância dos fãs e praticantes

Para que a indústria do tênis consiga movimentar esses números expressivos e atinja milhões de pessoas ao redor do mundo, ela depende da força de seus consumidores, sejam eles simpatizantes, fãs ou praticantes da modalidade.

Dentro de uma perspectiva de marketing, é de grande importância entender os consumidores para assim melhor satisfazer as suas necessidades. Acredita-se que a partir disso torna-se possível desenvolver melhores produtos, promoções com maior exatidão, pontos de vendas de fácil acesso e preços adequados. Como consequência, a empresa possui grandes chances de atingir o objetivo final, que é o aumento de vendas e receitas.

Para um melhor conhecimento dos consumidores, é imprescindível analisar e entender a escala de frequência e presença detalhada por Mullin (1985).

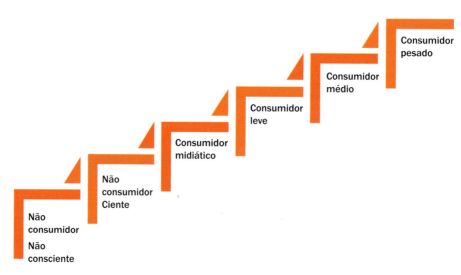

Figura 1. Escala de frequência/presença (MULLIN, 1985).

- Não consumidor, não consciente: não consome porque não conhece o tênis;
- Não consumidor, ciente: conhece o tênis, mas não consome;
- Consumidor midiático: apenas acompanha pelas diversas mídias o tênis, mas não consome produtos ou pratica tênis;
- Consumidor leve: normalmente é um praticante ocasional, quase não acompanha os eventos e consome poucos produtos ligados ao tênis;
- Consumidor médio: pratica o esporte semanalmente, acompanha os eventos pelas diversas mídias, vai aos eventos mais próximos e de fácil acesso, consome com certa frequência os produtos ligados ao tênis;
- Consumidor pesado: pratica o esporte várias vezes na semana, está sempre bem informado sobre os jogadores e os torneios, acompanha pessoalmente os eventos nacionais e internacionais, consome com muita frequência produtos ligados ao tênis, está sempre inteirado das novas tecnologias e da moda. Esse consumidor é um grande apaixonado pelo esporte e o tênis tem grande importância na sua vida; e, além de tudo, é um grande promotor do tênis, divulgando o esporte para todas as pessoas com quem ele se relaciona.

Ademais, é muito mais fácil e barato fazer com que os consumidores já existentes consumam mais do que atrair novos clientes, quando conquistar um cliente é de cinco a dez vezes mais caro do que manter um cliente já existente (Gray, 1991).

Isso revela uma falha estratégica da maioria dos centros tenísticos (academias, clubes, hotéis, institutos...) do Brasil que tem a maioria de suas ações voltadas para atrair novos consumidores e não para reter e aumentar o consumo dos clientes já existentes. Dessa forma, não conseguem aumentar a receita, pois a entrada de clientes é igual ou menor do que a saída de clientes. Nesse sentido, Saba e Pimenta (2008) denominam esse efeito como "balde furado", em que exemplos bem-sucedidos ao redor do mundo demonstram que a razão do sucesso está na qualidade do serviço e no valor agregado, aspectos fundamentais para a retenção dos clientes.

Cenário brasileiro

Ao analisar os tópicos anteriores, percebe-se que, para desenvolver o tênis, é imprescindível a presença e a participação de grandes empresas interessadas em explorar através do marketing esportivo todos os benefícios e a exposição que o tênis pode proporcionar. Porém, esses investimentos são concentrados nos famosos tenistas e nos grandes torneios. Talvez essa seja a grande explicação para o atual momento do tênis no Brasil.

Em uma pesquisa realizada pela consultoria Delloitte (2011) para analisar o esporte brasileiro de uma maneira geral, é possível observar fatos interessantes sobre o tênis e o seu consumo pelos brasileiros. Dentre as principais conclusões do estudo estão que o tênis é o principal esporte de elite praticado no Brasil, sendo que 87% dos praticantes e 75% dos que acompanham o tênis possuem renda mensal acima de R$ 5.000,00. O tênis é o segundo esporte mais transmitido pela televisão, porém somente em canais fechados. Além disso, a sua aceitação é alta em todas as classes sociais, pois 81% dos entrevistados declararam gostar ou gostar muito do tênis.

Segundo a revista *TenisBrasil* (2011), atualmente existem cerca de 1,5 milhão de praticantes de tênis no Brasil e mais de 7 800 quadras disponíveis para a prática. Apesar da quantidade de quadras disponíveis, apenas 248 são públicas, fator importante que contribui diretamente para a pouca prática do esporte nas classes sociais mais baixas.

Nesse sentido, ao analisar tais dados, fica muito claro que o tênis é um esporte admirado pelos brasileiros, porém pouco praticado e concentrado nas classes sociais mais altas, o que dificulta a sua massificação e, consequentemente, o apoio maior de empresas globais. Soma-se isso ao fato de estarmos carentes de ídolos desde a aposentadoria de Gustavo Kuerten, em 2008. Portanto, pode-se concluir que sem um processo de popularização do tênis no Brasil, será pouco provável que ele se torne interessante para grandes empresas e seja aproveitado todo o seu potencial de marketing.

Referências bibliográficas

BADENHAUSEN, K. (2013). Federer, Sharapova dominate 2013 list of the world's top-earning players. Disponível em: <http://www.forbes.com/sites/kurtbadenhausen/2013/08/26/endorsements-fuel-the-worlds-highest-paid-tennis-players/>. Acesso em: 26 jan. 2014.

DALCIM, J. N. (2013). US Open continua a ser o maior. Disponível em: <http://tenisbrasil.uol.com.br/blogs/index.php/2013/08/01/us-open-continua-a-ser-o-maior/>. Acesso em: 12 fev. 2014.

DELLOITTE (2011). Muito além do futebol: estudos sobre esportes no Brasil. Disponível em: <http://www.deloitte.com/assets/Dcom-brazil/Local%20Assets/Documents/Estudos%20e%20pesquisas/PesquisaMuitoAlemFutebol.pdf>. Acesso em: 03 mar. 2014.

LINHARES, R. (2012). Profissão: Tenista. Disponível em: <http://revistatenis.uol.com.br/artigo/profissao-tenista_1958.html> . Acesso em: 20 jan. 2014.

MORGAN, M. & SUMMERS, J. *Marketing esportivo*. Thomson Learning, 2008.

MULLIN, B. Characteristics of sport marketing. In: LEWIS, G. & APPENZELLAR, H. *Succesfull Sport Management*. Charlottesville, Michie, 1985.

SABA, F. & PIMENTA, M. T. *Vendas e retenção*. São Paulo, Phorte, 2008.

TENISBRASIL (2011). Quadras Públicas. Disponível em: <http://tenisbrasil.uol.com.br/quadraspublicas/> . Acesso em: 04 mar. 2014.

TURCO, L. (2013). No auge, Teliana sofre para bancar viagens. Disponível em: <http://maquinadoesporte.uol.com.br/artigo/no-auge-teliana-pereira-sofre-para-bancar-viagens_23093.html>. Acesso em: 08 fev. 2014.

Como gerir um centro de treinamento

Cristiano Moysés Borrelli

Introdução

O desafio de gerir um centro de treinamento está no compromisso do gestor em aplicar práticas bem conhecidas de gestão empresarial. Isso quer dizer que é necessário ter uma abordagem tão profissional como a de gerir qualquer empresa, independente do setor de atuação que queira atingir um alto nível de profissionalização, qualidade e resultados. Para simplificar a compreensão, é possível dividir o tema em cinco grandes tópicos: governança corporativa, relação com investidores, planejamento estratégico, cultura organizacional e gestão de pessoas – ressaltando o que há de mais relevante em cada um deles.

Governança corporativa

O tema de governança corporativa é bem conhecido no mundo empresarial, mas, no meio esportivo, ainda não é tão difundido. No entanto, para a sustentabilidade do negócio a longo prazo, práticas adequadas de governança corporativa são fundamentais para a manutenção da boa gestão ao longo do tempo e, consequentemente, o aumento da credibilidade no que está sendo feito. Entende-se por governança corporativa o sistema pelo qual as organizações são dirigidas, monitoradas e incentivadas, envolvendo as práticas e os relacionamentos entre proprietários, conselho de administração, diretoria e órgãos de controle (IBGC, 2014).

O primeiro passo fundamental desta jornada é eleger o conselho administrativo. O conselho pode ser preenchido não exclusivamente por empresários, mas também por ex-tenistas e atletas, treinadores, entre outros. Além disso, é bastante comum que os fundadores e idealizadores do negócio façam parte do conselho administrativo. O mais importante no processo de formação dele é conseguir juntar um grupo de pessoas alinhadas ao propósito da empresa que possam trazer, através das suas experiências, elementos que contribuirão para o melhor andamento do centro de treinamento e, assim, possibilitar que o mesmo atinja seus objetivos.

É função desse órgão, entre outras coisas, monitorar o trabalho do diretor executivo do centro, definir as diretrizes estratégicas do negócio, alavancar parcerias atuais e em potencial e, principalmente, engajar-se ao máximo com a cultura e os objetivos da organização. Essa combinação dará o suporte essencial para que o diretor executivo consiga implementar as ações necessárias que são estabelecidas, esperadas e que, periodicamente (a cada quatro ou seis semanas), serão discutidas e acompanhadas numa reunião de conselho.

Em suma, uma governança corporativa bem exercida é aquela em que os conflitos de interesses individuais de todos os atores/*stakeholders* (conselheiros, equipe executiva, equipe técnica, atletas, pais, entidades, entre outros) são superados por uma gestão transparente e colaborativa, que permite que os objetivos e metas traçados sejam efetivamente alcançados.

Relação com investidores

Outro tópico de bastante relevância e complexidade que está diretamente ligado à longevidade da operação, é como se conduz o processo de gestão da relação com os investidores. Engloba-se dentro da palavra "investidores", qualquer pessoa física ou jurídica que faça algum tipo de doação e contribuição financeira. Assumindo que a sustentabilidade financeira do centro de treinamento esteja diretamente dependente de investidores, fica clara a prioridade do assunto já que, sem a presença deles, a operação deixa de existir.

Assim sendo, é necessário criar um processo dentro das atividades da equipe executiva para aproximar, atrair e manter investidores. A primeira etapa é também conhecida como a fase de prospecção. Para que ela seja bem feita e faça com que as chances da prospecção se transformem em atração, é necessário avaliar qual público-alvo se interessará mais em investir num negócio como esse, priorizando algumas características mais relevantes. Entre elas, destacam-se empresas e investidores que: 1) têm histórico em associar a marca ao esporte (seja ela em eventos esportivos ou no desenvolvimento do esporte em si. Duas coisas muito ligadas); 2) têm histórico de associar a marca ao tênis, nacionalmente ou internacionalmente falando; 3) Fizeram algum investimento recente no tênis, seja ele em um atleta, outro centro ou evento.

A parte da atração do investidor é aquela que resulta na captação efetiva dos recursos. Tal etapa está diretamente ligada à anterior, e exige um trabalho insistente da manutenção e evolução do relacionamento criado na fase de prospecção. Vale destacar que transformar a relação que no primeiro momento do processo é bastante formal e corporativa, em algo mais pessoal e informal, é o grande desafio do processo. Isso só é possível de ser feito após alguns encontros, quando ambas instituições passam a trocar informações e começam a conhecer mais seus respectivos valores e ideais.

A última parte do processo da gestão de relação com investidor é a manutenção. Na prática, é o trabalho de passar todo material combinado, antes do investimento ter sido feito, ao longo do período que o investidor está presente formal ou informalmente falando. Normalmente, isso incluirá: compartilhar relatório mensal da operação, resultados obtidos, exposição da marca, próximos passos, entre outros fatores que variarão de um investidor para outro. Agir de maneira profissional aumentarão significativamente as chances do investidor ter interesse em renovar o aporte.

Planejamento estratégico

Outra parte crítica do processo de gestão do centro de treinamento está ligada ao trabalho de planejamento estratégico de longo prazo da operação. É importante destacar nesse plano alguns temas mais relevantes: 1) o propósito do centro de treinamento; 2) a declaração estratégica; 3) os alavancadores do negócio; 4) a elaboração do plano de comunicação e marketing.

Discutir o propósito do centro de treinamento tem como objetivo definir as razões da existência do mesmo. Através do exercício de desdobramento do conceito *The Golden Circle* de Simon Sinek, que visa definir o que a em-

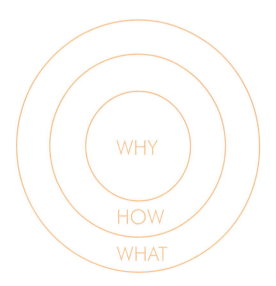

Figura 1. O conceito do "Golden Circle" (Sinek, 2009).

presa faz, como ela faz e por que que ela faz, é possível chegar na essência daquilo que está sendo almejado pelo centro de treinamento (SI-NEK, 2009). Ter um alinhamento entre conselho, equipe executiva e equipe técnica em relação ao propósito do centro é bastante importante, pois é a partir daí que a declaração estratégica será construída.

A definição da declaração estratégica contempla determinar os grandes objetivos institucionais para os próximos vinte anos. É um trabalho bastante reflexivo, motivador, completamente alinhado ao propósito do centro e que deve englobar todas as maiores ambições desejadas. Sendo assim, é a partir da declaração estratégica que os objetivos de curto e médio prazo serão definidos. Isso reflete a importância desta atividade e o cuidado que deve ser tomado para que a declaração estratégica esteja condizente com aquilo que está sendo feito no dia a dia. Um possível desalinhamento nesse sentido fará com que metas de curto e médio prazo não sejam factíveis de serem alcançadas, gerando um possível desconforto não saudável no ambiente de trabalho, consequente desmotivação e baixo rendimento do grupo.

Uma vez que os grandes objetivos estão definidos, outra parte relevante do planejamento estratégico é a definição dos alavancadores do negócio. Uma maneira disso ser trabalhado é através do conceito de *Business Dynamics*, a partir do qual é possível mapear os principais *loopings* que compõem o negócio, identificando também os maiores pontos de atenção. Os *loopings* mapeados são classificados como de reforço ou de compensação, indicando pontualmente e em conjunto as necessidades de ações e decisões para controle e amplificação do modelo de negócio. Esse exercício deixará claro quais as prioridades que têm que ser trabalhadas no curto e médio prazo para viabilizar os objetivos de longo prazo.

Por último, é importante definir o plano de comunicação e marketing da operação. Este envolve desde a criação de site, presença nas redes sociais e realização de eventos até as ações específicas de assessoria de imprensa. Ele se torna a principal ferramenta de contato entre o centro de treinamento e todos os públicos de relacionamento. O plano é completamente alinhado a estratégia de negócio e tem como finalidade ser uma ferramenta de suporte para os gestores alcançarem os objetivos de curto, médio e longo prazo.

Cultura organizacional

A definição da cultura do centro de treinamento é fundamental. É ela que determinará o perfil das pessoas que trabalharão no centro – equipe executiva, técnica/interdisciplinar. Definirá, também, o perfil dos atletas que farão parte da equipe. A criação da cultura organizacional é um processo que pode levar meses e até anos. Na verdade, ela é moldada no dia a dia da empresa através dos valores que são aplicados e cobrados. Tais são estabelecidos como aqueles que refletem tudo que é necessário e desejado para o atingimento do planejamento estratégico traçado. Eles são compartilhados para todos aqueles que fazem parte da operação direta ou indiretamente. Alguns exemplos desses valores são: meritocracia, disciplina, perseverança, proativismo, entre outros.

Uma vez que a cultura estiver bem implementada, os processos diários tendem a fluir de maneira rápida e eficiente. Isso tornará o ambiente de trabalho motivador, desafiador e rico em informação. Sem que as pessoas percebam, funciona como uma onda que está levando todos na direção desejada, na velocidade e maneira correta. Portanto, esta é a espinha dorsal do negócio, que deve ser trabalhada e cobrada intensamente, e uma vez solidificada, trará resultados acima da média. Vale todo o foco e esforço para deixá-la forte e indestrutível.

Gestão de pessoas

Não há boa condução de um negócio sem um processo claro de gestão de pessoas. Faz parte do dia a dia encontrar divergências de opinião, colaboradores que às vezes não se relacionam muito bem, pais que querem ter atuação no processo de formação dos seus filhos, entre outros fatores que, se não forem adequadamente abordados, resultarão em ineficiências operacionais. Para isso, se faz necessário criar um canal de comunicação em que as diferenças de opinião sejam trabalhadas e potencializadas positivamente e, ao mesmo tempo, sirva para receber ideias que possam fazer a diferença na busca pelos objetivos. O sucesso do centro de treinamento dependerá do bom andamento e relação de três principais grupos: equipe interdisciplinar, atletas e pais.

Manter o ambiente de trabalho motivador e desafiador, e escolher as pessoas certas para cada função, são provavelmente os grandes desafios que o gestor terá quando o assunto é recursos humanos. Para isso, a dose de objetivos, metas, perspectivas e a boa interação que a equipe terá entre si, tem que ser muito bem calibrada, bem como o processo de recrutamento de cada membro da equipe tem que ser realizado com bastante cuidado. O equilíbrio do ambiente de trabalho pode ser atingido por meio da criação de metas ambiciosas, porém factíveis, da realização de resultados, do cumprimento de objetivos importantes no curto prazo e, por último, da boa relação interdisciplinar. Todos esses fatores estão inter-relacionados, mas requerem ações práticas no dia a dia. Reuniões de equipe mensais, trocas de informação diárias entre equipe interdisciplinar e executiva, reuniões de feedback semestrais e alinhamentos constantes são exemplos de ações que garantirão a qualidade do ambiente de trabalho e, consequentemente, o bom desempenho da equipe.

Para os atletas, a realidade é muito parecida. É desafio dos treinadores e de toda equipe interdisciplinar criar o ambiente certo de competitividade, motivação e de desenvolvimento para que cada um consiga otimizar o seu processo de formação. É fundamental os atletas entenderem quais são os objetivos do centro, o que é esperado deles em cada uma das áreas e o que eles têm que fazer para conseguirem atingir seus objetivos como atletas. Isso é possível através de alinhamentos diários do atleta com a equipe interdisciplinar e também executiva, reuniões de feedback trimestrais e um plano de trabalho claro que permita que a relação equipe-atleta seja potencializada. O nível de comprometimento de todos da equipe com cada atleta tem que ser o maior possível para que as metas traçadas para cada um deles possam ser alcançadas.

A última parte desse processo, que deve ser bem trabalhada e que terá influência direta no bom andamento de todo o centro, é o alinhamento com os pais dos atletas. É comum haver a interferência dos pais no processo de formação dos filhos, e o desafio é fazer com que elas sejam corretas e que potencializem a formação dos filhos como atletas e cidadãos. Não muito diferente dos outros dois públicos, a melhor maneira de conseguir isso é através de uma comunicação clara e coerente, a partir da qual as regras sejam bem combinadas e aplicadas no dia a dia. Os pais devem fazer parte do processo de formação, no entanto, com seu papel bem definido, que é o de serem pais. Reuniões de feedback trimestrais, além dos alinhamentos semanais e às vezes diários, são cruciais para que essa relação aconteça da maneira desejada.

O sucesso do centro de treinamento está diretamente ligado à maneira como ele será administrado em todos os detalhes. Uma gestão profissional abordando todos os aspectos aqui divididos não garantirá que isso aconteça, mas certamente aumentarão as chances. Manter a disciplina de gestão, criar a cultura da autocobrança e do trabalho árduo, ter metas ambiciosas, valorizar o proativismo da equipe como um todo, escolher os colaboradores e os atletas corretos, e unir isso a uma cultura organizacional forte contribuirá para que resultados especiais apareçam. Não é algo simples nem complexo, mas requer a dose certa de paixão, conhecimento, e o mais importante, dedicação.

Referências bibliográficas

Instituto Brasileiro de Governança Corporativa (IBGC). Governança. Disponível em: <http://www.ibgc.org.br/inter.php?id=18161> . Acesso em: 10 mai. 2014.

Sinek, S. *Start with why: how great leaders inspire everyone to take action*. New York: Penguin Group, 2009.

Planejamento estratégico:

gestão, projetos e eventos

Profª. Monna Mendes Brandão

Introdução

Ao iniciar um novo trabalho, seja ele de gestão, projeto esportivo ou evento, é de extrema importância que seja feita uma análise prévia e um planejamento estratégico para cumprir os objetivos dentro dos prazos, evitando surpresas. Este capítulo aborda um modelo de planejamento com ideias e ferramentas que podem ser usadas de forma semelhante nos três casos citados e até em prestações de serviços, como aulas em condomínios e aluguel de quadras em academias.

Para o sucesso das iniciativas no tênis, é necessário ampliar a visão de negócio e pensar em metas a médio e longo prazo. Sabendo aonde se pretende chegar, torna-se mais fácil visualizar os caminhos necessários para conquistar o objetivo a longo prazo e, assim, traçar as metas e etapas específicas a curto prazo que levem ao objetivo final.

Portanto, o planejamento não concretizará os objetivos por si só; mas a estruturação das ações a partir desse dirigirão aos resultados pretendidos. (Silva & Leon, 2013).

Missão, visão e valores: o norte inicial para o tênis!

A primeira decisão na execução de um novo projeto é a identificação de sua missão, visão e valores. Esses três tópicos fazem parte dos principais objetivos a longo prazo. A missão representa o porquê da iniciativa; a visão corresponde ao o que queremos/aonde se pretende chegar; e os valores demonstram o como se consegue alcançar os objetivos.

A missão de um projeto é o ponto de partida. Ela retrata o motivo da existência, a ideia principal do projeto, o propósito de trabalho a se iniciar. Não só, representa também o impacto positivo que o empreendimento exerce sobre seus colaboradores e a comunidade.

Já a visão retrata aonde se quer chegar no futuro de forma concreta, ou seja, o que se quer alcançar. Ela deve ser muito clara para todos os envolvidos na gestão e também para os colaboradores. Segundo Porto (1997), a visão deve ser inspiradora e impulsionar às ações para sua concretização.

Por fim, os valores representam aquilo que o projeto agrega aos que com ele interagem, são as condutas que serão sempre seguidas e marcarão como cada tarefa será executada. Esses valores caracterizam um projeto, gestão ou evento.

Analisando o ambiente: SWOT

A primeira ferramenta proposta é conhecida como Análise SWOT. A proposta dessa análise, ao planejar algo novo, é oferecer uma forma simples e organizada de enxergar os principais aspectos que influenciam na definição de objetivos.

A sigla SWOT é derivada da língua inglesa e significa: *Strengths* (Forças), *Weaknesses* (Fraquezas), *Oportunities* (Oportunidades) e *Threats* (Ameaças). Essas características são determinadas por quatro variáveis: fatores internos ou externos, fatores positivos ou negativos. A Figura 1 ilustra a matriz SWOT. Nela devem-se listar todos os fatores que influenciam na ideia, em seu determinado quadrante da matriz.

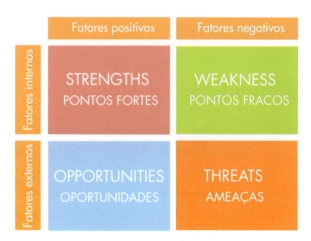

Figura 1. Matriz Análise SWOT.

Com essa visão global, podemos identificar algumas ações. De acordo com Dantas (2007), os fatores externos permitem que sejam identificados o que se pode escolher para fazer no projeto. Já os fatores internos mostram a possível realização de tal escolha. Os pontos positivos são importantes para serem exaltados, enquanto os negativos devem indicar onde trabalhar para neutralizar qualquer problema que possa surgir futuramente.

Organizando as diversas áreas: *Business Model Canvas* (Modelo de negócios *Canvas*)

Conhecendo bem aonde se quer chegar e quais os ambientes, o foco maior passa a ser direcionado para as áreas de trabalho. Para tal, é proposta uma ferramenta de organização das áreas de uma empresa, um projeto, um evento. Ao conhecer bem cada área do projeto, o administrador tem ferramentas suficientes para começar a traçar seus objetivos específicos.

O modelo proposto, BMC, é um mecanismo simples que, com apenas uma folha de papel, o gestor pode colocar quem ou o que participará em cada área (Figura 2). São elas:

- Clientes: é a área que define o principal interessado no que é oferecido. No caso da gestão de uma academia, os clientes são os alunos que frequentam o local, a partir de uma mensalidade. Já para projetos sociais, o cliente pode ser uma empresa investidora, ou ainda o governo. Nos eventos, são os participantes ou financiadores do mesmo. É importante conhecer o perfil que se quer alcançar com a proposta de valor.
- Propostas de valor: representa o que é oferecido ao cliente, de acordo com o seu perfil, para que ele se interesse pelo que é proposto a ele. Não é somente a principal atividade com a qual se trabalha, como as aulas de tênis em si, mas o valor agregado, como: desenvolvimento de cidadãos, promoção da saúde e bem-estar, interação social.
- Canais: se refere a forma que é entregue esses serviços ao cliente e o como se comunicar com ele. Pode ser considerada desde as aulas, no caso de academias, até a entrega de relatórios para projetos. Como se trata de serviço, a entrega principal será sempre feita pessoalmente, mas o contato com o cliente pode ser feito também por outros meios, como telefone e internet.
- Relacionamento com os clientes: é uma área muito parecida com os canais, mas com objetivo diferente, que é manter um relacionamento mais estreito com os clientes e se aproximar mais deles. Basicamente, representa disponibilizar formas de participação do cliente no projeto e viabilizar a abertura para conhecê-lo melhor e saber o que ele pensa sobre sua proposta de valor.
- Fontes de receita: é uma área contábil, porém, no planejamento inicial, é preciso caracterizar uma média de quanto será necessário e de onde virão as receitas.
- Recursos-chave: são todos os recursos necessários (humanos, materiais, físicos) para colocar o projeto em funcionamento.

- Atividades-chave: são as atividades com as quais será entregue ao cliente sua proposta de valor. É o serviço que o cliente está comprando, a partir da proposta de valor. São as aulas de tênis e outros serviços que são oferecidos.

- Parcerias-chave: são todos os parceiros não considerados clientes principais. São patrocinadores, alunos bolsistas, terceiros. Os alunos de projetos sociais, de alguma forma, também são considerados clientes, pois são oferecidos a eles as atividades-chaves. Porém, não são os responsáveis pela existência do projeto, logo, não são os clientes principais.

- Estrutura de custos: assim como na área de receitas, a estrutura de custo deve conter de forma média qual o valor com os gastos e com o que serão utilizados.

Na Figura 2 encontra-se a folha do *BMC* para ser preenchida. Com esses dados em mãos, podem-se analisar as áreas individualmente e, em seguida, verificar se há coerência entre elas. Os principais pontos para análise são:

- Coerência entre estrutura de custos e receitas. O projeto deve ser viável;

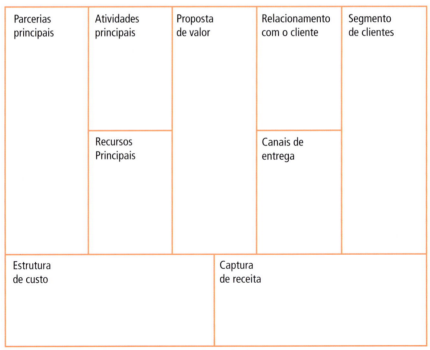

Figura 2. Folha do modelo BMC (adaptada de Osterwalder & Pigneur, 2010).

- Coerência entre recursos e estrutura de custos. Todos os recursos devem aparecer na estrutura de custos;
- Papel do parceiro na atividade-chave;
- Coerência da atividade-chave com a proposta de valor agregada. Eles devem se conciliar, se completar;
- Entrega do serviço e do relacionamento com o cliente devem ser de acordo com o perfil desse cliente;
- Avaliar se atividade-chave gera as receitas discriminadas em fontes de receita.

Definindo objetivos: SMARTER

Com as ferramentas utilizadas em mãos e conhecendo bem a ideia e aonde se quer chegar a longo prazo, é indicado que se estabeleça os objetivos e as metas. Os objetivos, embora devam ser específicos, são estabelecidos a longo prazo e de uma maneira mais ampla. Já as metas podem ser consideradas subobjetivos, menores e mais diretas, as quais ajudam a chegar no objetivo a longo prazo. O método SMARTER agrega todas as características que devem conter os objetivos. Cada uma das letras possui um significado na língua inglesa:

- S – *Specific* (Específico): Ao determinar um objetivo, o primeiro fator de suma importância é verificar se ele é específico. Pode-se pensar em ter uma academia cheia de alunos. O "cheia de alunos" pode gerar diversas informações, como, por exemplo, ser cheia apenas em um determinado horário. Portanto, as informações devem ser mais específicas como: ter uma academia com todos os horários de quadras noturnos ocupados.
- M – *Measurable* (Mensurável): como administrar o que não se consegue medir? Objetivos mensuráveis os tornam alcançáveis, palpáveis. Dentro do mesmo objetivo exemplificado acima, se colocar uma quantificação, ele fica ainda mais específico. Por exemplo, ter 3 alunos por quadra em todos os horários noturnos. Ou ainda um projeto com 50 crianças etc.
- A – *Attainable* (Atingível): os objetivos podem ser desafiadores, mas devem ser possíveis de serem atingidos. Dentro do mesmo objetivo exemplificado, pode-se pensar em preencher todos os horários de quadra, das 6h às 24h, com 10 alunos por quadra. Seria algo improvável de se conseguir e provavelmente afetaria a qualidade das aulas caso acontecesse. Logo, causaria frustração. Sendo assim, deve-se pensar em objetivos possíveis de serem alcançados.
- R – *Realistic* (Realista): trata-se de algo que pode até ser atingido, mas que dificilmente vai acontecer, pois não segue os princípios éticos

e valores do projeto, ou ainda os participantes não aceitariam certas condições. Como exemplo, cobrar R$ 5 mil por uma aula de tênis. É possível, mas não vai viabilizar o negócio; ou dar treinos no projeto esportivo durante a madrugada, que pode ser algo possível, mas completamente irreal dentro da ideia principal do projeto.

- T – *Timely* (em Tempo): Os objetivos devem estar em tempo hábil para serem executados. É importante também que sempre haja um prazo para que o objetivo seja executado e não esquecido ao longo do processo. Um exemplo disso consiste em pensar em quanto tempo seria necessário para colocar 3 alunos por quadra no período noturno. O tempo escolhido é viável?

- E – *Evaluated* (Avaliável): para saber se é possível ou não atingir uma meta/objetivo, se faz necessária uma avaliação dos mesmos. A partir de tal, é possível verificar se o caminho está correto e, eventualmente, adaptá-lo ou até mesmo modificar as metas para que o objetivo seja alcançado.

- R – *Rewarding* (Recompensador): o objetivo recompensa os envolvidos no projeto? Eles estão de acordo? Vale a pena ser executado? Muitas vezes os objetivos não possuem um custo-benefício viável. Dessa forma, o objetivo deve sempre compensar, quando for cumprido, para todas as partes, inclusive para a sociedade.

Colocando o planejamento em prática

As ferramentas propostas neste capítulo são simples formas de visualização de onde se quer chegar e como chegar ao sucesso. Mas o principal vem em seguida, que é colocar em prática o que se foi planejado, administrando o projeto/academia/evento. É importante sempre ter contato com o planejamento ao dirigir a iniciativa; porém, mudanças podem ocorrer no caminho e adaptações são normais e necessárias. Para ajudar, determinar os principais processos de trabalho organiza a rotina do gestor e seus colaboradores. Por fim, na Figura 3 está ilustrado o ciclo da administração eficiente.

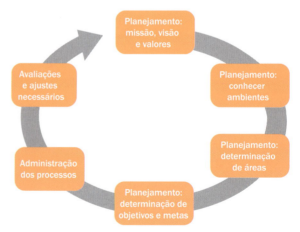

Figura 3. Ciclo da administração eficiente.

A avaliação é muito importante para verificar e modificar, se necessário, o planejamento. Os ajustes podem ser feitos na missão, visão, valores, análise SWOT, BMC e objetivos. As avaliações indicadas e sugeridas por Fernandes et al. (2013) são mistas e consistem em:

- Escala gráfica: a qualidade do trabalho desenvolvido;
- Autoavaliação: necessidade do administrador sempre avaliar seu trabalho dentro dos objetivos propostos;
- Resultados: verificar se os números e prazos estão sendo cumpridos.

Ao realizar as ferramentas propostas, a chance de acerto é maior, visto que o gestor conhece todo o seu projeto e está mais preparado para as surpresas que possam surgir. O tênis é muito parecido com a gestão. É necessária a estratégia e a tática para vencer o jogo. Planejar é um hábito, gasta-se um tempo para montá-lo, mas o custo-benefício vale o esforço.

Referências bibliográficas

Dantas, S. (2007). Gestão estratégica de negócios. Disponível em: <http://www.peppercom.com.br/unimed/encontros/admin/eventos/apresentacoes/apresentacao_24.pdf>. Acesso em: 17 fev. 2014.

Fernandes, J. A. T.; De Carvalho, C. B.; Cançado, J. R. *A avaliação de desempenho na organização:* uma reflexão necessária. Observatorio de la Economía Latinoamericana, n.185, 2013.

Osterwalder, A. & Pigneur, Y. *Business model generation:* a handbook for visionaries, game changers, and challengers. New Jersey: John Wiley & Sons, 2010.

Porto, M. A. (1997). Missão e visão organizacional: orientações para a sua concepção. Disponível em: <http://www.abepro.org.br/biblioteca/ENEGEP1997_T4105.PDF>. Acesso em: 26 jan. 2014.

Silva, E. C. B. & Leon, M. C. S. (2013). A importância do planejamento para o sucesso empresarial. Disponível em: <http://www.aems.edu.br/conexao/edicaoanterior/Sumario/2013/downloads/2013/3/5.pdf>. Acesso em: 26 jan. 2014.

Apêndice

Ace: é um termo utilizado quando o saque não é devolvido ou tocado pela raquete do oponente.

Advantage ou vantagem: quando a pontuação se encontra em 40-40, também conhecido como iguais, dois pontos consecutivos devem ser vencidos para que se ganhe o *game*. O primeiro ponto vencido logo após o iguais é denominado vantagem.

Association of Tennis Professionals ou Associação dos Tenistas Profissionais (ATP): foi criada em 1972 e rege o tênis profissional masculino, além de controlar rankings e torneios.

Backhand: golpe realizado com o dorso da mão voltado para a rede, podendo ser feito com uma ou duas mãos. No caso de um jogador destro, por exemplo, o *backhand* ocorre quando o contato é feito do lado esquerdo do corpo.

Break point: ocorre quando o jogador está sacando e, caso o próximo ponto seja vencido pelo adversário, este irá vencer o *game*. Em outras palavras, é o ponto que pode definir o *game* a favor do recebedor.

Bye (rodada em *bye*): é a passagem direta de um jogador (os mais bem raqueados) para a segunda rodada de um torneio. Isso ocorre quando o número de jogadores em uma chave de torneio não permite que cada jogador dispute todas as rodadas.

Davis Cup ou Copa Davis: é a maior e mais importante competição masculina por equipes, onde cada país convoca sua equipe para a disputa anual.

Deuce ou iguais: é a pontuação denominada quando cada jogador vence 4 pontos pontos no *game*. O ponto vencido após o iguais é chamado de vantagem. Caso o jogador em vantagem perca o próximo ponto, o *game* retorna para o iguais.

Double fault ou dupla-falta: ocorre quando o sacador erra dois saques consecutivos. A consequência dessa falta é a perda do ponto.

Doubles ou dupla: partida realizada por dois jogadores de cada lado da quadra, podendo estes serem do mesmo sexo (masculino ou feminino) ou de sexos diferentes (dupla mista).

Draw ou chave: em um torneio de tênis, uma chave é organizada para determinar quais serão os confrontos que poderão ocorrer ao longo do torneio. Os melhores jogadores são conhecidos como "cabeças de chave" e eles são distribúidos ao longo dela de maneira que não se enfrentam em rodadas iniciais.

Drop shot ou deixada: é um golpe realizado com o objetivo de a bola quicar o mais próximo possível da rede, a fim de dificultar a chegada do adversário.

Federation Cup: também conhecida como Fed Cup, é a maior e mais importante competição feminina por equipes, onde cada país convoca sua equipe para a disputa anual.

Foot fault: ocorre quando o sacador toca a linha de base com os pés antes de impactar a bola.

Forehand: golpe realizado com a palma da mão voltada para a rede. No caso de um jogador destro, por exemplo, o *forehand* ocorre quando o contato é feito do lado direito do corpo.

Game: na pontuação do tênis, quatro pontos constituem basicamente um *game* (15;30;40;game). A exceção ocorre quando o placar se encontra em iguais (40-40), e um dos jogadores necessita vencer os próximos dois pontos para constituir um *game*.

Grip ou empunhadura: termo correspondente a maneira de segurar (empunhar) o cabo da raquete de tênis.

Ground stroke ou golpes de base: golpe realizado normalmente próximo à linha de base, depois de a bola quicar.

Half-volley ou bate-pronto: golpe realizado logo após a bola quicar no solo. Normalmente o golpe é feito com a raquete muita próxima ao solo, e é considerado um dos mais difícieis do jogo.

International Tennis Federation ou Federação Internacional de Tênis (ITF): é a entidade que governa o tênis mundial. Além de controlar o tênis em todo o mundo, com regras oficiais, promove os quatro maiores torneios do mundo (Grand Slams: Australia Open, Roland Garros, Wimbledon e US Open), além da Copa Davis, Fed Cup e Copa Hopman.

Let: termo utilizado para que ocorra a repetição do ponto. Isso pode acontecer quando a bola do saque toca a rede antes de tocar a área de saque, ou se o árbitro notar alguma distração durante o ponto.

Lob: golpe realizado com o objetivo de passar a bola por cima do adversário quando este se encontra próximo à rede.

Match ou partida: consiste na disputa de partidas de simples ou dupla, podendo ser realizado em melhor de três ou cinco *sets*.

Match point: ponto que pode definir a partida; ou seja, quando um dos jogadores se encontra a um ponto da vitória.

Mixed doubles ou dupla mista: partida de dupla, em que a parceria deve ser formada por um homem e uma mulher.

No-ad scoring: é um sistema de disputa que objetiva ter partidas com menor duração. Consiste em jogar apenas um ponto após o *game* se encontrar em iguais (40-40). Nesse caso, o devolvedor decidirá em qual lado da quadra prefere receber o saque, e o vencedor daquele ponto ganhará o *game*.

Point ou ponto: é a unidade básica de disputa/contagem do tênis. Para vencer um *game*, por exemplo, é necessário vencer no mínimo quatro pontos.

Racket ou raquete: equipamento utilizado para golpear a bola de tênis.

Rally ou rali: consiste na troca de bolas entre os jogadores durante um ponto. Um único ponto disputado, por exemplo, entre dois jogadores de fundo de quadra pode ultrapassar 30 golpes.

Referee ou árbitro: pessoa que controla o jogo por meio da aplicação de suas regras.

Serve ou saque/serviço: golpe utilizado para iniciar o ponto. Deve ser realizado atrás da linha de base e consiste em acertar a bola na área de saque que se encontra na diagonal.

Set: unidade de contagem de uma partida de tênis. O jogador que vencer seis *games* terá vencido um *set*. Caso os *games* se encontrem em 5-5, vencerá o *set* aquele que ganhar 7 *games*. Em caso de empate em 6-6, será realizado um *tiebreak* para decidir quem será o vencedor do *set*.

Set point: ponto que pode definir um *set*; ou seja, quando um dos jogadores se encontra a um ponto de vencer o *set*.

Singles ou simples: partida realizada por um jogador de cada lado da quadra.

Slice: efeito aplicado à bola (rotação da bola para trás) normalmente com o objetivo de fazê-la quicar mais baixa.

Smash: golpe realizado, durante o ponto, com a bola acima da cabeça.

Topspin: efeito aplicado à bola (rotação da bola para frente) normalmente com o objetivo de fazê-la quicar mais alta.

Unforced error ou erro não forçado: erro que não pode ser atribuído a qualquer outro motivo a não ser ao próprio jogador, devido a uma falha de escolha ou simplesmente de execução.

Volley ou voleio: golpe realizado antes de a bola quicar (tocar o solo). Geralmente é feito próximo à rede.

Winner: terminologia usada para caracterizar o resultado de um golpe vencedor, em que o adversário não consegue alcançar a bola.

Women's Tennis Association ou Associação do Tênis feminino (WTA): associação criada em 1973 com o objetivo de reger o tênis professional feminino, além de controlar rankings e torneios.

Autores

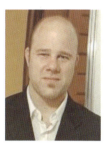

Fábio R. F. Gomes

Graduado em educação física pela Universidade do Grande ABC (UniABC). Mestre e doutor em educação física pela Universidade de São Paulo (USP). Professor no curso de educação física da Universidade Nove de Julho (UniNOVE). Professor da disciplina de aprendizagem motora e membro do curso de pós-graduação em tênis de campo da Universidade Estácio de Sá. Integrante do Laboratório de Comportamento Motor (LACOM/EEFE-USP) e do Grupo de Estudo e Pesquisa em Capacidades e Habilidades Motoras (EACH-USP).

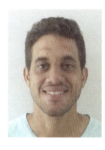

João Marcelo D. Q. Miranda

Licenciatura plena em educação física pela UFBA e FCDEF-PT (intercâmbio). Mestre e doutorando em educação física pela USJT. Professor das disciplinas: musculação, avaliação física, práticas esportivas de alto rendimento, esportes coletivos e esportes de raquetes na UNICID e UNINOVE. Professor de esportes de raquetes do curso de pós-graduação da Universidade Estácio de Sá. Cursou os módulos de capacitação A, B, C, preparação física e psicologia junto à Confederação Brasileira de Tênis (CBT). Árbitro nível 1 da CBT. Atua como pesquisador na área de treinamento físico aplicado em tenistas.

Autores

Jorge D. Knijnik

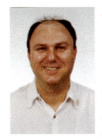

Jorge Knijnik é docente da *Western Sydney University* (NSW- Austrália), onde atua como professor da School of Education e pesquisador do Centre for Educational Research. Autor de, entre outros, *Gênero e Esporte: Masculinidades e Feminilidades* (Apicuri, Rio de Janeiro) e *Handebol* (Odysseus, São Paulo).

Carlos A. A. Balbinotti

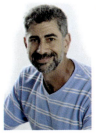

Licenciado em educação física (UFRGS), mestrado em ciências do movimento humano (ESEF/UFRGS), doutorado em ciências do desporto (Faculdade do Desporto da Universidade do Porto – Portugal) e professor associado da UFRGS, responsável pelas disciplinas de tênis e de pedagogia do esporte (graduação) e pedagogia do treino desportivo (programa de pós-graduação em ciências do movimento humano). Possui experiência de mais de 25 anos com o ensino e treinamento de tenistas infantojuvenis e adultos em alguns dos principais clubes de tênis do estado do Rio Grande do Sul.

Gabriel Henrique T. Gonçalves

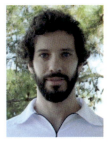

Bacharel em Educação Física (UFRGS), mestre em ciências do movimento humano (ESEF/UFRGS – 2014), doutorando do programa de pós-graduação em ciências do movimento humano (ESEF/UFRGS) e membro do Núcleo de Pesquisa em Psicologia e Pedagogia do Esporte (NP_3-Esporte). Tem experiência em pesquisa, ensino e treinamento de tenistas infantis, infantojuvenis e adultos.

Roberto T. Klering

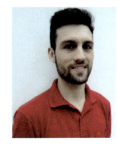

Licenciado em educação física (UFRGS), mestre em ciências do movimento humano (PPGCMH/UFRGS), doutorado em andamento pelo programa de pós-graduação em ciências do movimento humano (PPGCMH/UFRGS), membro do Núcleo de Pesquisa em Psicologia e Pedagogia do Esporte (NP_3-Esporte/UFRGS) e do Núcleo de Estudos em História do Esporte e da Educação Física (NEHME/UFRGS). Apresenta experiência em pesquisa, ensino e treinamento de tenistas infantojuvenis e adultos.

Ludgero Braga Neto

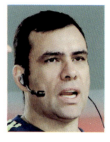

Graduado em educação física e mestre em biomecânica do tênis (saque) pela USP. Doutor em biomecânica do tênis (*forehand* e *backhand*) pela mesma universidade. É membro da Sociedade Brasileira de Biomecânica. Tenista primeira classe pela Federação Paulista de Tênis, é coordenador técnico da Academia Slice Tennis e técnico do Colégio Santa Cruz. Além disso, também atua como técnico integrante da equipe de treinadores da Wilson e colunista do site TenisBrasil.

Miguel Crespo

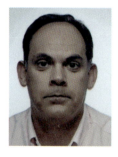

Diretor do programa de formação de treinadores e responsável pelo programa de pesquisa do Departamento de Desenvolvimento da Federação Internacional de Tênis (ITF). É editor da revista *ITF Coaching and Sport Science Review*. Participou da capacitação de treinadores em mais de 70 países. É doutor em psicologia pela Universidade de Valencia. Foi diretor da Escola Nacional de Mestres da Real Federação Espanhola de Tênis e capitão de equipes nacionais e treinador do Centro Nacional de Tênis de Valencia. É codiretor e professor do mestrado em desenvolvimento, rendimento e inovação no tênis (on-line) da RFET, MEDAC e Universidade Internacional Isabel I.

Cesar Kist

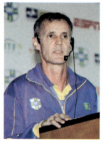

Foi membro da Copa Davis do Brasil em 1986. Durante 10 anos (1983-1993), esteve entre os 10 primeiros colocados do ranking nacional. No ranking da ATP, atingiu a posição de n° 119 de simples e n°79 de duplas. No decorrer de três temporadas, foi treinador de Goichi Motomura, n°1 do ranking profissional japonês e membro da equipe da Copa Davis do Japão. Foi treinador de Kyoko Nagatsuka, a qual chegou a ocupar a 28ª posição no ranking da WTA e disputou as Olimpíadas de Atlanta. É membro da Comissão de Treinadores da ITF (2008-2015). Palestrante em diversos cursos e simpósios em todo o Brasil e exterior, é o atual diretor de capacitação da Confederação Brasileira de Tênis e Oficial de Desenvolvimento da ITF para América do Sul.

Nilo M. Okuno

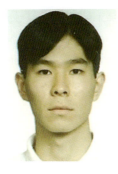

Graduado em educação física pela Universidade Estadual de Londrina (UEL), mestre em educação física pelo programa de pós-graduação associado pela Universidade Estadual de Maringá (UEM)/Universidade Estadual de Londrina (UEL) e doutor em ciência na área de educação física pela Universidade de São Paulo (USP). Atualmente é professor adjunto do departamento de educação física da Universidade Estadual de Ponta Grossa (UEPG) e atua na área de fisiologia do exercício e treinamento nos temas: respostas/adaptações cardiorrespiratórias e neuromusculares exercício físico.

Flavio da Rosa Junior

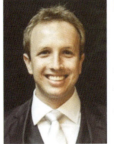

Possui graduação em educação física pela Universidade Federal de Santa Catarina (UFSC) e mestrado em educação física pelo programa de pós-graduação em educação física da UFSC. Tem experiência em pesquisas e intervenções relacionadas à prevenção de doenças cardiovasculares, pedagogia do esporte, tênis nas escolas e desempenho esportivo. Trabalha há 9 anos na formação e desenvolvimento de tenistas infantojuvenis em Santa Catarina. Atualmente trabalha na equipe ADK em Itajaí (SC), um dos maiores centros de formação e alto rendimento do país.

Serena M. D. Favero

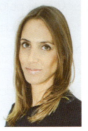

Graduada em nutrição pela USP. Mestre em educação física na área de biodinâmica do movimento humano pela escola de educação física e esporte da mesma universidade. Especialista em fisiologia do exercício pela UNIFESP. Nutricionista do Centro de Cardiologia do Exercício e Esporte do Hospital Israelita Albert Einstein.

Franco Noce

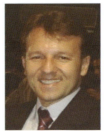

Doutor em ciências pela UNIFESP/EPM na área de psicobiologia. É membro da Junta Diretiva da Sociedade Brasileira de Psicologia do Esporte (SOBRAPE) e do Managing Council da International Society of Sport Psychology (ISSP). Coordenador do setor de psicologia do esporte do Centro de Treinamento Esportivo da UFMG, é professor da Escola de Educação Física, Fisioterapia e Terapia Ocupacional da UFMG e do programa de Ciência do Esporte da UFMG. Atuou na preparação mental de diversas equipes e atletas de alto rendimento, destacando-se os Jogos Paralímpicos de Atenas (2004), Pequim (2008), equipe de voleibol masculino do Sada/Cruzeiro (2009-2010) e o atleta de MMA Vitor Belfort.

Carlos Vicente Andreoli

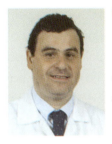

Possui graduação em medicina pela PUC-SP, especialização em medicina desportiva pela Escola Paulista de Medicina, residência médica em ortopedia e traumatologia pelo Instituto de Assistência Médica ao Servidor Público Estadual, especialização em ortopedia e traumatologia no esporte pela UNIFESP, mestrado e doutorado em ciências no programa de ortopedia e traumatologia da UNIFESP. É professor adjunto do Departamento de Ortopedia e Traumatologia, orientador do programa de pós-graduação da residência médica em medicina esportiva. É médico ortopedista do Instituto do Atleta (INA) e foi médico ortopedista do Centro Olímpico de Treinamento e Pesquisa e da Confederação Brasileira de Basquetebol.

Eduardo Antônio de Figueiredo

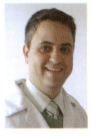

Médico assistente do Centro de Traumatologia do Esporte da Universidade Federal de São Paulo (CETE/UNIFESP). Médico do Centro Olímpico de Treinamento e Pesquisa (COTP). Membro da Sociedade Brasileira de Cirurgia do Ombro e Cotovelo (SBCOC), International Society of Arthroscopy, Knee Surgery and Orthopaedic Sports Medicine (ISAKOS) e American Academy of Orthopaedic Surgeons (AAOS). Graduado pela Faculdade de Medicina de Itajubá/MG (FMIt).

Paulo Santoro Belangero

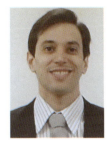

Graduado em medicina pela Universidade Federal de São Paulo – Escola Paulista de Medicina, fez residência em Ortopedia e Traumatologia também na UNIFESP. É especialista em cirurgia de ombro e cotovelo, além de pós-graduando em cirurgia translacional. É membro da Sociedade Brasileira de Cirurgia de Ombro e Cotovelo, da Sociedade Brasileira de Artroscopia e Trauma Esportivo e da Sociedade Internacional de Cirurgia do Joelho, Artroscopia e Medicina Esportiva (ISAKOS).

Autores

Claudio A. M. Zezza

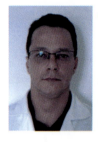

Mestrado profissionalizante em ciências do aparelho locomotor (UNIFESP). Especialização no aparelho locomotor no esporte (UNIFESP) e em ortopedia e traumatologia em fisioterapia (UMC). Possui graduação em fisioterapia (UMC) e foi fisioterapeuta dos VII Jogos Sul Americanos (2002). É fisioterapeuta de etapas do circuito juvenil e profissional de tênis e autor de capítulos em livros sobre lesões no esporte.

Marcelo Massa

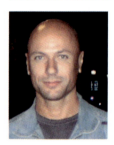

Doutor em educação física pela EEFE-USP. Professor do curso de educação física e saúde (EFS-USP). Líder do GEPCHAM-USP (Grupo de Estudo e Pesquisa em Capacidades e Habilidades Motoras) e membro do GABEF-USP (Grupo de Pesquisa em Adaptações Biológicas ao Exercício Físico). Experiência na área de Educação Física e Esporte, com ênfase em Esporte de Alto Rendimento, atuando nos temas: (i) detecção, seleção e promoção de talentos esportivos, (ii) crescimento e desenvolvimento humano, (iii) desenvolvimento motor, (iv) esporte infantojuvenil, (v) treinamento a longo prazo.

Marcelo Saldanha Aoki

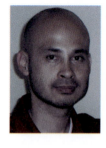

Possui licenciatura em educação física pela Escola de Educação Física e Esporte da USP, graduação em nutrição pela UnG, mestrado em biologia celular e tecidual pelo ICB-USP, doutorado em biologia celular e tecidual pelo ICB-USP, pós-doutorado pela School of Leisure, Sport and Tourism, University of Technology Sydney (Austrália). Atualmente, ocupa o cargo de professor associado no curso de bacharelado em educação física e saúde da USP e de coordenador do Grupo de Pesquisa em Adaptações Biológicas ao Exercício Físico.

Maria Teresa K. Leitão

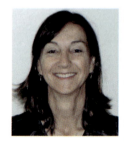

Doutora em educação física adaptada pela UNICAMP. Professora de esportes de raquete na Escola Superior de Educação Física de Jundiaí (ESEF) e na Faculdade de Educação Física da PUC Campinas. Coordenadora de tênis do Programa de Esportes e Atividades Motoras Adaptadas (PEAMA) de Jundiaí. Coordenadora da pós-graduação em tênis na ESEF. Diretora de esportes da Special Olympics Brasil. Coordenadora latino-americana de tênis da Special Olympics (SOI).

Membro do Comitê Internacional de Regras de tênis da SOI e da Equipe Internacional de Recursos em Esportes (Sports Resource Team) de tênis da SOI. Organizadora do tênis (Technical Delegate) nos Jogos Mundiais de Verão da SOI.

Play Tennis), é ex-professor da Play Tênis, Vezzani Tênis e colégios Objetivo. Possui os cursos A, B, C, D, E e F da CBT, além de participação em diversos simpósios e palestras internacionais. Ex-atleta do Clube Paineiras do Morumby.

Renato Colaço da Silva Filho

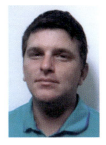

Graduado em educação física pela FMU. Pós-graduado em administração e marketing esportivo pela Universidade Gama Filho. Palestrante no 12º Workshop Sul-Americano da ITF para treinadores (Tema: O processo de compra no Tênis). Foi professor e coordenador na Vezzani Escola de Tênis (2001 - 2009). É atualmente docente e coordenador da Escolinha de Tênis do Esporte Clube Pinheiros, com mais de 600 crianças.

Cristiano M. Borrelli

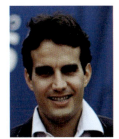

Formado em administração de empresas pela Concordia College/NY, onde jogou 4 anos de tênis universitário. Possui MBA em finanças pela Iona College – NY. Apresenta passagens pela Merrill Lynch e Citibank em Nova York e trabalhou por 3 anos na área de finanças da Natura em São Paulo. Assumiu a operação do Instituto Tênis em novembro de 2011, onde atua até o momento como diretor executivo.

Roberto M. P. C. Pagliotto

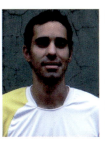

Formado em educação física pela FMU, possui MBA em gestão e marketing esportivo pela Universidade Anhembi Morumbi. É Proprietário da RP Tênis - Aulas em Condomínios e sócio do Qesporte. Idealizador e ex-coordenador do Playzinho (programa de iniciação ao tênis das academias

Monna M. Brandão

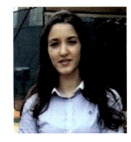

Formada em educação física pela FMU, pós-graduada em administração e negócios na EAESP-FGV e capacitada em mais de 600 horas de cursos de extensão nacionais e internacionais, voltados ao tênis e à administração esportiva. Com ampla experiência no tênis, jogou competitivamente dos 4 aos 17 anos e é membro da Equipe da Academia Limão Tênis, onde se dedica às funções gerenciais da academia. É também membro da empresa francesa de capacitação em tênis, a Trans-Faire Brasil.

Contato dos autores

rpaciaroni@editoraevora.com.br

rurso@editoraevora.com.br

Este livro foi impresso pela Forma Certa em papel couché fosco 90g.